龙江医派现代中医临床思路与方法丛书

姜德友　李建民　总主编

呼吸病辨治思路与方法

李竹英　王　珏　主编

科学出版社

北　京

内 容 简 介

本书是"龙江医派现代中医临床思路与方法"丛书之一，旨在引领读者进入"龙江医派"学术思想的殿堂。本书博采众长，秉承"龙江医派"的学术思想，总结了龙江医派呼吸病的辨治思路与方法，全书共 7 章，包括 16 个病证，每一病证分别从诊断、病因病机、辨证要点、治疗方略、辨证论治等方面论述，每一个病证后均设有各家发挥，收录内容系从众多医家临床经验中辑录而成。

本书贴近临床，对于学习呼吸病辨证论治思路与临证用药等方面很有帮助，适用于中医或中西医结合医师、中医药院校师生及中医爱好者参考阅读。

图书在版编目（CIP）数据

呼吸病辨治思路与方法/ 李竹英，王珏主编. —北京：科学出版社，2018.6

（龙江医派现代中医临床思路与方法丛书 / 姜德友，李建民主编）

ISBN 978-7-03-057557-9

Ⅰ. ①呼… Ⅱ. ①李… ②王… Ⅲ. ①呼吸系统疾病–辨证论治 Ⅳ. ①R259.6

中国版本图书馆 CIP 数据核字（2018）第 107375 号

责任编辑：刘 亚 鲍 燕 曹丽英 / 责任校对：张凤琴
责任印制：张欣秀 / 封面设计：北京图阅盛世文化传媒有限公司

科 学 出 版 社 出版
北京东黄城根北街 16 号
邮政编码：100717
http://www.sciencep.com

北京建宏印刷有限公司 印刷
科学出版社发行 各地新华书店经销

*

2018 年 5 月第 一 版 开本：787×1092 1/16
2018 年 11 月第二次印刷 印张：16 1/4
字数：383 000
定价：**78.00 元**
（如有印装质量问题，我社负责调换）

总　序

　　龙江医派群贤毕至，少长咸集，探鸿蒙之秘，汇古今之验，受三坟五典，承金匮玉函，利济苍生，疗民之夭厄，独树北疆，引吭而高歌。

　　昔亘古洪荒，有肃慎油脂涂体，至渤海金元，医官设立，汇地产药材朝贡贸易，明清立法纪医馆林立，民国已成汇通、龙沙、松滨、呼兰、宁古塔、三大山六大支系；后高仲山负笈南渡，学成而还，问道于岐黄，沉潜力研，访学于各地，汇名家于一体，广纳龙江才俊，探讨交流，披荆斩棘，开班传学，筚路蓝缕。至于现代，西学东渐，人才辈出，中西汇通，互参互用，承前辈实践经验，融现代诊疗技艺，参地域气候特点，合北疆人群体质，拼搏进取，承前启后，自成一派，独树北疆。

　　《龙江医派丛书》集前辈之经验，付梓出版，用心良苦，《龙江医派现代中医临床思路与方法丛书》承先贤之技艺，汇古通今，蔚为大观。二者相辅相成，互为经纬，一者以名家个人经验为体系，集史实资料，有前辈幼承庭训、兼济苍生之道途，有铁肩担道、开派传学之事迹，又有临证心得、个人经验之荟萃；另者以临床分科为纲领，汇中西之论，有疾病认识源流、历代论述之归纳，有辨证识病、处方用药之思路，又有地产药材、龙江经验之心悟。二者相得益彰，发皇古义，探求新知，集龙江之学，传之于世。

　　丛书收罗宏博，取舍严谨，付梓出版，实为龙江中医之幸事。其间论述，溯本求源，博采众长，述前人之所未逮；提纲挈领，珠玉琳琅，成入室之津梁，临证思考跃然纸上，嘉惠后学功德无量。

　　忆往昔命途多舛，军阀迫害，日伪压迫，国医几近消亡，吾辈仗义执言，上书言志；中华人民共和国成立，国泰民安，大力扶持，蒸蒸日上；时至今朝，民族自豪，欣欣向荣，百花齐放，虽已年近期颐，逢此盛世，亦欢欣鼓舞，然中医之发展任重道远，望中医后学，补苴前贤，推陈出新，承前启后，再接再厉！

　　爰志数语，略表心忱，以为弁言！

张琪

2017 年 9 月

总　前　言

　　中医药学源远流长，中华版图幅员辽阔，南北气候不同，地理环境有别，风俗习性各异，加之先贤探索发挥，观点异彩纷呈，各抒己见、百花齐放，逐渐形成了风格各异的诊疗特色和学术思想，共同开创了流派林立的学术盛况，中医学术流派的形成和发展是中医学的个体化治疗特点、师承学习的结果，是中医学理论和实践完善到一定程度的产物，同时也是中医学世代相传、得以维系的重要手段。

　　龙江医派作为我国北疆独树一帜的中医学术流派，受到北方寒地气候特点、多民族融合、饮食风俗习惯等多种因素的影响，加之北疆地产药材、少数民族医药观念与经验汇聚，结合中医三因制宜、辨证施治等理念，共同酝酿了学术思想鲜明、诊疗风格独特的北疆中医学术流派——龙江医派。针对外因寒燥、内伤痰热、气血不畅等病机，积累了以温润、清化、调畅气血为常法的诊疗经验和独具特色的中医预防养生方式，体现了中医学术流派的地域性、学术性、传承性、辐射性、群体性等诸多特点。

　　回首龙江医派的发展，由荆棘变通途，凝聚了无数人的汗水和努力，在前辈先贤筚路蓝缕、披荆斩棘，皓首穷经，沉潜力研等龙医精神的感召下，当代龙江中医人系统传承前辈学术经验，结合现代医学临床应用，立足黑土文化特色，荟萃龙江中医学术，付梓出版《龙江医派现代中医临床思路与方法丛书》，本集作为《龙江医派丛书》的姊妹篇，从现代医学疾病分科的角度，对龙江中医临床诊治的经验进行系统的总结与荟萃，覆盖内、外、妇、儿等各科常见疾病，并囊括针灸、推拿、护理等专业，共分 24 册。丛书遴选黑龙江省在相关领域具有较高学术影响力的专家担任主编，由临床一线的骨干医生进行编写，丛书广泛搜集并论述黑龙江省对于常见病、疑难病的治疗思路，吸纳国内当代中医名家的学术精华，系统整理中医在各科疾病治疗中的先进理念，承前辈经验，启后学医悟，博采众长，汇古通今。

　　在编撰过程中，丛书注重对学术经验的总结提炼，强调对龙江地域特色学术观点的应用，开阔思路，传递中医临床思维，重视对龙江地区常见病、多发病的诊疗思路，在对患者的辨证处方过程中，在对疾病的分型治疗等方面，着重体现北方人群体质特点与疾病的关系，在养生防病的论述中也突出北疆寒地养生防病特征，在用药经验中更是强调道地药材、独创中成药和中医特色诊疗技术的应用，着力体现龙江人群的体质特点和处方用药的独到之处。

中医药学博大精深，龙江医派前辈先贤拼搏进取的精神鼓舞着一代代龙江中医人前赴后继、砥砺前行，在丛书出版之际，向为龙江中医前辈经验传承和编撰本部丛书付出辛劳、作出贡献的各位同仁致以谢意，同时感谢科学出版社对本丛书出版的大力支持。

由于水平所限，时间仓促，虽几易其稿，然难免有疏漏之处，希望广大读者在阅读过程中多提宝贵意见，以便修订完善。

《龙江医派现代中医临床思路与方法丛书》总编委会

2017 年 9 月

前　言

　　中医药学是中华传统文化的瑰宝，是中华民族优秀文化的重要组成部分，经过千百年来的实践，逐渐形成了完整的理论体系，创造了光辉的学术成就，为保障人民的健康做出了巨大的贡献。中华人民共和国成立以来，中医药无论在理论上还是在实践上都得到了很大的发展，极大地丰富了中医药学的内容。在中医学术千年漫长的历史进程中，形成了不同的学术流派，在争鸣中互相渗透、发展、融合，最终形成了中医学"一源多流"的学术及文化特色。"龙江医派"是我国北方的中医药学术流派，是由于黑龙江省独特的历史、文化、经济、地理诸多因素作用逐渐形成的，有着鲜明地域和黑土文化特色的学术流派，在近百年的发展中，薪火相传、不断创新，形成了鲜明的学术特色。

　　辨证论治是中医学的特色与精华，是中医理、法、方、药在临床上的具体应用，它既是指导中医临床工作的理论原则，又是解决诊断治疗等实际问题的具体方法。辨证论治是运用中医学理论辨析有关疾病的资料以确立证候，论证其治则治法方药并付诸实施的思维和实践过程。中医学中虽以辨证论治为诊疗特点，但临床上往往是辨证与辨病相结合，辨证是对证候的辨析，以确定证候为目的，从而根据证候来确立治法，据法处方以治疗疾病；而辨病是对疾病的辨析，以确定疾病的诊断为目的，从而为治疗提供依据。在辨证思维过程中以证候作为辨析目标反映了中医学诊治疾病的特色，但若只考虑证候的差异，不考虑疾病的全过程，则会降低辨证的准确率。辨证论治是中医学的重要组成部分，辨证与辨病相结合，提高临床辨治思路与方法，继承名老中医的宝贵实践经验，有利于提高中医药的临床疗效。

　　黑龙江省地处北方，受气候、地理特点及民众体质禀赋、风俗习惯等影响，"龙江医派"在疾病诊疗上形成了地域特色，尤其是在医治呼吸系统疾病方面具有独到的见解。本书既秉承"龙江医派"中医学术流派思想，又总结了龙江名老中医的临床经验与学术思想，辅以西医诊断、治疗等，务求达到理论联系实际、实事求是，以便于更好地指导临床实践和提高中医临床水平。本书的编写以现代病名为纲，以期更好地把握疾病规律，培养中医呼吸病的辨治思路，使治疗更具有针对性。本书共7章，其中收载了16个呼吸系统常见疾病，本着系统性、实用性的原则，力求反映出"龙江医派"对呼吸系统疾病防治的特色，书中每一疾病均按照临床诊断要点与鉴别诊断、中医辨病诊断、审析病因病机、明确辨证要点、确定治疗方略、辨证论治等方面介绍。在每一个疾病后都列有各家发挥，其中具体介绍了龙江名老中医的临床经验及学术思想内容，这使得读者既能够从深度上又能够从广度上学习到"龙江医派"名老中医的呼吸病辨治思路与方法。

在本书的编写过程中得到有关领导和科学出版社的大力支持与帮助，在此表示衷心的感谢。编写如此类别的丛书，尚属首次尝试，由于缺乏经验，虽作了极大努力，但限于水平，疏漏之处在所难免，恳切希望得到广大读者的批评指正。

《呼吸病辨治思路与方法》编委会

2017 年 9 月

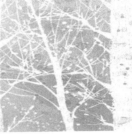
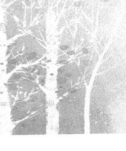

目　录

总序

总前言

前言

第一章　绪论 ………………………………………………………………… 1

第二章　感染性疾病 ………………………………………………………… 12

　第一节　概述 ……………………………………………………………… 12

　第二节　急性上呼吸道感染 ……………………………………………… 23

　第三节　急性气管-支气管炎 …………………………………………… 32

　第四节　肺炎 ……………………………………………………………… 43

　第五节　肺结核 …………………………………………………………… 54

　第六节　肺脓肿 …………………………………………………………… 68

第三章　气流阻塞性疾病 …………………………………………………… 77

　第一节　概述 ……………………………………………………………… 77

　第二节　慢性阻塞性肺疾病 ……………………………………………… 86

　第三节　支气管哮喘 ……………………………………………………… 101

　第四节　支气管扩张 ……………………………………………………… 111

　第五节　肺不张 …………………………………………………………… 121

第四章　弥漫性间质性肺疾病 ……………………………………………… 130

　第一节　概述 ……………………………………………………………… 130

　第二节　特发性肺纤维化 ………………………………………………… 138

　第三节　非特异性间质性肺炎 …………………………………………… 146

第五章　胸膜疾病 …………………………………………………………… 160

　第一节　概述 ……………………………………………………………… 160

第二节　结核性胸膜炎 ……………………………………………………… 168

第三节　自发性气胸 ………………………………………………………… 182

第六章　呼吸系统危重症 ………………………………………………………… 191

第一节　概述 ………………………………………………………………… 191

第二节　呼吸衰竭 …………………………………………………………… 199

第三节　咯血 ………………………………………………………………… 216

第七章　呼吸系统其他疾病 ……………………………………………………… 227

第一节　概述 ………………………………………………………………… 227

第二节　慢性咳嗽 …………………………………………………………… 234

第一章　绪　论

　　呼吸系统疾病是严重危害人民健康的常见病、多发病，已经构成影响公共健康的重大问题。2009 年卫生部全国居民死因调查结果表明，呼吸系统疾病（不包括肺癌、慢性肺源性心脏病和肺结核）在城市的死亡原因中占第 4 位（10.54%），在农村占第 4 位（14.96%）。由于大气污染加重、吸烟、理化因子和生物因子吸入，以及人口老龄化等多种因素，引起肺癌、支气管哮喘和慢性阻塞性肺疾病发病率不断增加，肺血管疾病、肺间质纤维化和免疫低下性肺部感染等疾病日渐增多，肺结核发病率居高不下，进而导致重要的医疗保健问题。此外，2002～2003 年冬春突如其来的严重急性呼吸综合征（SARS）和 2009 年出现的人禽流感（H5N1）也极大地加重了社会疾病负担，使得呼吸系统疾病的防治和研究工作比以往任何时候都显得重要和迫切。

　　呼吸系统疾病包括上呼吸道感染、急性气管-支气管炎、慢性支气管炎、支气管哮喘、支气管扩张、慢性阻塞性肺疾病、肺炎、肺结核、间质性肺炎、成人呼吸窘迫综合征、肺源性心脏病及呼吸衰竭等疾病，属于中医学肺系病证范畴，按感冒、咳嗽、哮病、喘证、肺痈、肺痨、肺胀、肺痿等病辨证论治。

一、中医肺病概念及命名原则

　　肺居于胸中，左右各一，其位最高，覆盖于诸脏之上。肺系与喉、鼻相连，故称喉为肺之门户，鼻为肺之外窍。肺的主要生理机能是主气、司呼吸，主行水，朝百脉，主治节。肺在体合皮，其华在毛，在窍为鼻，在志为悲（忧），在液为涕。手太阴肺经与手阳明大肠经相互属络而形成肺与大肠的表里关系。肺在五行属金，为阳中之阴，与自然界秋气相通应。其肺气贯百脉而与他脏相通，故内伤诸因，他脏病变均可影响到肺。发病原因有外感、内伤之分。主要病理变化为肺的宣发肃降失常，实者由于痰邪阻肺，肺气失于肃降则为哮、为喘；肺热生疮则成痈；久病伤肺，肺气不能敛降则为肺胀；肺叶痿而不用则为肺痿。

　　肺系疾病主要包括感冒、咳嗽、哮病、喘证、肺痈、肺痨、肺胀、肺痿等病。

二、中医肺病审因候机思路

（一）常见症状

1. 咳嗽

急性气管-支气管炎咳嗽较剧，呈阵发性；慢性支气管炎咳嗽多在秋冬寒冷季节发作；空洞性肺结核、肺脓肿和支气管扩张等咳嗽多在晨起或体位变动痰液排出时加剧；肺癌初期则为干咳，待肿瘤增大阻塞支气管时，常出现高音调、阻塞性咳嗽；夜间多发的发作性干咳，可能是咳嗽变异性哮喘；刺激性干咳且逐渐加重伴有气促者则考虑为特发性肺纤维化或支气管肺泡癌；小儿百日咳在阵咳后常有吼鸣音出现。

2. 咳痰

痰量及其性状对诊断肺部感染和推测可能的病原体极有帮助。痰量原来较多，突然减少，且伴发热，可能是支气管引流不畅所致；肺脓肿和支气管扩张可见大量黄脓痰；肺炎链球菌感染可出现铁锈样痰；痰由白色泡沫或黏液状转为脓性，多为细菌性感染；肺炎克雷伯杆菌感染可出现红棕色胶冻样痰；大肠杆菌感染时，脓痰有恶臭；肺吸虫病可出现果酱样痰；肺阿米巴病呈咖啡样痰；肺水肿时则可能咳粉红色稀薄泡沫样痰。

3. 咯血

虽然咯血多数为呼吸系统疾病，但也可涉及心血管系统、血液病和其他全身性疾病。咯血量少者为痰中带血，量多者 24 小时内可达 300～600ml 以上；支气管黏膜和肺脏充血时咯血量少；肺癌多为痰中带血或少量咯血；支气管扩张、支气管黏膜溃疡、支气管动脉病变和肺结核空洞壁动脉瘤破裂等，均可引起大量咯血。咯血量多，可引起气道阻塞或窒息，威胁患者生命。

4. 呼吸困难

呼吸困难可分为急性、慢性和反复发作性。大量气胸或胸腔积液时常迅速出现呼吸困难；慢性支气管炎、慢性阻塞性肺疾病大多历经数年，甚至 20 年以上才出现呼吸困难；支气管哮喘表现为反复发作性呼吸困难，且伴哮鸣音。按呼吸时相可将呼吸困难分为吸气性呼吸困难、呼气性呼吸困难和混合性呼吸困难三种。喉头水肿、喉部和气道炎症、肿瘤或异物引起的上气道狭窄，表现为吸气性呼吸困难，并伴喘鸣；慢性支气管炎、慢性阻塞性肺疾病和支气管哮喘，呈呼气性呼吸困难。阻塞性肺疾病呼吸深缓，而限制性肺疾患如间质性肺纤维化则呼吸浅速。

5. 胸痛

胸痛为胸壁包括软组织及肋骨的疼痛。这种疼痛属浅部疼痛，见于胸廓创伤、肋骨骨折、肋软骨炎、带状疱疹、干性胸膜炎等。急性气管-支气管炎、心绞痛、纵隔炎、食管疾病等引起者均属深部疼痛。胸痛的临床意义有时不易确定，有时提示疾病严重，如肺癌转移至肋骨，呈持续性刀割样疼痛；自发性气胸可因胸膜粘连处撕裂产生突发性胸痛。

（二）病因病机

外感六淫，痰饮内停，情志失调，劳倦过度，饮食不节，禀赋不足，年高体弱，久病重病，失治误治，其他疾病的传变，均可引起肺的病变。肺的病理变化虽然十分复杂，然而归纳而言，最基本的变化是气化失司和津液代谢障碍，表现为气津失调的病变趋向。同时由于肺的许多生理功能都是通过肺的宣发和肃降两种运动形式而得以实现的，故肺病常以宣发和肃降失调为机要。从《黄帝内经》（简称《内经》）开始就有肺实和肺虚的提法，如《素问·通评虚实论》说"气虚者肺虚也"；《素问·大奇论》有"肺满皆实"之说，成为肺病按虚、实病机分类之肇始。后世许多经典医著和方书，均以虚实为纲讨论肺病病机。根据致病原因的不同，外感六淫，内伤七情，病理产物停留，邪正剧烈相争，病理活动剧烈、亢盛有余，多表现出偏实的病机；邪气太盛，或病情迁延，正气受损，肺的气血阴阳不足，脏腑功能活动减弱、衰退降低，又反映出偏虚的病机变化。

《内经》中已开始有"肺气盛"的提法，并从脉证方面讨论肺气盛的病机变化。例如，《素问·病能》有："肺气盛则脉大，脉大则不能偃卧。"《灵枢·淫邪发病》有"肺气盛，则梦恐惧，哭泣，飞扬"等论述，指出肺气盛可引起精神失调。可以看出《内经》已初步提到肺实的病机。但最为明确提出肺实病机的应是《中藏经》，此书不仅把肺的病机按虚、实分类，而且"论肺脏虚实寒热生死逆顺脉证之法"专章直接点出"肺实病"的名称，综合肺实病机的典型脉症："肺实病则上气喘急咳嗽，身热脉大也。"随之《诸病源候论·肺病候》也说"肺气盛，为气有余，则病喘咳上气，肩背痛，汗出，尻阴股胫足皆痛，是为肺气之实也"，肯定了肺气盛则为肺气实之病机。其后，《备急千金要方》、《圣济总录》、《济生方》更深入探讨了肺实的病机和表现。临床实践观察表明，肺脏发病时，病机偏实者居多，其原因主要与肺的宣发、肃降运动有关。六淫邪气从口鼻、皮毛侵袭人体，肺卫之气奋起抗邪，邪正相争，邪气受抑，同时肺的宣发运动亦受阻碍，卫气被遏，肺气被困，形成肺卫俱实的病机。若病邪由表入里，侵犯肺中；或病理产物内生，停积肺中，寒邪凝滞、热邪消灼、痰饮水湿壅遏，均可使肺气闭阻，宣发、肃降失调，形成邪气亢盛、病情偏实的病机变化。由于肺实主要表现为宣降失调，故肺实的病机包括肺失宣发、肺失肃降、肺失宣降三个方面：

（1）肺失宣发：肺主气，向上向外升宣、发散以宣通肺窍，宣布卫气，流畅气机。感受外邪，病邪犯肺，最易导致肺失宣发，而呈现上窍失宣，肺卫失宣，进而引起呼吸不畅等病机变化。

（2）肺失肃降：肺为"华盖"，居其高位，肺气肃降，吸收清气，下布精微，水精四布，五经并行，排泄废物，洁净肺系，诸脏自安。若受邪气干扰，不行清肃之令，肺气失降，可引起肺气上逆，肃降失职，上窍闭塞等病机变化。

（3）肺失宣降：肺的生理运动以宣发、肃降为基本形式。宣发肃降相辅相成，保证肺的多种生理功能正常进行。发生病理变化时，既可单独表现为肺气失宣，或肺气失降，但大多数情况下是相互影响，同时失调，表现为肺的宣降失司。总之，六淫邪气从口鼻皮毛而入，痰浊水湿病理产物从内而生，均会遏郁肺气，导致宣发失职。肺失宣发，肺气不能上通，呼气不出，浊气存内，呼吸失畅，胸中满闷。积存之浊气不能下降，逆而向上，最终导致呼吸不利，引起咳逆气喘等。

（三）病理变化

肺位于膈上，居于胸中，位置最高，故有"华盖"之称。肺叶娇嫩，虚如蜂巢，不耐寒热，其性清肃。肺主气、司呼吸，通调水道，宣散卫气，朝百脉，主治节，主皮毛，主嗅觉和发声等生理功能。肺脏自身的位置结构和功能特点，使肺受病之后，常呈现下列病机变化：

（1）呼吸功能失调：肺主呼吸，是体内外气体交换的场所。病邪犯肺，呼吸运动异常，易见呼吸不畅、呼吸困难等表现，甚者可引起呼吸功能衰竭。

（2）主气功能异常：肺主诸气，与气的生成和气机升降出入运动有密切关系。发病之时，不能宣通上窍，可致上窍不通，呼吸不利。不能肃降肺气，可致肝气不降，逆侮肺金；胃气上逆，腑气不通；肾气不纳，气不归元。不能宣发卫气，可致卫表不固。不能化生宗气，可使脏气衰微，全身功能低下。

（3）津液代谢失调：肺主通调水道，为水之上源，与津液的输布、排泄密切相关。肺不布津，可使脏腑形体官窍失于滋养；气不化津，水液停聚，可生湿成饮化痰；气不行水，水气泛溢，可致全身水肿。

（4）血液运行不畅：肺朝百脉，宗气有贯心脉而行气血的作用。肺病不能助心行血，心肺同病，可致血行瘀阻。

（5）卫外功能不固：肺主皮毛，为防御外邪的屏障。外邪侵袭，卫气被遏，肺气受困，故易发生肺卫失宣的病变。

三、中医肺病的辨证思路

（一）抓主症

肺系病证主要按肺气失于宣发肃降之病机特点进行辨证论治，以复肺主气，司呼吸的生理功能。辨证与辨病相结合，同一疾病有不同病证，如感冒，有风寒证与风热证等不同；不同的病有相同的证，如感冒、喘证等都有风寒证。有些症状涉及许多中医和西医的疾病，如咳嗽为感冒、喘证、肺痨、肺胀等许多疾病的常见主症。通过辨证就能够突出疾病的主要矛盾，给予相应的施治。辨病是对中医辨证的必要和有益的补充，有利于进一步对疾病性质的认识，有助于掌握不同疾病的特殊性及发展、转归。如肺痨就是一个中医病证的概念，虽有肺阴亏虚、阴虚火旺、气阴耗伤等不同证型，但感染痨虫是共同的病因，补虚杀虫是治疗肺痨的根本原则，在补虚杀虫的基础上再辨证，分别给予滋阴润肺、滋阴降火、益气养阴等方法。辨病与辨证相结合，才能取得较好的效果。

（二）辨缓急

肺系疾病的治疗，要掌握标本缓急，遵循"急则治其标，缓则治其本"的原则，而扶正祛邪亦是重要的治则。若外邪犯肺，遵循实者泻之；肺、脾、肾虚者，当虚则补之；若肺气壅塞，痰湿阻肺，则当泻肺降气，化痰去壅；如邪热乘肺，肺失肃降，当清泄肺热，肃肺化痰。肺气不足，常伴有脾虚之候，当培土生金，肺脾双补；若肺肾气虚、水湿泛滥为患，当解表行水，标本兼顾。肺与大肠相表里，若肺气壅阻，阳明腑实，则应清上泄下。因肺系上连咽喉，开窍于鼻，故肺之门户的治疗亦非常重要。

（三）辨病论治

肺的病变主要反映在肺系，肺系主要包括肺及与之相关联的鼻、咽喉、皮毛、大肠等。主要表现在呼吸功能失常，宣降功能失调，通调水道、输布津液失职，以及卫外功能不固等方面。临床以咳嗽、气喘、咳痰、鼻塞流涕、喷嚏、恶寒发热、畏风易感、声音变异、咽喉痒痛、胸闷、胸痛、身肿以头面尤甚等为肺病常见症，其中以咳、痰、喘更为多见。咳嗽可分为暴咳与久咳两类。暴咳病程短，外感所致，每多夹有表证。一般可分风寒、风热、风燥等不同证候。久咳病程长，内伤所致，多伴他脏诸证，常因感受外邪发作或加重。一般可分为痰湿、肝火、阴虚、气虚等不同证候。喘证临床辨证可分为虚实两大类。实喘由感受外邪、痰浊壅肺、肺气失于宣降所致；多呈急性发作，呼吸深长有力，气粗声高，脉数有力。虚喘由于久病体虚，精气亏损，肺不主气，肾不纳气所致；病程迁延不已，病情时轻时重，呼吸短浅难续，气怯声低，脉来微弱。本病证中的痰指有形之痰液，由于肺气失于输布，津液停聚而成。可从痰的色、质、量、气味等，辨其病理性质。外感时邪所成之痰，病程短，多伴有表证，有风寒、风热、痰热、风燥等不同。内伤之痰，多属久病，反复缠绵，有肝火、脾湿、寒饮、气虚、阴虚之别。另外失音可分为虚实两类。实证，属外感时邪阻遏肺气，会厌开合不利所致，多为猝发，亦称为"暴喑"，常伴有风寒、风热表证。虚证属内伤，因阴精内耗，咽喉、声道失为滋润，以致发音不利，大多由渐而成，又称为"久喑"。

1. 证治分类

肺的病证，可分为虚实两大类。虚证有阴虚、气虚之分；外感不愈，日久转化为内伤，正气日衰，或肺气亏虚，或为肺阴耗伤。肺虚不能输津滋肾，可表现为肺肾阴亏；脾虚不能散精，肺阴之虚，可表现为肺脾两虚；情志郁结，肝郁化火，上犯于肺，亦可表现为肝火犯肺。实证或为寒闭，或为痰阻，多由起居不慎，寒热失调，感受外邪所致。

（1）虚证

1）阴虚肺燥

病机概要：外感燥邪或肺痨邪毒，或久咳伤肺，气血亏损，以致肺阴不足，虚热内生，耗灼肺金。

主要脉证：咳呛气逆，痰少质黏，咳吐不利；痰中带血，或为血丝，或见血块；潮热盗汗，午后颧红，少寐失眠；口干咽燥，或音发哑；舌红少苔，脉象细数。

治疗：滋阴润肺，用百合固金汤加减。

2）肺气亏虚

病机概要：劳伤过度，病后元气未复，或久咳伤肺，致肺气亏虚，失其温煦。

主要脉证：咳而短气，痰液清稀；倦怠懒言，声音低怯；面色㿠白，畏风形寒，或有自汗；舌淡苔薄白，脉虚弱。

治疗：补益肺气，用补肺汤加减。

（2）实证

1）痰浊阻肺

病机概要：形寒饮冷，水饮痰浊内聚，阻塞肺气，气机不得升降。

主要脉证：咳嗽气喘，喉中痰鸣，痰黏稠；胸胁支满疼痛，倚息不得卧，苔腻色黄，脉滑。

治疗：化痰降气，涤痰去壅，用三子养亲汤或葶苈大枣泻肺汤加减。

2）风寒束肺

病机概要：风寒外束，肺气不宣，或寒饮内阻，肺失肃降。

主要脉证：风寒在表，则恶寒发热，头痛身重，无汗，鼻塞流涕，咳嗽痰稀薄，苔薄白、脉浮紧。风寒外束，寒饮内阻，则咳嗽频剧，气急身重，痰黏色白量多，发热恶寒，苔白滑，脉浮滑。

治疗：发散风寒，用三拗汤；或散寒化饮，用小青龙汤加减。

3）邪热客肺

病机概要：风热上受，或寒郁化热，或痰热内阻，邪热壅肺，肺失清肃。

主要脉证：咳声洪亮，气喘息促，痰稠色黄，或咯吐腥臭脓血，咳则胸痛引背；鼻干或鼻衄鼻煽；或流脓涕，气息觉热；身热，烦渴欲饮，咽喉肿痛；大便干结，小便赤涩不利；舌干质红，苔黄燥，脉数。

治疗：清肺泄热，用泻白散或千金苇茎汤加减。

2. 兼证

（1）脾虚及肺：纳呆便溏，咳嗽痰多，倦怠乏力，甚则面足浮肿，苔白，脉濡弱。治以培土生金，用四君子汤、六君子汤加减。

（2）肺肾两亏（金水交亏）：咳嗽夜剧，腰腿酸软，动则气促，骨蒸潮热，盗汗遗精，舌红苔少，脉细数。治以滋阴养肺，用生脉散、六味地黄丸加减。

（3）肝火犯肺（木火刑金）：胸胁作痛，急躁易怒，头晕目赤，烦热口苦，咳嗽阵作，甚则咳血，舌红，苔薄黄，脉弦数。治以清肝泻肺，方用黛蛤散合泻白散加减。

3. 证治要点

（1）肺主气，味宜辛，用药辛苦温可以开泄肺气，辛酸可以敛肺益气，除非必要，一般不用血分药。《内经》曰："辛生肺"，"用辛泻之"，此泻为驱散表邪之意，祛邪以安正，起到助肺的作用，是谓之"生肺"。《内经》曰："肺欲收，急食酸以收之"，"用酸补之"，咳喘则气上，呼吸频数，足以耗散其肺气，故用酸以补其肺体，收其耗散之气。

（2）肺为娇脏，清虚而处高位，选药宜轻清，不宜重浊，正所谓"治上焦如羽，非轻不举"。故治疗肺气之病，当用肃降之法；因肺为娇脏不耐寒热而恶燥，辛平甘润可使肺气自降，清肃得行。肺主气为娇脏，故治疗肺之虚证，补肺不宜温燥，润肺切忌滋腻。因此治肺辛甘平润最为适宜。

4. 四诊枢要

（1）肺系病望诊包括望痰涕、望咽喉、望神。

1）望痰涕重在观察痰涕的形状、颜色、质地、量及是否有血丝。

2）望咽喉重在望咽壁及扁桃体的颜色和形态，形态包括有无红肿、脓点、溃烂、伪膜、滤泡增生、分泌物等异常情况。

3）望神有助于判断脏腑阴阳气血的盛衰、疾病发展的程度和预后。望色主要望面色，常见面色萎黄、暗淡、㿠白、黧黑、潮红等。

（2）声音及气味的闻诊对肺病证的判断及病邪性质判断的辨析具有重要的价值。通过听咳嗽声音的浅深，声音的紧闷、急促、清脆、重浊、紧促等特点有助于辨析病邪的性质；声音的有力、无力提示正气的强弱；咳声单发者病邪较轻，咳声连发者病邪较重；咳声洪亮有力属实证，咳而声低气怯属虚证；咳声嘶哑多属燥咳，咳声重浊痰多属风寒、痰湿；咳声粗浊或暗哑多属风热、痰热，咳声短促多属肺燥阴虚等。听呼吸声音包括气短、气促、喘息、哮鸣音。肺部听诊借助听诊器听呼吸音有无干湿啰音。嗅气味包括嗅痰涕是否有腥味、臭秽，如有味腥、臭者多属实证、热证；无臭者多属寒证、虚证。

（3）问诊重点围绕主述中症状与体征的诱因、新久、性质、时间规律、程度、加重与缓解因素、伴随症状及诊疗经过，根据不同病证抓重点，不可忽视诱因、家族遗传史。

（4）切诊主要包括脉诊和胸背部按诊。胸背部按诊方法多采用触法、摸法、叩击法，不同病证指下感觉相异。

（四）检查要点

肺病的诊断除四诊合参外，还须结合呼吸系统专科检查，包括呼吸的频率、节律和深度，有无呼吸困难，有无发绀，胸廓、胸部叩诊、触诊，呼吸音，肺部啰音的性质、部位、范围等，注意客观、准确、全面，按系统、抓重点。结合血常规、病毒分离和病毒抗体测定、细菌培养、过敏原检测、动脉血气分析、胸部影像学检查、肺功能、支气管镜检查、肺组织活检等辅助检查是寻求有价值的诊断依据的关键。除此之外，了解与肺部传染性疾病患者的密切接触史，对诊断也十分重要。对于主诉呼吸困难，双肺表现为弥漫性病变的患者，应询问有无粉尘接触的职业史，或是长期在雾霾严重地区的户外工作史；对不能用其他原因解释的肺动脉高压、肺源性心脏病患者，应询问是否有睡眠中严重打鼾或下肢静脉血栓以确定是否有睡眠呼吸暂停综合征或肺栓塞；对于反复发生两肺下叶背段和后基底段肺炎的患者，考虑吸入性的可能性大，应问清是否经常醉酒，有无饮水呛咳史或气管异物的病史；对怀疑寄生虫感染的患者，应询问有无生食鱼蟹等饮食史；询问吸烟史时，应有年、包数的定量记载；此外，还应注意导致肺部病变的某些药物，如血管紧张素转换酶抑制剂可引起顽固性咳嗽，氨碘酮可引起肺纤维化，β受体拮抗剂可引起支气管痉挛等。一些疾病，如支气管哮喘、特发性肺纤维化、囊性肺纤维化和肺泡微结石症等可有家族史。根据临床资料，全面客观综合分析，做出正确的诊断及治疗。

（五）现代医学主要诊断方法

1. 肺功能检查

常规肺功能、小气道功能、气道反应性、呼吸动力学检查，特别是呼吸肌功能测定、动脉血气分析、运动负荷试验，以及呼吸中枢反应性测定等已经在临床逐渐应用。由于电子计算机微处理技术的应用，特别是互联网医学的兴起，将会为慢性气道疾病管理，以及呼吸衰竭和呼吸窘迫综合征的诊断、病情监测、疗效考核发挥更加重要的作用。通过其测定可了解呼吸系统疾病对肺功能损害的性质及程度，对某些肺部疾病的早期诊断具有重要价值。如慢性阻塞性肺疾病表现为阻塞性通气功能障碍，而肺纤维化、胸廓畸形、胸腔积液、胸膜增厚和肺切除术后均显示限制性通气功能障碍。这些变化常在临床症状出现之前已存在。弥散功能测定有助于明确换气功能损害的情况，如特发性肺纤维化及弥散性肺泡癌的弥散功能损害尤为突出。呼吸肌功能和呼吸中枢敏感性反应测定，结合动脉血气分析，可对呼吸衰竭的性质、程度及防治和疗效等作出全面评价。

2. 影像学检查

（1）胸部 X 线检查：包括透视、常规摄影（后前位、侧位和各种特殊位置）、高千伏摄影、体层摄影、造影（支气管、血管、淋巴管）及介入放射学技术应用等。阅读胸片应就病变定位、范围或数量、形态特征，如形状、密度、边缘，以及伴随改变仔细研究，推测其病理基础，从而作出影像学诊断。常规胸片虽受影像重叠和分辨率不高等限制，不能发现某些细微病变或隐蔽病变，但依然能满足临床大多数呼吸系统疾病的诊断要求。血管造影结合介入放射学技术不仅用于诊断如隐源性大咯血，而且可用于治疗（灌注药物、治疗栓塞、腔内成形等）。

（2）胸部 CT 检查：胸部 CT 对肺部疾病的诊断和鉴别诊断发挥越来越重要的作用。与常规 X 线相比，CT 可更敏感地发现肺内细微病变，纵隔、胸膜和隐蔽区域病变，对隐匿性肺癌和肺癌分期尤具价值。研究表明，CT 筛查肺癌可降低 20%肺癌死亡率。高分辨 CT 有助于肺间质病变和支气管扩张的诊断和鉴别诊断，CT 肺血管造影还有助于肺栓塞的诊断。

（3）胸部磁共振成像（MRI）：具有良好的软组织分辨率，如脂肪、肺组织及其病变、血液、肌肉、纤维等均显示不同信号强度，对纵隔、心脏、胸壁病变的诊断有其独特优点。在呼吸系统疾病诊断中的应用主要限于血管、锁骨上窝区、纵隔、胸膜、脊柱及胸壁病变。

（4）胸部核素检查：用于肺本身的核素检查技术有肺灌注显像、通气显像及肺部病变阳性显像和断层显像。核素检查对肺栓塞和血管病变有很高的诊断价值，对弥漫性肺部病变、慢性阻塞性肺疾病、肺部肿瘤的诊断或病情估价亦有很高参考价值。正电子发射计算机断层扫描（PET），特别是其延迟显像对于肺癌的诊断和鉴别诊断及分期也发挥着越来越重要的作用。自 2005 年以来又发展了用于肺上皮通透性测定、呼吸道黏膜纤毛清除功能测定等技术，为呼吸系统功能和病理生理研究提供了手段。

（5）胸部超声检查：对于胸腔积液的诊断和定位，以及近胸壁的胸膜肿瘤、纵隔肿瘤（含囊肿）的定位穿刺有指导意义，也用于肺动脉高压的无创评估。

3. 微生物学检查

痰标本应经细胞学筛选挑选合格标本（涂片镜检鳞状上皮细胞<10 个/低倍视野或白细胞>25 个/低倍视野）接种，或经洗涤、定量培养等技术处理，以减少污染或避免结果解释上的困扰。经气管吸引、经纤维光束支气管镜应用防污染样本毛刷、支气管肺泡灌洗直接采集下呼吸道标本，特别是后两者，近年来在有指征患者中被积极提倡。应当指出，血液和胸腔积液是容易获得的无污染标本，应注意采集。此外，需要强调应在抗生素使用前留取标本，并尽快送实验室并及时处理。当临床怀疑特殊病原体感染时，尚需采取相应的检测技术。

4. 细胞学检查

痰和胸腔积液细胞学检查是肺癌和恶性胸腔积液患者的常规检查，阳性率与标本质量有关，应告知患者留取深部咳痰或带血丝的标本，及时制备涂片。慢性气道疾病患者痰细胞学检查对临床状态的估价极有帮助，如慢性支气管炎继发细菌性感染时不仅见到细菌，而且炎症细胞总数、中性粒细胞及其比率增加，组织细胞和支气管上皮细胞与细胞总数比率通常降低；如果见有细菌，但上述细胞数量和比率无改变，则属菌定植；病毒感染时除中性粒细胞增加外，支气管上皮细胞数量和比率亦增高。稳定状态哮喘患者痰中各类细胞通常无改变，而过敏原暴露致急性发作时，嗜酸性粒细胞及支气管上皮细胞数量和比率均见增加。

5. 内镜、活组织检查和支气管肺泡灌洗

（1）内镜：①纤维光束支气管镜（纤支镜）：已不再限于对肺癌的诊断，在肺部感染、肺不张、弥漫性肺疾病及呼吸急诊中等也得到广泛应用。②自荧光纤维支气管镜：可实时采集图像，检测出气管支气管黏膜中很小区域的荧光变化。对气管支气管树上异常荧光区域黏膜的活检可增加小的恶变前病灶（发育异常）或早期恶变（原位癌）的检出率。③支气管内超声（EBUS）：将支气管镜和超声系统联合起来，可以弥补肉眼的不足，提高外周孤立肺结节活检的阳性率，提高对纵隔淋巴结分期的准确度，提高早期支气管内肿瘤（原位癌）的检出率，并可指导局部治疗。④胸腔镜：对原因不明的胸膜疾病（特别是胸腔积液）、膈肌、纵隔、心包和肺浅表病变诊断很有帮助。亦可辅以胸膜粘连术和粘连带灼断术治疗恶性胸腔积液和顽固性气胸。近年来尚有治疗手术用胸腔镜，可行肺叶切除等手术，大大减少了剖胸创伤。⑤纵隔镜：适用于纵隔肿块，特别是诊断不明的纵隔淋巴结肿大的诊断，对肺癌分期亦有帮助。

（2）活组织检查：①经内镜活检：最常用，也是内镜检查的必备操作项目。②经皮穿刺肺活检和胸膜活检：须在胸部 X 线检查、CT 或超声检查引导下进行。细针穿刺吸引，适用于可疑肺部肿痛的诊断。采用切割针，以取得较多组织做组织病理学检查，能提高诊断效率。胸膜活检多采用 Abrams 针在胸腔抽液时进行，阳性率与操作经验有关。③剖胸活检：对于指征较强、经其他检查手段未能确诊的患者值得提倡。胸腔镜或小切口剖胸活检创伤甚少，取得组织块较大，诊断率高。

（3）支气管肺泡灌洗（BAL）：为不少肺部疾病，特别是弥漫性肺疾病的病因、发病机制的研究及临床诊治提供了手段。目前操作方法也渐趋标准化。

6. 分子生物学检验技术

尽管分子生物学技术在呼吸系统疾病的应用大多尚处于研究阶段，但是已有用于指导肺癌的个体化治疗，即靶向治疗。随着技术的进步，将来可能还会用于病原微生物的快速诊断和其他疾病的个体化治疗。

7. 抗原皮肤试验

哮喘的变应原皮肤试验阳性有助于变应体质的确定和相应抗原的脱敏治疗。对结核或真菌阳性的皮肤反应仅说明已受感染，但并不能确定患病。

四、中医肺病治疗大法

（一）内治法

肺为娇脏，清虚而处高位，选药宜轻清，不宜重浊，正所谓"治上焦如羽，非轻不举"。故治疗肺气之病，当用肃降之法；因肺为娇脏不耐寒热而恶燥，辛平甘润可使肺气自降，清肃得行。肺主气为娇脏，故治疗肺之虚证，补肺不宜温燥，润肺切忌滋腻。因此治肺辛甘平润最为适宜。

直接治肺法，常用八法为：宣肺、肃肺、清肺、泻肺、温肺、润肺、补肺、敛肺。宣肺法为疏散肺卫表邪；肃肺法为清除肺中痰火；清肺法为清泄肺中实热；泻肺法为泻肺中痰火与水湿，与宣肺相对，宣肺近于发表，泻肺近于攻里，泻肺与肃肺又有轻重缓急之分，前者用药较为峻猛，后者用药较为平和；温肺法，温化肺中寒饮；润肺法为润肺燥；补肺法，既有甘温益肺气，又有甘凉养肺阴；敛肺法为收敛耗散之肺气。上述八法，宣肺、肃肺、清肺、泻肺为祛邪之法；温肺、润肺既有祛邪的一面，又有扶正的一面；补肺、敛肺均为扶正法。临证时，以上诸法多联合应用，如宣、肃同治，清、润同用，清、宣同用，润、肃同用，敛、补同用，还可多法叠合运用，如温、清、宣、敛合用，宣、肃、清、润合用等。

间接治肺法，为通过五脏生克关系进行治疗。虚证用补脾（补母）、滋肾（补子）的治法，如脾肺气虚者用培土生金法，肺肾亏虚者用滋补肾阴法；实证者用泻肝之法，如肝火犯肺，用清肝泻火法。亦有通过脏腑的表里关系进行治疗，如肺经实热证、热证可用泻大肠之法，使肺热从大肠下泄，肺气得肃降。

（二）外治法

根据患者病情和临床实际情况，可选择用耳尖放血疗法、中药保留灌肠法、刮痧法、拔罐法、针灸法、经络刺激法等疗法。可配合选用数码导平治疗仪、经络导平治疗仪、针刺手法针疗仪等设备治疗。

1. 针灸法

根据中医基本理论、阴阳五行脏腑经络学说，通过望诊（观察患者的气色、形态、舌苔等）、闻诊（听声音、闻气味等）、问诊（询问病史和现状）、切诊（诊脉及腹诊）等四诊，来辨别疾病属阴、属阳，属寒、属热，属表、属里，属虚、属实，这就是中医的四诊八纲。确定病证的性质，辨明证候，立法取穴处方，当针当灸当补当泻进行治疗。体针选手太阴肺经和胸背的腧穴，并配合手阳明和足阳明的经穴。肺脾肾心虚证可灸足三里、肾俞、涌泉等穴，留针 15～20 分钟，适当运用行针手法，得气自舒。

2. 拔罐法

拔罐法是以罐为工具，利用燃烧热力，排出罐内空气形成负压，使罐吸附在皮肤穴位上，造成局部瘀血现象的一种操作技术。此法具有温通经络，驱风散寒，消肿止痛，吸毒排脓等作用。在中医肺病中多选大椎、风门、肺俞、心俞、膏肓和肾俞等穴，酌情轮流使用。

3. 穴位贴敷法

中国传统中医认为，三伏贴是根据《内经》中"春夏养阳"的原则，利用夏季气温高，机体阳气充沛，体表经络中气血旺盛的有利时机，通过适当内服或外用一些方药来调整人体的阴阳平衡，使一些宿疾得以恢复。可以说"冬病夏治"配合体现了中医学中人与自然相协调的整体观念和对疾病重视预防。例如，夏季三伏贴的贴敷疗法，是根据中医"冬病夏治"的理论，对支气管哮喘、过敏性鼻炎等冬天易发作的宿疾，在三伏天，以辛温祛寒药物贴在背部不同穴位治疗，可以减轻冬季发病的症状。常用于呼吸系统疾病有支气管哮喘、喘息型支气管炎、慢性支气管炎、慢性咳嗽、反复感冒、阻塞性肺气肿、慢性阻塞性肺疾病等易于冬天受凉发作或加重的肺性疾病。

4. 刮痧法

用边缘平滑的瓷汤匙蘸润滑油刮颈背部，颈自风池穴向下，骨从背脊两旁由上向下。刮时用力要均匀，不要太重，防止刮破皮肤，刮到出现紫色出血点为止。此方法简便易行，具有活血化瘀，祛邪排毒等功效。

5. 推拿法

以内功推拿常规手法辨证加减。以治疗哮喘为例，不同的病证运用了不同的推拿手法。哮喘的推拿疗法：哮喘是小儿时期常见的一种呼吸道疾病，以阵发性的哮鸣气促，呼气延长为特征。一般哮是指呼吸时喉中哮吼声，喘是指呼吸急促、喘憋甚则不能平卧。由于哮必兼喘，故通称哮喘，包括现代医学所称的支气管哮喘和哮喘性支气管炎。本病在春秋两季发病率较高，常反复发作，气候骤变多为发作诱因。哮喘的主要原因是肺部一向有痰湿停聚，当体质虚弱，感受邪气，引起气动痰升，阻塞肺络，而致肺失肃降出现痰鸣、喘逆、呼吸困难；也有因肺虚卫外不固，感受风寒之邪，痰浊阻于气道而致；其他如过敏、疲劳、情绪冲动等也常为本病的诱发因素。本病治疗原则为急性期攻邪以治其标，缓解期扶正以固其本。推拿手法既能温肺化痰或清肺化痰以定急性期寒喘、热喘，又能补肺固表、健脾化痰、补肾固本以防哮喘复发。

6. 按摩疗法

（1）寒喘：取坐位，先依次用拇指指腹端揉小天心、外劳宫、一窝风各 50 次，推三关100 次；再用示（食）指、中指做黄蜂入洞 50 次；最后用拇指指腹端按揉太阳、风池穴各 1分钟。取仰卧位，用拇指指腹端依次揉天突 1 分钟，揉膻中 2 分钟，揉乳旁、乳根各 1 分钟。

取俯卧位，用手掌擦其背部 2 分钟，以皮肤微红、微热为度；再用拇指指腹端按揉两侧肺俞穴各 1 分钟。

（2）热喘：取坐位，依次用拇指桡侧端清肺经、清大肠经各 100 次，用食指、中指指腹面清天河水 100 次，用拇指指腹端揉掌小横纹 100 次，退六腑 100 次。取仰卧位，用拇指指腹端揉天突 1 分钟，分推膻中 2 分钟，揉丰隆 1 分钟。取俯卧位，用两拇指分别自肩胛骨内缘从上而下推 100 次，再用拇指指腹端按揉两侧肺俞穴各 1 分钟。

（3）肺气虚弱：取坐位，用拇指桡侧端补脾经、补肺经、补肾经各 100 次，推四横纹 100 次，再用拇指指腹端揉外劳宫、小天心、上马各 50 次。取仰卧位，用指擦法擦膻中穴 1 分钟，以有热感为度。取俯卧位，用拇指指腹端按揉其背部两侧肺俞穴各 1 分钟。

（4）脾气不足：取坐位，依肺气虚弱按摩疗法操作，补脾经、补肺经、补肾经，推四横纹，揉外劳宫、上马，再用拇指指腹端按揉合谷穴 1 分钟。取仰卧位，用双手拇指、食指指腹端捏挤神阙穴 1 分钟，再用双手拇指指腹端同时按揉两下肢足三里穴各 1 分钟。取俯卧位，家人用双手拇指、食指指腹端自下而上捏脊，重复操作 5 遍。

（5）肾虚不纳：取坐位，按脾气不足按摩疗法操作，依次补脾经、补肺经、补肾经，揉外劳宫、小天心；再用拇指桡侧面自腕沿前臂桡侧向肘推三关 100 次。取仰卧位，用中指指腹端按揉丹田 1 分钟；再用双手拇指指腹端同时按揉足三里穴各 1 分钟。取俯卧位，用拇指指腹端按揉背部两侧肾俞穴各 1 分钟。

（6）气功疗法：方法是将右手握拳，大拇指竖起，放在背后两肩胛骨下端的高度，在脊骨中心点。左手握拳平置肚脐上。这时开始用鼻孔的肌肉闻气，闻之有声，就好像闻到一样好吃的菜，要多闻一下似的。这样闻气，一连六次，再口吐“呸”音，将气呼出。如此继续作下去，一连 36 次（六闻一呸为一次），即浑身通畅，甚至汗出以放松。总之，气功结合意守与保健功为主治疗肺部疾病。

（王晶波）

第二章　感染性疾病

第一节　概　　述

　　感染性疾病是由病毒、衣原体、支原体、立克次体、细菌、真菌、螺旋体、原虫、蠕虫等微生物感染所引起的疾病。与传染病相比较，感染性疾病包括传染病，但范围更广泛，且不一定具有传染性。由于感染的过程是病原体和人体相互作用的过程，根据病原体和人体免疫力的强弱不同，就形成了病原体被清除、隐性感染、显性感染、潜伏性感染和病原携带状态五种表现。其中，显性感染有明显的、特异性的临床表现，是临床最常见的形式，包括急性感染和慢性感染。即便是急性感染和慢性感染，也体现了作为病原体和人体相互作用过程中的强弱不均衡。隐性感染虽然往往没有明显的临床表现，但是却具有最重要的流行病学意义，特别是在该疾病流行时。

　　感染性疾病的范围广泛，其中属于呼吸系统的疾病包括急性上呼吸道感染、急性气管-支气管炎、支气管扩张、肺炎、肺结核等疾病，归属于中医学外感病证范畴，按感冒、咳嗽、肺痈、肺痨等病病证论治。

一、中医外感病概念及命名原则

　　外感病是六淫、疫疠之邪等侵犯人体后所引发的各种外感疾病的总称，具有发病急、变化多而快的特点。外感病邪侵犯人体，由于病邪种类、感邪强弱，以及人体正气的抗病能力不同，而出现多种证候，有些具有传染性，有些则不易传染。外邪侵犯人体由浅入深，故外感病传变大多由表及里、由气分证向血分证传变，里实热证向里虚寒证或里虚热证发展。外感病过程中主要的病理变化是邪正相争，正气抗邪则发热，故大多数外感病均有不同程度的发热症状，因此外感病又称外感热病，若正气虚损，抗邪无力则不发热，正如《伤寒论》所言："病有发热恶寒者，发于阳也；无热恶寒者，发于阴也。"

　　外感病学的发展是一个漫长的过程。早在殷商时期的甲骨文中就有关于疫病流行的记载，随着农业与天文历法的发展，人们逐渐意识到外感病的发病与气候的变化有关。《内经》中对外感病的概念、病因、发病、治疗及预防做了详细的阐述。《内经》中将所有外邪侵袭所致的临床上以发热为常见症状的疾病统称为热病，其主要病因为感受风、寒、暑、湿、燥、火六淫邪气，除此之外《内经》还特意强调了正气的强弱，在预防的方面保持"恬淡虚无，真气从之，精神内守"的状态，达到"正气存内，邪不可干"的目的。继《内经》之后，《难经》将外感病称为伤寒，并指出："伤寒有五：有中风，有伤寒，有湿温，有热病，有温病。"东汉时期张仲景在总结《内经》的理论基础上，结合自己丰富的临床经验，著成《伤寒杂病论》，并根据外感病的病因病机、证候特点、发生发展变化规律等，创立了六经理论体系，将《内经》以来的脏腑经络等学说，以及诊断、治疗等各方面的知识联系起来，正确运用了汗、和、吐、清、下、消、温、补等治疗方法，为外感病的治疗制订了基本纲领和准则。金元时期的刘完素倡导"六气皆从火化"观点；明代吴又可的专著《温疫论》对疫疠之邪进行了详细的论述；清代叶天士对卫气营血、辨舌、验齿、辨斑疹等进行了深入探讨；吴鞠通创立了三焦辨证，丰富了外感病的辨证论治。近现代医家对外感病的寒温问题产生过分歧，一部分医家从寒论治，另一部分则从温论治，这使得外感病理论体系在一段时间里一分为二。但是在长期的临床实践中，众医家逐渐尝试寒温统一的治法，完善了外感病的理论体系，对外感病的发展做出了很大的贡献。现如今运用中西医结合的方法，人们对外感病的理解认识产生了飞跃，在临床工作中起到了巨大的疗效。

二、中医外感病审因候机思路

（一）常见症状

1. 发热

发热是感染性疾病的突出症状，其过程可分为 3 个阶段，即体温上升期、极期和体温下降期。以口腔温度为标准，根据发热的程度将发热分为低热（37.3～38℃）、中度发热（38.1～39℃）、高热（39.1～41℃）和超高热（41℃以上）。热型是感染性疾病的重要特征，具有鉴别诊断意义。常见的热型有稽留热、弛张热、间歇热、回归热、波状热和不规则热等。

2. 皮疹和黏膜疹

发疹包括皮疹和黏膜疹，此为很多感染性疾病的特征之一。其出现的时间、分布部位、发展顺序及存在的形态在不同的感染性疾病中各具特点，在诊断与鉴别诊断上具有参考价值。皮疹的类型多样，斑疹局部皮肤发红，与皮肤表面相平；丘疹略高于皮肤，可以孤立存在或相互融合；斑丘疹为在丘疹周围合并皮肤发红的皮疹；出血疹亦称瘀点，为散在或相互融合成片的皮下出血；疱疹指表面隆起，内含浆液或脓液的皮疹；荨麻疹为不规则的片块状丘疹。黏膜疹指体内黏膜的出疹现象，发生在体腔内，不易被发现。

3. 毒血症

病原体的代谢产物和毒素可引起全身中毒症状，临床表现为寒战、高热、乏力、严重的头痛、全身酸痛、厌食、谵妄、脑膜刺激征、臌胀、中毒性心肌炎、休克等，严重者还可引起肝、肾损害和多器官功能衰竭。

4. 单核-巨噬细胞系统反应

在病原体及其代谢产物的作用下，单核-巨噬细胞系统可出现充血、增生等反应，表现为肝、脾和淋巴结的肿大。

（二）病因病机

外感病证的主要病因是感受外邪，即由外部侵袭人体导致发病的病邪，归纳起来有三种：

一是六淫，二是疫疠，三是诸虫。当外感病发病之后，其产生的病理产物如水、湿、痰、饮、瘀血又成为致病因素，使病情进一步发展。

1. 外感六淫

风、寒、暑、湿、燥、火是自然界六种气候变化。六种正常的气候变化称为六气，是生物生长的条件之一。《素问·宝命全形论》说："人以天地之气生，四时之法成。"六气成为病因则称为六淫，为风邪、寒邪、暑邪、湿邪、燥邪、火邪的总称。当气候变化异常，或变化过于剧烈，或人体素质虚弱，不能适应气候变化时，即可导致外感病。六淫每多合邪致病，且没有明显的特异性，即一种邪气能导致多种疾病，有一定的季节性和地区性，可从皮毛入侵人体，也可从口鼻侵袭。

（1）风邪：四季皆有，以春季及冬春之交最多。风为百病之长，是引发外感病的先导，常与他邪夹杂侵袭人体。风为阳邪，轻扬开泄，其性升散，易伤人上部，易犯肌表，卫外失职，正邪相争，腠理开泄，则发热、恶风、汗出；风邪犯肺则咳嗽、喉痒。风善行而数变，游走不定，病情多变化。如《素问·玉机真藏论》说："是故风者，百病之长也。"故风邪易与其他病邪相合致病。风性主动，与肝相呼应，常出现头晕、目眩、筋惕肉瞤等表现。

（2）寒邪：四季皆有，以冬季及气候骤冷时多见。寒为阴邪，易伤阳气，寒邪袭表，卫阳被遏，营阴郁滞，则恶寒、无汗；寒邪犯肺则咳嗽、痰稀；寒为阴邪，其性收引、凝滞，易致肌腠收缩，毛孔闭塞，经脉拘急，气血凝滞而运行不畅，出现疼痛。寒邪虽属寒凉性质，在开始侵犯人体时热象多不显著，但随着病势的发展，寒邪每可化热，而以热象为主要表象，所以寒邪成为多种外感病证的病因。

（3）暑邪：一般只出现在夏季及初秋。暑为阳邪，其性炎上，多出现高热、烦渴、汗出、面目红赤、性急烦躁、脉洪大等表现。暑邪升散，易伤津耗气，可使腠理开泄则大汗出，大汗不仅使津液外泄，出现口渴欲饮、饮量多、喜冷饮的症状，还会导致正气耗散，出现神倦欲脱、大汗不止、脉沉细欲绝等气阴两伤或气液暴脱之证。暑多夹湿，暑湿为病，易纳呆、呕吐、便溏等。若夏天贪凉露宿而兼感寒邪，可形成暑湿内蕴、外寒束表之证，除发热、胸闷、心烦等症状，还见有恶寒无汗、身形拘急等表现。

（4）湿邪：为长夏的主气。夏秋之交，天气下逼，地气上升，混浊混杂，充斥其中，为一年间湿气最盛的时期。湿为阴邪，其性重浊，易使人倦怠无力，肢体沉困，头重如裹。湿性黏滞，病多缠绵，病程较长，不易速愈。湿邪为病，易犯中焦，阻遏气机，病程中常伴有脘痞不适、呕恶等表现。病程后期，湿邪可进一步发展侵犯中阳或肾阳。湿邪除了兼夹寒邪而成为寒湿病邪外，也每与热邪相兼为湿热病邪。此外，湿邪郁久也有化热的趋势。

（5）燥邪：以秋季最多。燥盛则干，最易耗伤人体的阴液，出现口腔、鼻咽与皮毛等部位的干涩少津或干枯不荣。燥易伤肺，燥邪侵袭人体时最易损伤肺脏，如肺气失宣，则咳嗽、喘息；肺津受灼，则干咳无痰或痰黏不爽等。燥为次寒，其基本性质属寒，称为凉燥，出现恶寒重、发热轻、头痛、无汗、鼻塞、咳嗽痰稀、咽干唇燥等症状。凉燥化热或与热邪合并则称为温燥，出现发热、微恶风寒、头痛、少汗、咽干鼻燥、咳嗽少痰、舌边尖红而少津等症状。

（6）火邪：即热邪，也有人认为热邪甚者称为火邪。火邪四季皆有。火为阳邪，其性炎上，具有蒸腾、上炎的特性，故临床常见身热、面赤、烦躁舌红、脉数等表现。火邪为病易损伤津液，症见口渴欲饮、喜冷饮而量多、咽干、尿赤、苔黄燥等。火邪灼伤血络，破血妄行，可见皮肤斑疹或吐血、便血等症状。火热炽盛，常引发闭窍、生风等症状，轻者神昏谵语，重者有四肢抽搐、角弓反张等表现。若火毒郁遏，气血壅滞，火热蒸腐，则局部红肿热痛，而出现腮、咽喉等部位的肿痛或溃烂。

2. 疫疠之气

除风、寒、暑、湿、燥、火外，在气候反常，卫生条件不良等情况下，易形成一些六淫之外的邪气，统称为疫疠之气。疫疠之气，也称"疫气"、"疠气"、"戾气"、"乖戾之气"等。隋代巢元方在《诸病源候论·温病诸候》中说："人感乖戾之气而生病，则病气转相染易，乃至灭门。"可见巢元方认识到传染性疾病有特异的病因。疠气的致病力很强，往往"无论老少强弱，触之者即病"（《温疫论·原病》），是引起传染病、流行病的主要病因。疠气为病，多发病急，传变迅速，传染性强，易造成大范围的传播与流行；疠气的种类很多，不同的疠气能引发不同的疾病，所以还有季节性、地域性及对不同人群的选择性等特点。

疠气所致病证虽与六淫不同，但从临床辨治看，疫疠之邪的性质和致病特点也可以按六淫进行分类。如引起湿热疫病的疫邪为湿热疫邪，症见憎寒壮热，以后但热不寒，或有咳喘、咳痰，或有黄疸，发展急剧，病情危重。又如暑燥疫邪多在于夏季暑热亢盛的气候条件下致病，其性质火热炽烈，侵犯人体后出现一派热毒亢盛的症状，如身壮热、头痛如劈、两目昏瞀，或烦躁，或有发斑，发展极快，热毒可迅速蔓延脏腑，出现神昏、四肢厥冷、口噤、双目直视，或腹痛如绞肠等症状。

3. 诸虫

诸虫致病大致可分为两部分，一是虫蛇咬伤，二是各种寄生虫，皆属于外感病的病因。蜂、蝎、蜈蚣、毒蛇等之毒致病，可引起寒热往来、疼痛、肿胀、麻木等表现，一般症状较轻，偶有严重中毒者。寄生虫致病则比较复杂。蛔虫寄生于肠道，可影响脾胃气机，气机升降失调而致腹痛，小儿日久导致疳积。绦虫古称寸白虫，或导致脾胃湿热，导致癫痫或皮下痰核。蛲虫令人肛门奇痒，甚则发展为瘘管或使脾胃虚弱。古代医书中没有钩虫这一名称，《诸病源候论》中所说的伏虫，近似于钩虫。血吸虫古代称为"蛊"，认为"水蛊"结聚，腹大如鼓。

外感病的基本病机简单概括来说为正邪相争，人体感受外邪，是否发病取决于邪正斗争的形式。邪气侵袭人体，正气起而抗邪，若正气强盛，不被邪气所侵扰，则不发病。正如《素问·刺法论》说："正气存内，邪不可干。"如果正气不足，或病邪致病力量过强而超出了人体的正常防御能力时，就会发病。所以《素问·评热病论》说："邪之所凑，其气必虚。"还有一种情况是因某种疫疠之气，其毒力极强，人群接触之后，正气难以抵御，迅速发病。古人有鉴于此，所以在《素问·刺法论》中提出应"避其毒气"。所以说，外感病的发生除了必须有外感病邪的存在外，还取决于邪正双方力量的对比。一般来说，外感病邪的致病力越强，外感病的发生就越快，起病就越急，病情就越重；反之则起病较缓，病情较轻，甚至不能导致外感病的发生。各种病邪的致病力各不相同，凡属疠气病邪，致病力较强。而同一种病邪在不同的条件下，致病力也有差异，如气候、环境的影响，人群对此种病邪的易感性等。此外，外感病邪的致病力本身也是不断变化的，有些外感病邪的致病力在一定条件下会增强，或者从不致人得病到发病，甚至引起大规模流行；有些外感病邪从病情较重的大规模流行到散发或少有发病，致病力有了明显的减弱。

外感病能否发生与人体正气的防御能力有密切关系，人体正气包括气、血、津、液和阴精，抵御外邪的第一道防线是卫气，因此卫气虚者易患外感病，而卫气是否强盛，与脏腑气血的盛衰密切相关，尤其是阴精的盛衰。如《素问·金匮真言论》中所说"冬藏于精者，春不病温"，可见阴精是人体正气的重要组成部分。人体的正气还受到许多因素的影响，如先天禀赋、年龄、营养状况、精神状态、能否适应气候变化、是否注意饮食卫生、劳倦过度、是否接受预防接种等。

（三）病理变化

外感病发病过程中，由于正邪抗争激烈，故发热是主要症状，阳热亢盛是其基本的病理变化，而阳热亢盛会耗伤人体阴液，正如吴鞠通在《温病条辨》中所说："温热阳邪也，阳盛伤人之阴也。"外感病过程中每因邪热内蒸、逼津外泄而汗出过多，或因邪热内扰而致脾胃升降功能失常，造成呕吐、泄泻，或因热盛迫血妄行而出血，加上在热病过程中脏腑正常生理功能减退而致饮食减少、运化能力降低、津液生成不足，这些均导致人体阴液的损耗和不足。故阴液耗伤是外感病的重要病理变化之一，贯穿于外感病过程中，尤其是在里热证阶段。前期轻者呈现津气两伤，症见口唇干燥、口渴引饮、小便短少、舌干少津；后期阴液亏损，症见口眼干燥、口渴，但欲漱水而不欲咽、舌绛苔少而干。

三、中医外感病的辨证思路

（一）辨病位

辨病位包括两方面内容，一个是确定病变的具体病位，一个是确定病变的表里病位。

辨别病变在哪个或哪些具体部位，是病在脏腑，还是病在官窍、肢体经络关节；是单发，还是涉及两个或多个具体部位等。外邪侵袭人体后，因所涉及具体部位不同而表现各异。若邪涉及官窍则官窍不利，或头痛、头晕，或鼻塞、流涕，或咽肿、喉痒、声音嘶哑、咽喉疼痛、溃烂；若涉及经络关节，则经输不利，轻者肢体酸楚不适，重者身体关节疼痛、活动受限、屈伸不利；若涉及脏腑，则脏腑功能失调，且出现相应受累脏腑的症状。

辨别病位在表，还是在里，或是半表半里。一般来说，病位在表者，具体病位的症状与发热恶寒并见；病位在半表半里者，具体病位的症状与发热恶寒交替出现；病位在里者，具体病位的表现与发热而不恶寒，或恶寒而不发热同时出现，或只出现具体病位的某个或某些症状而既不发热也无恶寒。

（二）辨病性

辨病性包括两方面的内容：一是确定病变的寒热属性；二是确定病变的虚实属性。

寒热属性包括寒、热、寒热错杂。辨寒热既是确定病变寒热属性的方法，也是了解感邪性质、阴阳盛衰的重要依据。外邪大抵可分为阴浊之邪与阳热之邪两类。其中，阴浊之邪，或阴浊之邪与阳热之邪夹杂而以阴浊之邪为主所致者，多见恶寒重发热轻的表寒与半表半里偏寒的表现，若病邪深入或进一步损伤人体的阳气，则出现恶寒而不发热的里寒与里虚寒的表现；阳热之邪或阳热与阴浊之邪夹杂而以阳热之邪为主所致者，多见发热重恶寒轻的表热与半表半里偏热的表现，若病邪深入或进一步损伤人体的阴液，则出现发热而不恶寒的里热与里虚热的表现。除此之外还需结合渴与不渴，是否喜饮，喜冷饮、热饮，有无咽干鼻燥、目涩唇焦，分泌物的稠稀，小便的颜色，以及舌脉等予以判别。

虚实属性，包括虚、实、虚实夹杂。辨虚实既是判断病变虚实属性的方法，也是了解邪正消长变化的重要依据。一般来说，外感病的初、前、中期属正盛邪实或邪实正虚阶段，以邪犯官窍、脏腑、肢体经络关节等，气机不利，正邪斗争比较激烈的亢奋表现为主，大多属实，或虚实夹杂而以邪实表现为主；外感病的后期，属正虚邪微或正气亏虚阶段，以脏腑的阴阳气血津液亏虚表现为主，大多属虚，或虚实夹杂而以正虚表现为主。除此之外，还需注意虚实真假的辨别。

（三）辨证论治

外感病的辨证方法有多种，东汉张仲景创立了六经辨证；清代叶天士提出了卫气营血辨证；清代后期吴鞠通又提出了三焦辨证；近代医家又有按照病情发展而来的分期辨证。本章主要介绍六经辨证。

外感病初期，外邪包括风、寒、暑、湿、热邪等，而以风寒为主，病变主要在体表，基本上是卫气与营气的病变，这称为太阳病；病变进一步发展，人体正气因抗邪而逐渐亢盛，病邪由表入里，由寒化热，邪正斗争逐步激烈，若病邪全部入里化热并且十分亢盛，人体阳气十分亢奋时，即为阳明病；如果病邪已经入里化热，但没有阳明病那样亢奋，正气已略有不足，但仍有抗邪能力，因而邪正斗争并不十分激烈，而是互有进退，这种病证称为少阳病；太阴病的病邪为寒湿，已经由表入里，侵犯脾胃，全身正气的抗病能力已经不足，以脾胃阳气虚衰为主，但程度较轻，是三阴病中较轻者；少阴病是外感病中严重的全身性虚寒或虚热证，病变关键在于心肾虚衰，有阳虚，也有阴虚，虚衰程度较严重；厥阴病是外感病最后一个阶段，也是疾病发展到十分严重而又有恢复征兆的阶段，其性质有寒有热，并且容易由寒转热，由热转寒。厥阴病正气严重受损，有阴虚也有阳虚，并且多见阴阳俱虚，虚实夹杂，虽然波及全身，但以肝肾病变为主，厥阴病证情复杂，临床上大多表现为厥热胜复或寒热夹杂。

1. 证治分类

六经辨证分阴阳两大纲，凡正气有能力抗邪者为阳病；正气虚衰，抗邪能力明显不足者为阴病。在阳病中再分太阳病、阳明病和少阳病三种病证，在阴病中再分太阴病、少阴病和厥阴病。

（1）太阳病

1）太阳伤寒证

病机概要：寒邪侵犯人体，导致卫阳受遏，腠理闭塞较重，且营阴郁滞，则见无汗。

主要脉证：发热、恶寒、头项强痛、脉浮、无汗、喘、脉浮紧。

治疗：辛温发汗，用麻黄汤加减。

2）太阳中风证

病机概要：病邪以风邪为主，且患者营气素弱，则腠理闭塞较轻，且营不内守，则见汗出。

主要脉证：发热、恶寒、头项强痛、脉浮、汗出、脉浮缓。

治疗：解肌祛风，调和营卫，用桂枝汤加减。

（2）阳明病

1）阳明经证

病机概要：里热炽盛，无形邪热充斥于阳明经。

主要脉证：壮热、汗出、口渴欲饮、烦躁、甚或谵语、舌红、苔黄、脉滑数或洪大。

治疗：辛寒清热，用白虎汤加减。

2）阳明腑证

病机概要：里热炽盛，实邪结聚肠胃。

主要脉证：日晡潮热、烦躁、谵语、汗出、腹满胀痛、不大便、舌红、苔黄腻或厚黄腻、脉沉实。

治疗：苦寒泻下，荡涤胃肠，用大承气汤加减。

（3）少阳病

病机概要：邪热侵犯少阳胆经、胆胃，致少阳经气不利，胆胃不和，或胆热循经上炎，正气略有不足，正邪纷争。

主要脉证：寒热往来、胸胁苦满或胁下硬满、心烦、干呕不欲食、口苦、咽干、目眩、脉弦细。伴耳聋、目赤、头痛等。

治疗：祛邪扶正，和解少阳，用小柴胡汤加减。

（4）太阴病

病机概要：脾胃虚弱，寒湿中阻。寒湿侵袭使脾胃运化失司，寒湿之邪下趋大肠，传化失司，则下利；脾失健运，则恶心呕吐；脾虚湿阻则腹胀满，气机不畅则腹痛；里虚不足，故腹喜按。

主要脉证：下利、呕吐、腹满时痛、舌淡、苔白腻、脉弱。

治疗：温中健脾燥湿，用理中汤加减。

（5）少阴病

1）少阴寒化证

病机概要：阳盛阴衰，可因寒邪盛，正气素虚，致病邪直犯少阴，损伤阳气所致，或因邪正相争过程中，邪气亢盛，正气受损，阳气衰微所致。

主要脉证：无热恶寒、精神萎靡、四肢厥冷、下利清谷、脉微细或微细欲绝，可伴有烦躁、冷汗。

治疗：温阳散寒，回阳救逆，用四逆汤加减。

2）少阴热化证

病机概要：病邪从阳化热，阴液亏虚。肾水亏于下，心火亢于上，心肾不交，水火不济。

主要脉证：身热、心烦、不得眠、手足心热、舌红苔黄或薄黑而干或舌红少苔、脉细数。

治疗：养阴清热，用黄连阿胶汤加减。

（6）厥阴病

病机概要：寒热错杂，阴阳胜复。寒热错杂乃因肝经气火横逆，气上撞心，肝木乘胃，胃寒气逆，正气不足。

主要脉证：消渴、气上撞心、心中疼热、饥而不欲食、食则吐蛔。可伴面色苍白、神疲乏力、手足厥冷、脉沉微。

治疗：寒热温养，用乌梅丸加减。

2. 兼证

（1）太阳少阳合病：发热恶寒，头痛，肢节疼痛，胸闷胸痛或心烦喜呕等。治宜太阳少阳兼顾，用柴胡桂枝汤加减。

（2）太阴病兼太阳表证：发热恶寒，腹泻，呕吐等。治宜两者兼顾，用桂枝人参汤、桂枝加芍药汤加减。

（3）少阴兼太阳表证：发热恶寒，头痛，精神萎靡，面色苍白，四肢不温，脉沉等。轻者治宜表里兼顾，方用麻黄细辛附子汤加减；重者须急当救里，方用四逆汤加减。

3. 证治要点

外感病多因感受六淫邪气、时行疫毒之邪袭表，导致卫表不和，故常用解表达邪的方法。而补敛收涩之品在外邪未解之时，易闭门留邪，非但不能扶正，又使邪气更盛，故在临床上应根据病证的分期，酌情使用补敛之品。

4. 四诊枢要

外感病的望诊主要应观察患者的精神状态，局部形态和舌象的变化。外感病中出现神志异常，多与心神异常有关，最常见的表现是烦躁不安、嗜睡、神昏谵语；深度昏迷者可以昏睡不语，又称昏愦。外感患者面部表情自然，目有光彩，面色润泽，语言清亮，呼吸平稳，这是正气未伤，足以抵抗病邪的表现。若形体逐渐消瘦，精神萎靡，双目无神，面部表情呆滞，面色晦暗，言语细弱，呼吸急促，鼻翼微微煽动，这是正气已伤，不足以抵御病邪的表现。患者的形态表现往往显示了病之所在。痉厥是外感病过程中的常见症状。痉指痉挛强直，表现为手足抽搐，牙关紧闭，两目上视，颈项强直，甚至角弓反张。厥指昏厥。痉厥是两个不同的症状，由于外感病过程中常常先痉后厥，厥而又痉，或痉厥并见，故常统称为痉厥。面色变化在一定程度上可以表示外感病在其发展过程中的属性。皮疹的变化是外感病的重要特征。皮疹的种类、分布部位、出现顺序、数目与出现日期各有其特殊性，可以作为鉴别诊断的依据。中医对斑疹、白㾦的形态、色泽、多少等的观察，可以了解邪之浅深轻重，为辨证论治提供依据。舌诊属于四诊中的望诊范畴，是中医的重要诊断方法之一，尤其是在外感病诊断上更具有特殊的价值。舌诊内容分为望舌苔和望舌质两部分，人体内部的变化，如脏腑的虚实、气血的盛衰、津液的盈亏、邪气的浅深及性质的寒热等，均可在舌象的变化上反映出来。外感病的闻诊包括听声音和嗅气味。听声音要听患者的语言、呼吸、呕吐、呃逆、痰鸣等。嗅气味包括患者身体散发的气味及二便等排出物的气味。外感病的问诊要询问患者最主要的痛苦，了解其发病日期、治疗经过和目前情况。主要从寒热、二便、口渴、饮食睡眠、头身、胸腹及流行病史等几个方面来问诊。外感病发热的类型，主要有发热恶寒、往来寒热、壮热、日晡潮热、身热不扬、发热夜甚、低热等。而发热的持续时间也随疾病的不同而有差异。问二便时应重点询问二便的色、质、量及次数。问口渴时应区分口渴、口大渴、渴不欲饮、饮入即吐等症状。流行病史是诊断传染病必不可少的和独特的依据，包括年龄、性别、籍贯、职业、过去及最近劳动情况、居住及旅行地点、饮食卫生习惯、接触动物情况、发病季节等。类似疾病接触史，家庭或集体中类似疾病发生及既往传染病史、预防接种史等。有时仅凭临床表现不能做出诊断，而一经流行病学资料，即可确定。外感病的切诊包括脉诊和按诊。外感病患者由于病情的发展阶段不同，脉象有明显变化，是辨证论治的主要依据之一。按诊则包括触肿块及按压痛等。触摸肿块时，应注意肿块的大小、形状、硬度、活动性、表面情况及与周围组织的关系，以了解肿块的性质。按压痛时应根据压痛的部位、范围、程度以鉴别疾病的性质和轻重。

（四）检查要点

外感病的诊断除了望闻问切四诊合参，还需结合患者的流行病学资料，要全面了解患者的病史，特别注意起病方式、特有的症状和体征。如潜伏期长短、起病的缓急与诱发因素、发热与皮疹的特点、中毒症状、特殊症状等，它们具有疾病的鉴别意义。其中特殊症状的意义重大，如痢疾的里急后重、脓血便，脊髓灰质炎的肢体弛缓性瘫痪，流行性出血热的"三痛"症等。在体格检查时，应认真检查，不要有遗漏，特殊体征应特别关注，如猩红热的红斑疹、麻疹的科氏斑、百日咳的痉咳、白喉的假膜、流行性脑脊髓膜炎的皮肤瘀斑、伤寒的玫瑰疹、狂犬病的"恐水"征等。此外，实验室检查对传染病的诊断具有特殊的意义，检出病原体可直接确定诊断，而免疫学检查亦可为诊断提供重要依据。结合临床症状表现，综合分析，做出正确的诊断及治疗。

（五）现代医学主要诊断方法

1. 常规检查

常规检查项目包括血、尿、便常规检查和生化检查。血常规检查中，白细胞计数与分类应用最广。

白细胞总数增高见于大多数细菌感染，尤其是球菌感染和少数病毒感染性传染病。外周血白细胞总数正常或减低主要见于部分革兰阴性杆菌感染、多数病毒感染及原虫感染等。嗜酸性粒细胞增多见于蠕虫感染，而嗜酸性粒细胞减少则见于伤寒等。

尿常规检查有助于流行性出血热、钩端螺旋体病的诊断；便常规检查有助于蠕虫感染和感染性腹泻的诊断。

2. 病原学检测

（1）病原体的直接检出或分离培养：是传染病病原学诊断的"金指标"。一些病原体可采用患者的体液、组织、分泌物与排泄物直接检出，如血片和骨髓片找疟原虫或微丝蚴，涂片染色法检查各种细菌，大便检测寄生虫卵，直接免疫荧光法检测白喉杆菌和军团杆菌等。一些病原体可采用血液、尿液、粪便、脑脊液、痰、骨髓和皮疹内含物进行人工分离培养检出，如细菌、螺旋体、真菌采用人工培养基培养，立克次体采用动物接种或组织培养，病毒的分离采用细胞培养等。

（2）分子生物学检测：是传染病病原学诊断发展的方向。如分子杂交技术可用 DNA 印迹法、RNA 印迹法分别检测样品中病原体的 DNA 或 RNA，用原位杂交法检测组织中病原体核酸。再如聚合酶链反应（PCR）用于检测病原体的 RNA 或 DNA。本方法有很高的特异性，在体外可大量扩增病原体核酸，增加了检测敏感性，但要防止标本污染。

3. 免疫学检测

应用已知的抗原、抗体检测患者血清或体液中相应的抗体或抗原，是最常用的免疫学检测方法。常用的方法有各种凝集试验、补体结合试验、酶联免疫吸附试验、放射免疫法、荧光抗体技术等。

（1）特异性抗原检测：一般在感染早期（相应抗体出现之前）或慢性感染状态下出现，特异性抗原是病原体存在的证据。检测特异性抗原比特异性抗体更为可靠，但抗原大多容易被抗体中和，或慢性感染期抗原量少，达不到检测试剂的最低检测量，是抗原检测试剂研究的难点。

（2）特异性抗体检测：是临床常用的诊断方法。特异性 IgM 型抗体的检出有助于现存或近期感染的诊断。特异性 IgG 型抗体的检出，尤其是急性期和恢复期双份血清抗体效价增加 4 倍以上才有助于诊断。

4. 内镜检查

纤维胃镜、纤维结肠镜常用于诊断消化系统传染病；纤维支气管镜常用于诊断支气管淋巴结核病、艾滋病合并肺孢子菌病等。

5. 影像学检查

影像学检查包括超声检查，常用于肝炎、肝硬化、肝脓肿等的诊断或鉴别诊断；电子计算机断层扫描 CT、磁共振成像 MRI，常用于诊断脑脓肿、脑囊虫病；胸部 X 线检查常用于诊断肺结核、肺吸虫病及肺部其他感染性疾病。

6. 活体组织检查

活体组织检查常用于各型肝炎、肝硬化、肺结核和各种寄生虫病的诊断与鉴别诊断。

四、中医外感病治疗大法

（一）内治法

外感病的治疗原则主要为祛邪与扶正两个方面，根据邪正消长变化等不同需要始终顾护人体的正气，从而达到邪去正安的目的。一般来说，外感病初、前、中期为正胜邪实或邪实正虚，以邪犯官窍、脏腑、经络关节等，气机不利，正邪斗争比较激烈的亢奋表现为主，治疗重在去邪，兼顾正气；外感病的后期为正虚邪微或正气亏虚，以脏腑的阴阳气血津液亏虚、功能低下的表现为主，其性属虚或虚实夹杂而以正虚表现为主，治疗时重在扶正，兼以去邪。

外感病的治法主要包括汗、和、清、吐、下、消、温、补等。汗法用于病位在表，临床以发热与恶寒同时出现为主要特征的各种不同类型的表证；和法用于病位在半表半里，临床以发热与恶寒交替出现为主要特征的各种不同类型的半表半里证；清法、吐法、下法、消法、温法、补法则均用于病位在里，临床以发热而不恶寒，或恶寒而不发热，或既不发热也无恶寒为主要特征的各种不同类型的里证。汗法是通过疏泄腠理、祛邪外出，达到疏散表邪、治疗表证的方法，也称解表法，用于表证；和法是和解表里的方法，主要用于半表半里证；清法是通过清除邪热、治疗里热证的方法；吐法是用涌吐药驱除胸中实痰的方法，用于痰热壅留胸膈证；下法是以通下大便、排除体内有形之实邪的方法，用于燥实阻结证；消法是通过消导积滞或消除瘀滞，治疗湿热夹滞与瘀热相结证的方法；温法是通过温化寒浊等，治疗寒饮犯肺、寒湿阻中、肝寒犯胃等证的治法；补法是以补助正气为主，去除余邪为辅的治法，治疗脏腑阴阳气血津液亏虚、功能低下等证，包括补气、补血、补阴、补阳、阴阳双补和气阴双补等。

（二）外治法

外治法是运用药物或手法操作，或必要的仪器设备相配合，直接作用于体表部位，从而达到治疗目的的一类治法。在外感病治疗中占有一定的地位，它不但可以配合内治法以提高疗效，而且某些外感病轻浅之证，常可单用外治而收功。外治法的运用，与内治法一样也要进行辨证论治，必须依据不同证候和阶段，选择不同的治疗方法和药物。常用的外治方法归纳如下：

1. 熏洗法

熏洗法即将药物燃烧后，取其烟气上熏，或煎煮药物，蒸汽熏蒸，或局部涂药后再热烘，借着药力和热力的作用，使腠理疏松，气血流畅，正胜邪祛而达到治疗的目的。如麻疹患者，透发不畅，可用胡荽调酒炒热搓擦全身，也可以用西河柳、紫背浮萍煎汤熏洗。这种方法一般用于麻疹出疹初期，达到疹出邪退的目的；水肿可以用河白草煎汤，熏洗躯体以发汗消肿。

2. 针刺法

针刺法运用于外感病可以退热、止痉、止痛，以及恢复期和后遗症的治疗，如瘫痪、小儿麻痹后遗症、哮喘、泄泻等都可获得良好的效果。常用的有以下四种基本刺法：

（1）飞针法：针刺的手法是在针尖点近皮肤时，将拇食二指迅速微微捻转约近45°，针尖随着转动而刺入皮肤约半分，一边针尖刺入皮肤，一边迅速捻转，随即将针提出，其势犹如蜜蜂刺入一样的快速，一刺着人体就飞起。此法能用于固定的经穴，也可用于不固定的皮肤上，尤以针刺面颊部瘫痪为佳。

（2）镇痛解热法：属针刺泻法范畴，有抑制疼痛和解除发热的作用。其针刺手法是用医者指甲作押手，或用消毒棉球夹住针体，微露出针尖，快速插入皮肤，当针尖进入皮肤后，持针的拇食二指慢慢地捻动，使针进入肌肉，捻针的角度约180°，针体进入适当的深度后连续捻转数次，留针数秒钟，此时左手按着患者身体，右手仍把持针柄，以防滑动，留针数秒钟后，再行捻转，角度如前，然后缓慢出针。

（3）点刺法：属于激发兴奋的补法。进针法与前法相同，以轻微捻转把针尖刺入皮肤，捻针的角度小而快，捻转约在90°，进入肌肉，针尖渐渐抵达适当深度后就退针，但在退针之际，反将针尖随着捻动而插入少许，再随插针之势微捻，迅速把针提出皮肤，针孔部用消毒干棉球压揉，以不见出血为宜。

（4）通刺法：是用于调和气血的方法。进针法与前法相同，用轻微捻动，把针尖刺入皮肤，徐徐捻动而深入肌肉，捻针角度约在90°以内，进针至适当深度后就退针。在整个运针过程中，都保持均匀不断地捻转，退针后针孔部用消毒干棉球压揉。

针刺治疗外感病，在掌握上述四种基本手法后，就可以对发病体质进行辨证，选择手法，合理治疗。

3. 灸法

灸法是用药物（常用艾条、艾绒）在患处燃烧，借助药力和热力的温暖作用，达到温阳祛寒、活血散瘀、疏通经络的目的。如脾胃虚寒证，症见自利不渴、呕吐、腹痛、腹满不食及中寒霍乱、倦怠少气、四肢欠温等，可用艾条悬灸足三里、气海；如久泻不止可用隔附子饼灸神阙、关元。常用的灸法有两种：

（1）直接灸：以艾炷在腧穴上或痛处灸之。穴位施灸是根据针灸的治疗原则进行辨证取穴。

（2）间接灸：在已经辨证选穴的穴位上放置药物，再置艾炷燃之，如隔姜、隔蒜、隔盐、隔附子饼等灸法，既借助火力而温之，亦取蒜、姜等药性作用以增强温散寒凝之功。

4. 搐鼻法

搐鼻法是将药末吹入鼻孔，刺激鼻黏膜取嚏的一种方法。以治风痰闭塞，昏迷不醒。一般用通关散吹鼻，候得喷嚏，遂进汤药，功能通关开窍。本方常用于中风、气厥等症。临床以突然昏厥、不省人事、牙关紧闭为辨证要点。本方只适用于昏厥之闭证，外用作为临时急救，脱证忌用。

5. 外敷法

外敷法又称"敷贴"、"箍围药"，是将药散调成糊状。它是借助药散具有的箍集围聚、收束疮毒的作用，或敷贴于穴位，达到治疗作用。如哮喘运用敷贴，往往能取得较好的疗效。亦可用外敷使炎症消散。现在临床广泛运用此法治疗阑尾包块、腹膜炎等，均收到了一定的效果。

由于外敷用药性味的寒热不同，需要辨清病证，酌情选择应用。如对红肿热痛的阳证，应当用药性寒凉，具有清热解毒作用的外敷药，如金黄散、四黄散、双柏散、玉露散等；而对不红不肿的阴证，应当用药性温热，具有温经活血、散寒化痰作用的药，如回阳玉龙散；对微热微红的半阴半阳证，应选择药性平和的冲和散。病情不同，外敷药的调制之剂也有差异。一般来说，以醋调制能散瘀解毒；酒调能助引药力；葱、姜、蒜捣汁调制，取其辛香散邪之力；菊花汁、银花露调制，可加强清热解毒之功；鸡子清、蜂蜜调制，可缓和药物刺激并可解毒；油类调制，可润泽肌肤。我们运用外敷法来治疗外感病，应当注意到外敷法的特点，辨证施治，选择疗效较好的方法，充分发扬外治法的作用。

6. 推拿法

外感病运用推拿法，有促进气血流行、经络疏通、神气安定、五脏调和的作用。外感病推拿法，常用于感冒初期、久泻、呕吐、小儿麻痹症、流行性脑脊髓膜炎、流行性乙型脑炎后遗症等。对于肺炎喘嗽久而不愈，亦可作为辅助疗法配合运用。

（王晶波）

第二节　急性上呼吸道感染

急性上呼吸道感染简称上感，为外鼻孔至环状软骨下缘包括鼻腔、咽或喉部急性炎症的总称。其主要的病原体是病毒，少数是由细菌所引起。症状可见喷嚏、鼻塞、流涕、咽部干痒作痛，声音嘶哑或咳嗽，全身症状可有发热、乏力、纳减、全身酸痛等表现。本病广泛存在于世界各地，一年四季皆可发病，不论男女老幼都可得病，为常见的多发性传染病。大多数患者病情较轻、病程短、可自愈且预后良好。

急性上呼吸道感染属于中医学"感冒"范畴，又有"伤风"、"冒风"、"冒寒"等名称，其中病情轻者称"伤风"，重者称"重伤风"。在一个时期内广泛流行、证候多相类似的称为"时行感冒"。

一、临床诊断要点与鉴别诊断

（一）诊断标准

（1）上感起病较急，以上呼吸道症状为主，有喷嚏、鼻塞、流涕、咽部干痒作痛、声音嘶哑或见咳嗽；全身症状较轻，可有低热、乏力、食欲不佳、全身酸痛等症状。

（2）上感仅限于局部体征，如鼻黏膜充血、水肿及较多分泌物和咽部充血。流行性感冒（简称流感）患者，常呈急性病容，面颊潮红，眼结膜轻度充血和眼球压痛，咽充血，口腔黏膜可有疱疹；多数肺部听诊可有呼吸音粗糙；并发肺部感染时，两肺呼吸音低，有干、湿啰音及哮鸣音，但无肺实变体征；合并中枢神经系统病变时，脑膜刺激征常阳性。

（3）急性上呼吸道感染一般病程短，预后良好。流感则发病较重，部分会变生它病。部分婴幼儿、老年、体弱患者可因上感诱发其他宿疾而使病情恶化。

（4）上感常在冬春季节或气候骤变时发生，要注意有无受凉、淋雨和劳累等诱因。流感则往往在流行季节发生，可见一个单位或地区出现大量上呼吸道感染患者，或医院门诊、急诊上呼吸道感染患者明显增加。

（5）实验室检查

1）感冒和流感患者血白细胞计数常正常或轻度降低，淋巴细胞相对增加，重症流感患者多有白细胞计数及淋巴细胞下降；如合并细菌感染时，白细胞计数及中性粒细胞可明显增高。

2）血清学检查：取初期与恢复期双份血清进行血凝抑制试验和补体结合试验，其效价增加 4 倍以上者为阳性，有助于回顾性诊断。

3）胸部影像学检查：普通感冒患者大多无明显异常。重症流感患者胸部 X 线检查可显示单侧或双侧肺炎，少数可伴有胸腔积液等。

4）病毒特异性抗原及其基因检查：特异荧光抗体或酶联免疫法检查阳性者，有助于早期诊断。检测甲、乙型流感病毒型特异的核蛋白或基质蛋白及亚型特异的血凝素蛋白。还可用逆转录-聚合酶链反应法检测编码上述蛋白的特异基因片段。

5）病毒分离：从患者呼吸道标本（如鼻咽分泌物、口腔含漱液、气管取出物）或肺标本，接种于鸡胚胎羊膜腔和尿囊液中或组织培养进行病毒分离可获确诊。对流行病学调查有意义。

6）鼻黏膜细胞检查：下鼻甲黏膜切片检查，可查见包涵体，阳性率为 80%～84%。

（二）鉴别诊断

（1）普通感冒与麻疹、百日咳、白喉、猩红热等急性传染病的初期症状的鉴别：需注意询问病史及当地流行病情况，并做短期的观察随访，另外，麻疹可在发热第 2～3 日，颊唇黏膜处见科氏斑；白喉在喉镜检查时可发现假膜；百日咳患儿咳后有深长吸气如鸡鸣样，并常吐出多量白色泡沫痰液；猩红热常在第 2 日出现皮疹。

（2）普通感冒与流感的鉴别：前者局部症状重而全身中毒症状轻，体温较低；后者可引起流行，全身中毒症状重，体温较高，而局部症状则轻。

（3）流感与流行性脑脊髓膜炎早期的鉴别：流行性脑脊髓膜炎会出现皮肤瘀斑与脑膜刺激征。白细胞计数增至（10～30）×10^9/L，中性多核细胞居多。脑脊液会发生改变。

（4）急性上感与急性气管-支气管炎的鉴别：急性气管-支气管炎症状虽与上感相似，但咳嗽为其主要症状，开始为干咳，胸骨下有刺痒闷痛的感觉，过 1～2 日后有痰，初为黏液，以后为脓性黏液，可伴有血丝。胸部听诊可闻及呼吸音粗糙，并有干湿啰音。用力咳嗽和咳痰后，啰音性质与部位易改变或消失。

二、中医辨病诊断

（一）诊断依据

（1）本病因六淫外袭、感受时行疫毒和体虚感邪等因素诱发。

（2）四季皆可发病，以冬、春两季为多。

（3）临床以卫表及鼻咽症状为主，出现鼻塞，流涕，喷嚏，咽痒，咽痛，头痛，肢节酸重，恶风或恶寒，或有发热等。病程一般为 3～7 日。普通感冒多不传变，时行感冒少数可传变入里，变生他病。

（二）类证鉴别

（1）风温：风温初起症状与感冒相似，但风温病势急骤，寒战高热，热势甚壮，汗出后亦不易迅速退清，咳嗽胸痛，头痛较剧，甚至出现神志昏迷、惊厥、谵妄等证，如治疗不当，可产生严重后果。而感冒一般发热不高，病势轻，不传变，病程短，预后良好。

（2）鼻渊：鼻渊与感冒均可有鼻塞流涕症状，但鼻渊多流腥臭浊涕，感冒一般流清涕，并无腥味；鼻渊一般无恶寒发热，感冒多见外感表证；鼻渊病程漫长，反复发作，不易治愈，感冒病程短；鼻渊治疗后鼻塞流涕症状消失较快，应与由感冒诱发的鼻炎发作相鉴别。

（3）热痹：热痹与感冒，均有发热、恶寒、肢体关节痛等症状，但热痹有关节局部红肿焮痛，病程较长，病势较重。

（4）瘟黄：瘟黄以畏寒、发热、头痛、喷嚏、咳嗽等肺卫症状起病，与感冒相似，常伴纳呆、厌油腻、黄疸、右胁下疼痛等症状。

三、审析病因病机

（一）六淫外袭

因气候突变，冷热失常，或生活起居不当，寒温失调，六淫之邪侵袭人体皮毛、口鼻而致病。六淫之中，又以风邪为主因，但在不同季节，往往夹时令之气而伤人，如冬季多风寒，春季多风热，梅雨季节多夹湿，夏季多夹暑湿，秋季多夹燥气。一般以风寒、风热多见，夏令暑湿之邪也能杂感为病。

此外，还有非时之邪伤人，亦属六淫范围。四时六气失常，非其时而有其气，一般较感受当令之气为重。

（二）感受时行疫毒

时行疫毒伤人，其发病快，病情重而多变，往往相互传染，造成广泛的流行，且无明显季节性。

外邪侵袭人体是否发病，与正气强弱、感邪轻重有关。《灵枢·百病始生》曰："风雨寒热不得虚，邪不能独伤人。"若卫外功能减弱，肺卫调解疏懈，外邪乘袭卫表，即可致病。也有素体虚弱，卫表不固，稍有不慎即易感邪者，为虚体感冒。阳虚者感邪易从寒化，阴虚者感邪易从热化、燥化。其他如肺经素有痰热、痰湿，肺卫调节功能低下者，更易感受外邪，内外相引而发病。正如《证治汇补·伤风》所云："肺家素有痰热，复受风邪束缚，内火不得疏泄，谓之寒暄，此表里两因之证也。有平昔元气虚弱，表疏腠松，略有不慎，即显风证者，此表里两因之虚证也。"

外邪侵袭肺卫，或从口鼻而入，或从皮毛内侵。正如《素问·太阴阳明论》所云："伤于风者，上先受之。"肺处胸中，位于上焦，主呼吸，开窍于鼻，外合皮毛，职司卫外。故外邪入侵，肺卫首当其冲，感邪之后，多致卫表不和及肺失宣肃，病理性质为表实证。由于四时六气的不同及体质的差异，临床表现有风寒、风热及夹湿、夹暑、夹虚的不同，在病程中亦可出现寒热转化或寒热错杂，如表寒外束，内热已盛之寒包火。时行感冒疫毒较重，往往会内传脏腑或变生他病。

四、明确辨证要点

（一）辨偏虚偏实

在辨证中，首先须辨表虚、表实。一般来说，发热、汗出、恶风者属表虚；发热，无汗，恶寒，身痛者属表实。表虚者宜疏风解表，不易过用辛散；表实者宜发汗以解表，汗出则身热自退。

（二）辨风寒风热

风寒感冒以恶寒重，发热轻，头痛身痛，鼻塞流清涕为特征；风热感冒以发热重，恶寒轻，头痛，口渴，鼻塞流涕黄稠，咽痛或红肿为特征。其中咽部肿痛与否常为风寒、风热辨证主要依据。亦有初起属风寒感冒，数日后出现咽喉疼痛，流涕由清稀转为黄稠，此为寒邪郁而化热，可参照风热论治。

（三）辨兼夹证

感冒多见兼夹之证。夹湿者多见于梅雨季节，以身热不扬，头胀如裹，骨节疼重，胸闷，口淡或甜等为特征；夹暑者多见于炎夏，以身热有汗，心烦口渴，小便短赤，舌苔黄腻等为特征；夹燥者多见于秋季，以身热头痛，鼻燥咽干，咳嗽无痰或少痰，口渴，舌红等为特征；夹食积者，多见于节日喜庆之后，以身热，胸脘胀闷，纳呆，泛恶，腹泻，苔腻等为特征。临床上辨清不同兼夹证，在解表宣肺的基础上，分别配合化湿、祛暑、清燥、消滞等治法，才能提高效果。

五、确立治疗方略

感冒的治疗应遵《素问·阴阳应象大论》"其在皮者，汗而发之"之旨，采用解表达邪的治疗原则。风寒者治以辛温解表，风热者治以辛凉解表，暑湿合感者当清暑祛湿，时行感冒重以清热解毒，虚体感冒当扶正解表。

风寒、风热、夹暑、夹湿、夹燥及体虚感冒均由外邪在表引起，故必须疏表。然而外邪的侵袭有轻有重，性质兼夹亦有不同，辛温、辛凉等解表药的选择，就应严格掌握。宣肺系指宣畅肺气使其清肃，一般针对喉痒、咳嗽、咳痰等而设，但肺主皮毛，宣布卫气于表，故宣肺法本身亦寓疏表之意。一般认为，肺为娇脏，清虚而处高位，故宣肺之方多宜清轻，不宜重浊，此正是"治上焦如羽，非轻不举"之理。

清热法在感冒治疗上应用亦较广泛，但单纯靠清热解毒药治疗感冒，不似妥当。盖清热之品，药性寒凉，性多凝滞，感冒之病机在于邪寓肺卫，当用疏散，单用清热之品，邪不得散，病难向愈，故清热药当伍于疏散之中。对于表里寒热错杂之感冒，可将解表与清热药并用。

六、辨证论治

（一）风寒感冒

（1）抓主症：恶寒重，发热轻，无汗，鼻塞声重，鼻痒喷嚏，流清涕，咽痒，咳嗽，咳痰色白清稀。

（2）察次症：头痛，肢节酸痛，口不渴或渴喜热饮。

（3）审舌脉：舌苔薄白而润，脉浮或浮紧。

（4）择治法：辛温解表，宣肺散寒。

（5）选方用药思路：本证为风寒袭肺，肺气失宣，卫阳被郁，方用荆防达表汤。常用荆芥、防风、紫苏叶、白芷、淡豆豉、葱白、生姜解表散寒；橘红、杏仁、前胡、桔梗、甘草宣通肺气。

（6）据兼症化裁：若表寒重，头痛身痛，恶寒，无汗者，加桂枝、麻黄解表散寒；表湿较重，肢体酸痛，头痛头胀，身热不扬者，加独活、羌活祛风除湿，或用羌活胜湿汤加减；头痛剧烈者，加白芷、川芎散寒止痛；身热显著者，加柴胡、薄荷疏表解肌；湿邪蕴中，脘痞食少，或有便溏，苔白腻者，加半夏、厚朴、苍术、藿香化湿和中。

（7）据变证转方：若外寒较重，又见咽痛、痰黄、心烦、溲黄、便秘等内热的寒包火证，用防风通圣散温清并用，表里双解。

（二）风热感冒

（1）抓主症：身热显著，恶风，汗出不畅，头痛，鼻塞，流浊涕。

（2）察次症：咽喉红肿疼痛，咳嗽，痰黏或黄，口干欲饮。

（3）审舌脉：舌苔薄，微黄，舌边尖红，脉浮数。

（4）择治法：辛凉解表，清肺透邪。

（5）选方用药思路：本证为风热犯表，肺失清肃，方用银翘散。常用金银花、连翘辛凉透表，清热解毒；薄荷、荆芥、豆豉疏风解表；荆芥、牛蒡子、甘草宣肺祛痰，利咽消肿；竹叶、芦根清热生津止渴。

（6）据兼症化裁：若风热上壅，头胀痛剧烈，加桑叶、菊花以清利头目；痰阻于肺，咳嗽痰多者，加贝母、前胡、杏仁化痰止咳；痰热较盛者，加黄芩、知母、瓜蒌皮；气分热盛，身热较著，口渴多饮，尿黄者，加石膏、鸭跖草清肺泄热；热毒壅阻于咽喉，乳蛾红肿疼痛者，加一枝黄花、土牛膝、玄参清热解毒利咽。

（7）据变证转方：时行感冒，热毒较盛，恶寒壮热，头痛身痛，咽喉肿痛，咳嗽气粗者，加大青叶、草河车、蒲公英清热解毒；头重体倦，胸闷泛恶，加藿香、佩兰以化湿；若风邪外束，入里化热，热为寒遏，烦热恶寒，少汗，咳嗽气急，痰稠，声哑，苔黄白相间者，加石膏、麻黄内清肺热，外散表寒；风热化燥伤津，或感受温燥之邪，伴有呛咳痰少，口、咽、唇、鼻干燥，苔薄，舌红少津者，加沙参、天花粉。

（三）暑湿感冒

（1）抓主症：发热，微恶风，无汗或汗出热不解，肢体酸痛，身重倦怠，头昏重胀痛，

osé

心烦口渴，鼻塞流浊涕，咳嗽痰黏。

（2）察次症：胸闷脘痞欲呕，食欲不振，或有呕吐、泄泻，尿短赤。

（3）审舌脉：舌质红，苔薄黄而腻，脉濡数。

（4）择治法：清暑祛湿解表。

（5）选方用药思路：本证为暑湿伤表，表卫不和，气机不畅，方用新加香薷饮。常用香薷祛暑发汗解表，金银花、连翘清热解毒，辛凉清解，厚朴、扁豆化湿和中。

（6）据兼症化裁：若暑热偏盛者，加黄连、黄芩、青蒿、鲜荷叶、鲜芦根清暑生津；湿困卫表，身重少汗恶风，加豆卷、藿香、佩兰解表化湿；小便短赤，加六一散、赤茯苓清热利湿；里热偏盛，口中黏腻，脘痞腹胀，便溏者，加苍术、白蔻仁、半夏、陈皮化湿和中。

（四）虚体感冒

1. 气虚感冒

（1）抓主症：恶寒较甚，发热无汗，头痛身楚，咳嗽痰白，倦怠无力。

（2）察次症：素体虚弱，平时恶风、易汗出，神疲体倦，气短懒言，稍有不慎反复易感。

（3）审舌脉：舌质淡，苔薄白，脉浮而无力。

（4）择治法：益气解表。

（5）选方用药思路：本证为素体气虚，卫表不密，风寒外袭，卫表不和，方用参苏饮。方中党参、茯苓、甘草益气扶正；紫苏叶、葛根疏风解表；前胡、桔梗、枳壳、半夏、陈皮宣肺理气，化痰止咳。

（6）据兼症化裁：气虚较甚者，加黄芪；平时恶风，宜汗出，反复易感者，常服玉屏风散；若风寒头痛较甚者，加羌活、川芎疏风散寒止痛。

2. 阴虚感冒

（1）抓主症：身热，微恶风，少汗，头痛，心烦，干咳少痰。

（2）察次症：素体阴虚，稍有不慎反复易感，头晕心悸，口干。

（3）审舌脉：舌红少苔，脉细数。

（4）择治法：滋阴解表。

（5）选方用药思路：本证为外感风热，阴虚津亏，卫表失和，方用加减葳蕤汤。常用玉竹滋阴生津以助汗源，葱白、豆豉、桔梗、薄荷解表散邪，白薇清热和阴，大枣、甘草甘润和中。

（6）据兼症化裁：表证较重，酌加荆芥、薄荷；咽干、咳嗽少痰加牛蒡子、浙贝母以利咽化痰；心烦口干较甚，可加竹叶、天花粉以清热除烦，生津止渴；阴伤较甚加沙参、麦门冬（麦冬）；咽干较甚，咳痰不利者，加牛蒡子、射干、瓜蒌皮。

3. 阳虚感冒

（1）抓主症：身热较轻，恶寒较重，头痛，身痛无汗，四肢不温，倦怠嗜卧，咳痰稀薄。

（2）察次症：素体阳虚，面色㿠白，语声低微。

（3）审舌脉：舌质淡胖，苔薄白，脉沉无力。

（4）择治法：益气祛寒，温阳解表。

（5）选方用药思路：本证属阳气虚衰，外感风寒，方用参附再造丸。方用附子、桂枝、党参、黄芪温阳益气，荆芥、羌活、防风、细辛辛温解表，甘草调和诸药。

（6）据兼症化裁：若兼咳嗽者，加杏仁；若感受风寒湿邪，见肢体酸重、疼痛者加苍术、薏苡仁、秦艽、独活散寒去湿止痛；若见肢体屈伸不利，喜暖畏寒者，加当归、防己补益气血，祛风通络。

4. 血虚感冒

（1）抓主症：身热头痛，无汗，面色不华，唇甲色淡。

（2）察次症：平素阴血亏虚，心悸头晕。

（3）审舌脉：舌淡苔白，脉细或浮而无力。

（4）择治法：滋阴养血，疏风解表。

（5）选方用药思路：本证属阴血亏虚，复感外邪，方用葱白七味饮加减。方用葱白、生姜发汗解表，散寒通阳；淡豆豉解表除烦；葛根解肌退热，生津止渴；麦门冬、生地黄养阴润肺生津。

（6）据兼症化裁：若恶寒重者，加紫苏、荆芥散寒解表；若身热较甚者，加金银花、连翘、黄芩清热解毒；胃纳不佳者，加陈皮理气健脾。

七、中成药选用

（1）风寒感冒颗粒：功效：解表发汗，疏风散寒。主治：感冒属风寒感冒。适用于发热头痛，恶寒，无汗，咳嗽，鼻塞，流清涕等风寒表证。用法：每次1袋，每日3次。口服。

（2）疏风解毒胶囊：功效：疏风清热，解毒利咽。主治：感冒属风热证。适用于发热，恶风，咽痛，头痛，鼻塞，流浊涕，咳嗽等风热表证。用法：每次4粒，每日3次。口服。

（3）防风通圣丸：功效：解表通里，清热解毒。主治：感冒属外寒里热。适用于恶寒壮热，头痛咽干，小便短赤，大便秘结，风疹湿疮等外寒里热型感冒。用法：每次1袋（6g），每日2次。口服。

（4）板蓝根颗粒：功效：清热解毒，凉血利咽。主治：感冒属风热证。适用于咽喉肿痛、口咽干燥风热表证。用法：每次半袋～1袋（5～10g），每日3～4次。开水冲服。

（5）藿香正气水：功效：解表化湿，理气和中。主治：感冒属暑湿感冒。适用于头痛昏重、胸膈痞闷、脘腹胀痛、呕吐泄泻，肠胃型感冒。用法：每次半支～1支（5～10ml），每日2次，用时摇匀。口服。

八、单方验方

（1）绿豆水：取绿豆30g，加水煎煮，待绿豆熟时，加入适量白糖溶化热服。功效防治感冒。

（2）姜茶：生姜适量切碎，加茶煎煮，趁热饮用。主治感冒风寒或雨淋水浸之后引起的畏寒发热、腹部冷痛等症。

（3）防风粥：取防风15g，加水煎煮，半小时后去渣取药汁；粳米100g洗净煮粥，在粥将熟时，将药汁倒入，煮成药粥。每日1～2次，趁热吃完，连服3日。功能：祛风散寒止痛。主治风寒感冒，发热畏寒，恶风，自汗，头痛，身痛，关节痛等。

（4）验方：紫菀15g，款冬花15g，百部10g，连翘12g，瓜蒌壳10g，贝母12g，北沙参20g，竹叶10g，石膏15g。每日1剂水煎服。功能：宣肺止咳化痰，养阴清热利咽。用于余邪留恋，肺热津伤型感冒。

九、中医特色技术

（1）中药外敷疗法：适用于感冒咳嗽较甚者，以白芥子、栀子、桃仁、吴茱萸、樟脑，研末和匀，与鸡蛋清、面粉调成饼状，分贴于双侧涌泉穴。

（2）针灸疗法：针刺列缺、迎香、风门、风池、合谷，适用于风寒感冒；针刺尺泽、鱼际、曲池、内庭、大椎、外关适用于风热感冒；鼻塞加迎香穴；咳嗽加太渊穴；痰多加丰隆穴；咽痛，可刺少商出血。

（3）艾灸疗法：取穴：大椎、肺俞、定喘、天突等穴。采用艾条温和灸法施灸。每日治疗1次，每次5～10分钟，以皮肤潮红为度，使患者局部有温热而无灼痛感为宜。对于昏厥、局部知觉迟钝以小儿患者，医者可将中、食两指分开，置于施灸部位的两侧，这样可以通过医者手指的感觉，来测知患者局部的受热程度，随时调节施灸的距离，以免烫伤。

（4）刮痧疗法：用边缘平滑的瓷汤匙蘸润滑油，刮颈背，颈自风池穴向下，骨从背脊两旁由上向下。刮时用力要均匀，不要太重，防止刮破皮肤，刮到出现紫色出血点为止。

十、预防调护

（1）本病的预防很重要，平素应坚持以预防为主的方针，尤其是在季节变化、气温骤变的感冒流行季节，应尽量少去空气流通不佳的公共场所，以免交叉感染。主要的预防用药：板蓝根、大青叶、金银花、紫苏、藿香、佩兰等。中成药如玉屏风散等亦有良好的预防作用。室内可用食醋熏蒸以预防感冒。

（2）适度的体育锻炼能增强机体防御疾病能力及对寒冷的适应能力，预防感冒的发生。常易患感冒者，可坚持每日按摩迎香穴，酌情服用扶正固表中药。时行感冒者，应予隔离，以防传染。

（3）患者宜多饮水。大量饮水，可以增加血液循环，促进发汗和体内代谢废物的排泄。要多吃水果，补充维生素和微量元素，宜进清淡、容易消化的食物。风热感冒患者要忌食辛辣、油炸食品和炒货。另外，应注意劳逸结合，适当增加休息时间，按时服药，注意保暖，避免受凉。

（4）解表中药煮沸后，文火煎煮5～10分钟即可，煎煮过久会降低药效。汤药趁热服用，服用后覆被取汗，也可进热粥以助药力。汗出后应注意避风，以防复感。

十一、各家发挥

（一）扶正解表法

刘建秋方用败毒散之心得：败毒散属扶正解表之剂，具有散寒祛湿、益气解表的作用。临床所治疾病多为正气素虚，复感风寒湿邪所致的气虚外感表证。风寒湿邪客于肌表，卫阳被遏，正邪交争，可见憎寒壮热、无汗；寒湿郁滞，气血运行不畅，故头项强痛，肢体酸痛；肺合皮毛，表为寒闭，肺气郁而不宣，津液凝聚不布，故咳嗽有痰，鼻塞声重；湿滞气阻，故胸膈痞闷。舌苔白腻、脉浮、按之无力乃虚人外感风寒兼湿之证。方中羌活辛苦而温，独活辛苦而微温，二药俱为祛风湿痹痛之要药，本方取其发散风寒、除湿止痛之力。羌活常用于上部风寒湿邪，独活则专主下部风寒湿邪，合而用之，通治一身风寒湿之证，共为君药。川芎行气活血，并能祛风；柴胡疏散解肌，并能行气，二药既可助君药解表逐邪，又可畅行气血而加强宣痹止痛之力，共为臣药。桔梗开宣肺气而止咳，枳壳理气宽胸而利膈，两药一升一降，既可复肺之宣降，又可治胸膈痞闷。前胡善于降气化痰，与枳壳、桔梗同用，则宣肺化痰之力强。肺为贮痰之气，脾为生痰之源，用枳壳、桔梗、前胡调理肺系功能，使肺气能够正常宣降，津液能够正常输布，同时，配茯苓渗湿健脾以杜绝生痰之源，四药配合，气机通畅，痰湿得去，则胸闷咳痰等症皆可愈，共为佐药。生姜、薄荷为引，以助解表之力。此证虽属外感邪实，但因患者素体虚弱，即使表邪暂解，亦恐正气不足而邪气复入，此其一也。正气虚弱之人感受外邪，若单以解表药汗之，药虽外行，而中气不足，轻则汗半出不出，外邪仍不能解；重则外邪反乘元气之虚而入里，以致发热无休，病情缠绵难愈，此其二也。故佐少量的人参补气以匡其正，一则扶助正气以祛邪外出，并寓防邪入里之义；二则散中有补，不致耗伤真元。甘草用为佐使，取其甘温益气，合人参扶正以祛邪，并能调和药性。综观全方，用二活、川芎、柴胡、枳壳、桔梗、前胡等与人参、茯苓、甘草相配，构成兼顾邪正，祛邪为主。扶正药得祛邪药则补不滞邪，无闭门留寇之弊；祛邪药得扶正药则解表不伤正，无内顾之忧，相辅相成，相得益彰。对虚人外感者，确为恰当之剂。

刘建秋教授认为，本方借助人参扶助正气，使邪由里出表，正气由下而上，从而达到汗出热退、邪从表解的目的。其可进一步推广，用于年老、产后、大病后尚未复原，以及素体虚弱而感风寒湿邪者。本方证以恶寒发热、无汗头痛、咳痰色白、胸脘满闷、倦怠乏力、苔白脉弱为证治要点。若气虚明显，可用人参或加黄芪以益气补虚；湿邪为主，肢体酸楚疼痛甚，可加威灵仙、桑枝、秦艽、防己等祛风除湿、通络止痛之品；咳嗽重加杏仁、前胡、桔梗等宣肺止咳药物，以止咳化痰。

（二）和解少阳法

吴良德诊治经验：感冒为风邪所致，风为百病之长，一风生百病。任何疾病，只要病发感冒就会加重，现代称之为"诱发"，因此，感冒为百病之首。

（1）不能乱用抗生素：现在临床随意使用抗生素治疗感冒是一种极大的错误。因为感冒为外感风邪所致，应以发散解表，祛邪外出治疗为主。若有炎症，也并非就是细菌感染，抗生素最易损伤人的阳气，致表邪未解，正气先伤，这无异于闭门留寇。随意使用抗生素只会使感冒缠绵难愈而加重病情，甚至变成他病。

（2）小柴胡汤加减：治疗感冒擅用小柴胡汤加减。其认为小柴胡汤的适应范围很广，不仅限于少阳病症。只要辨证准确、灵活加减，对太阳、少阳、阳明三经的病证都可以治疗。现在的感冒由于环境气候的变化，很少有单纯的风寒证或风热证，而多为寒热、虚实夹杂，特别是现在许多人感冒初期先用抗生素等药物治疗，将感冒病邪压抑于体内而不得外发，或入里化热，或邪在半表半里之间，使简单的感冒变得反复难治。故治疗感冒注重表里、寒热、防治兼顾，运用和解少阳的小柴胡汤加减，但见恶寒发热、鼻塞流涕、全身酸痛、口苦咽干、咽痛或兼脘胁胀满、纳差、烦热呕恶等症均可用之。

（三）宣肺祛邪法

蒲辅周诊治经验：蒲辅周认为肺为娇脏，清虚而处高位，选方多宜清轻，不宜重浊。这就是"治上焦如羽，非轻不举"的道理。故风热感冒，多选桑菊饮和葱豉汤辛凉透表，宣肺化痰。对于感冒夹湿之证，以疏解为先，继用和脾消滞、清利湿热，选用藿香正气散加减用以健脾化湿、疏解表湿。对于气虚、阳虚外感之证，以为虚人感冒，尺脉沉弱者，慎不可发汗；中气虚寒而外感者，辛凉之剂亦要慎用，而宜甘温建中，调和营卫，选用黄芪建中汤合新加汤以肝温建中，调和营卫。

（四）解表祛邪法

吴银根诊治经验：普通感冒与急性咽喉炎、急性扁桃体炎相比较，皆可出现风热证及风寒证，治疗当使用解表法，辛凉解表治疗风热证，辛温解表治疗风寒证，但普通感冒有鼻塞流涕、喷嚏等症状，治疗上应当选用带有宣肺通鼻窍功效的药物，而急性咽喉炎、急性扁桃体炎有咽痛、声嘶等咽喉症状，治疗上当选用带有利咽开音的药物。急性上呼吸道感染的辨证治疗除了常见的证型之外，还应注重兼夹证的治疗。夏季多夹湿，治疗上可加用香薷、荷叶祛暑化湿或苍术解表化湿；秋季多夹燥，治疗上可加用润燥药物，如枇杷叶、梨皮等；夹食滞的应加用消食药，如山楂、麦芽等。对于急性咽喉炎及急性扁桃体炎的治疗还应当结合体质情况，肺胃素热者遇邪容易使邪热蕴结，应加用清热解毒药物，如栀子、黄芩、黄连以泻上、中焦热邪。对于普通感冒，素体气虚或阴虚者，容易反复感受外邪，当标本兼治，扶正祛邪，以防邪气留恋，反复不愈。在用方遣药时，应当善于运用药物的配伍，以增强药物的功效，特别要注重常用的药对，如辛凉解表的金银花与连翘、桑叶与菊花，辛温解表的麻黄与桂枝、藁本与白芷，祛风解表的防风与荆芥，解表通窍的苍耳子与辛夷等，均为临床常用的药对。

（王晶波）

第三节　急性气管-支气管炎

急性气管-支气管炎是由感染，物理化学刺激或过敏反应引起的气管-支气管黏膜的急性炎症。多为散发，无流行倾向，年老体弱者易感。往往因受凉或过度疲劳削弱了上呼吸道的生理防御功能，所以发病多见于寒冷季节或气候突变之时或劳累过度之后。急性气管-支气管炎属临床常见病、多发病，积极治疗多于短期内恢复，若迁延不愈或反复发作可演变成慢性支气管炎。引起急性上呼吸道炎症的病毒和细菌常向下蔓延引起本病，病毒感染抑制肺泡巨噬细胞杀菌作用，继之并发细菌感染，常见的细菌有肺炎双球菌、流感嗜血杆菌、链球菌、化脓性葡萄球菌等，物理化学因素，主要是冷空气、粉尘，以及刺激性气体或烟雾，如二氧化硫、二氧化氮、氨气、氯气等的吸入，刺激气管-支气管黏膜引起发病。引发过敏反应常见的原因有花粉、有机粉尘、真菌孢子等的吸入，钩虫、蛔虫的幼虫在肺移行或对细菌蛋白质的过敏，引起过敏性炎症反应，导致本病。临床主要症状为咳嗽和咳痰或伴有喘息，病程有自限性，一般不超过1个月。

急性气管-支气管炎属于中医学"咳嗽"、"喘证"等范畴，而以咳嗽为主。

一、临床诊断要点与鉴别诊断

（一）诊断标准

（1）通常起病较急，全身症状较轻，可有发热。初为干咳或少量黏液痰，随后痰量增多，咳嗽加剧，偶伴痰中带血。咳嗽、咳痰可延续2～3周，如迁延不愈，可演变成慢性支气管炎。伴支气管痉挛时，可出现程度不等的胸闷气促。

（2）可无明显阳性表现，或在两肺闻及散在干、湿啰音，部位不固定，咳嗽后可减少或消失。

（3）周围血白细胞计数可正常，但由细菌感染引起者，可伴白细胞总数和中性粒细胞百分比升高，血沉加快，痰培养可见致病菌。胸部X线检查大多为肺纹理增强，少数无异常发现。

（二）鉴别诊断

根据病史，咳嗽和咳痰等症状，两肺散在干、湿啰音等体征，结合血常规和胸部X线检查，可作出临床诊断。病毒和细菌检查有助于病因诊断，需与下列疾病相鉴别。

（1）流感：起病急骤，发热较高，全身中毒症状（如全身酸痛，头痛，乏力等）明显，呼吸道局部症状较轻。流行病史、分泌物病毒分离和血清学检查有助于鉴别。

（2）急性上呼吸道感染：鼻咽部症状明显，咳嗽轻微，一般无痰。肺部无异常体征。胸部X线检查正常。

（3）慢性支气管炎：缓慢起病，病程长，反复急性发作而病情加重。主要症状为咳嗽，咳痰，或伴有喘息。每年发病持续3个月，并连续2年或2年以上，并排除其他慢性气道疾病。

（4）咳嗽变异性哮喘：以刺激性咳嗽为特征，灰尘、油烟、冷空气等容易诱发咳嗽，常有家族或个人过敏疾病史。对抗生素治疗无效，支气管激发试验阳性可鉴别。

（5）肺结核：常有发热，乏力，盗汗及消瘦等症状。痰液含抗酸杆菌及胸部X线检查可以鉴别。

（6）支气管肺癌：多数有数年吸烟史，顽固性刺激性咳嗽或过去有咳嗽史，近期咳嗽性质发生改变，常有痰中带血。有时表现为反复同一部位的阻塞性肺炎，经抗菌药物治疗未能完全消退。痰脱落细胞学、胸部CT及纤维支气管镜等检查可明确诊断。

（7）肺间质纤维化：临床经过缓慢，开始仅有咳嗽，咳痰，偶有气短感，仔细听诊在肺部下后侧可闻及爆破音（Velcro啰音）。血气分析示动脉血氧分压降低，而二氧化碳分压可不升高。

（8）支气管扩张：咳嗽在初期可能很轻，但也可能比较剧烈。每隔数小时或数日，可能有一次剧烈阵咳，晨起或变换体位时咳嗽常加剧。湿性支气管扩张患者常咳吐大量浆液脓性痰液，干性支气管扩张患者咳嗽较少。咯血是本病常见症状，并作为提示诊断。胸部X线检查拍片常见肺野纹理粗乱或呈卷发状。胸部高分辨螺旋CT检查有助于诊断。

（9）百日咳：是一种由百日咳杆菌引起的急性呼吸道传染病，临床特征为咳嗽逐渐加重，呈典型的阵发性、痉挛性咳嗽，咳嗽终末出现深长的鸡啼样吸气性吼声，病程长达2～3个月，故有百日咳之称。

（10）急性咽喉炎：咽炎与喉炎一般同时存在，患者有短促而反复发生的刺激性干咳，或声嘶；若扁桃体肿大阻塞咽部，可使咳声重浊；声带有较重充血时，咳嗽可有刺耳的声音，有时可有低热。

（11）肺脓肿：由于吸入感染或血源性感染所引起。早期有中度咳嗽，亦可能咳嗽剧烈，约 1/2 患者伴有咯血，或伴有大量浓痰或脓血样痰。急性肺脓肿的早期可无脓痰，但咯血较多，并有寒战、高热、白细胞增多，提示细菌性急性感染。病史、体征、痰液检查、胸部 X 线检查和支气管镜检查等均有助于诊断。

二、中医辨病诊断

（一）诊断依据

本病的致病原因为外感与内伤。外感为六淫外邪侵袭肺系，内伤主要是脏腑功能失调。

（1）六淫外邪侵袭肺系，多因肺的卫外功能减弱或失调，以致在天气冷热失常，气候突变的情况下，六淫外邪从口鼻而入，或从皮毛而受，侵袭肺系。《河间六书·咳嗽论》"寒、暑、燥、湿、风、火六气，皆令人咳嗽"即是此意。

（2）脏腑功能失调主要指肺脏功能失调，肺卫不固，外邪易侵，内外合邪而为病。此外，饮食不当，嗜烟好酒，熏灼肺卫，或过食肥厚辛辣，脾失健运，痰浊内生，上干于肺而发病。常发病于冬春寒冷季节。

（二）类证鉴别

（1）哮病、喘证：哮病和喘证虽然也会兼见咳嗽，但各以哮、喘为其主要临床表现。哮病主要表现为喉中哮鸣有声，呼吸气促困难，甚则喘息不能平卧，发作与缓解均迅速。喘证主要表现为呼吸困难，甚至张口抬肩，鼻翼煽动，不能平卧，是多种急、慢性疾病的一个症状。

（2）肺胀：有久患咳、喘、哮等病证不愈的病史。在咳嗽的同时，并有胸部膨满，喘咳上气，烦躁心慌，甚至面目紫暗，肢体浮肿等症，病情缠绵，经久难愈。

（3）肺痨：咳嗽是肺痨的主要症状之一，其特点为干咳，或痰中带血，或咯血痰，常伴有低热、盗汗、消瘦等症。X 线胸部检查常能确定病灶所在。

（4）肺癌：常以咳嗽或咯血为主要症状，多发于 40 岁以上吸烟男性，咳嗽多为刺激性呛咳，病情发展迅速，呈恶病质，肺部 X 线检查及痰细胞学检查有助于确诊。

三、审析病因病机

（一）外感是诱因

外感咳嗽主要由于风、寒、暑、湿、燥、火六淫之邪犯肺所致。风、寒、暑、湿、燥、火六气皆能致咳，但由于四时气候变化的不同，人体所感受的致病外邪亦有区别。气候突变或调摄失宜，外感六淫从口鼻或皮毛侵入，使肺气被束，肺失肃降，《河间六书·咳嗽论》谓"寒、暑、湿、燥、风、火六气，皆令人咳嗽"即是此意。由于四时之气不同，因而人体所感受的致病外邪亦有区别。风为六淫之首，其他外邪多随风邪侵袭人体，所以外感咳嗽常以风为主导，或夹寒，或夹热，或夹燥，其中尤以风邪夹寒者居多。《景岳全书·咳嗽》说："外感之嗽，必因风寒。"

（二）素体体质决定病情变化

临床辨证外感咳嗽当重视其内伤基础，我们认为，外感病的内伤基础主要与患者的病理体质因素和久病宿疾的存在密切相关。体质是人群中的个体在其生长发育过程中形成的代谢机能与结构上的特殊性，这种特殊往往决定着它对某些致病因子的易感性，及其所产生病变类别的倾向性。体质，可分为正常体质和病理体质。正常体质的人发生外感咳嗽，即常人外感咳嗽，一般分为风寒咳嗽，风热咳嗽，以及燥邪咳嗽，其临床辨治规律较易把握。而存在内伤基础的人发生的外感咳嗽其证候表现，辨治规律则明显复杂化，这是由于其病理体质及久病宿疾的存在，一旦发生外感咳嗽，外邪内伤相互影响，即病机演变复杂化，非典型化。

《中医病因病机》中论：六淫是外感病的主要致病因素，在中医病因理论中占有非常重要的地位。应指出，六淫能否致病，还须视人体正气的强弱如正气充沛，抵抗力强，就能抵御外邪的侵袭，防止疾病的发生。正如《素问·刺法论》所说："正气存内，邪不可干。"《金匮要略·脏腑经络先后病篇》中云："五脏元真通畅，人即安和"，"不遗形体有衰，病则无由入其腠理"。反之，若人体脏腑功能失调，正不胜邪，六淫则能趁虚侵入人体，引发疾病。正是《素问·评热病论》中所说的"邪之所凑，其气必虚"。《灵枢·百病始生》中也说："风雨寒热，不得虚，邪不能独伤人。猝然逢疾风暴雨而不病者，盖无虚，故邪不能独伤人。"风寒袭人，必先由皮毛而后入于肺，因皮毛为肺之合皮毛先受邪气，然后从其合而内伤脏腑。肺脉起于中焦，循胃口上膈属肺，寒冷饮食入胃，其寒从肺脉上至于肺则肺寒，内外之寒合并而客于肺，则肺伤而致咳嗽。《灵枢·邪气藏府病形》说："形寒寒饮而伤肺以其两寒相感，中外皆伤，故气逆而上行。"

四、明确辨证要点

（一）辨外感与内伤

外感咳嗽，多属新病，发病急，病程短，多兼有寒热，头痛，鼻塞等肺卫症状，属于邪实。内伤咳嗽，多是宿疾，常反复发作，迁延不已，兼见他脏病证，多属于邪实正虚。

（二）辨咳嗽性质

咳嗽时作，白天多于夜间，咳嗽较剧，咽痒或咽痛，病势急而病程短者，多为外感风寒或风热；早晨咳嗽阵发性加剧，咳声重浊，痰出咳减者，多为痰湿或痰热咳嗽；病势缓而病程长者多为阴虚或气虚；午后，黄昏咳嗽加重，咳声轻微短促者，多属肺燥阴虚；夜卧咳嗽较剧，持续不已，咳吐清稀痰涎，或伴气喘者，为肺气虚寒，寒饮阻肺。

（三）辨痰的性状

咳嗽痰少或干咳无痰者，多属风燥，阴虚；痰多者，常为痰湿，痰热，虚寒；痰白清稀者属寒；痰白而稠厚者属湿；痰黄而黏稠者属热；痰中带血者，多属肺热，气火或肺阴虚。

（四）辨证候虚实

外感咳嗽一般均属邪实；而内伤咳嗽多为虚实夹杂，本虚标实，其中痰湿、痰热、肝火多为邪实正虚，或虚中夹实。

五、确立治疗方略

咳嗽的治疗应分清邪正虚实。外感咳嗽，为邪气壅肺，多为实证，故以祛邪利肺为治疗原则，根据邪气风寒、风热、风燥的不同，应分别采用疏风、散寒、清热、润燥治疗。内伤咳嗽，多属邪实正虚，故以祛邪扶正，标本兼顾为治疗原则，根据病邪为"痰"与"火"，祛邪分别采用祛痰、清火为治，正虚则养阴或益气为宜，又应分清虚实主次处理。

咳嗽的治疗，除直接治肺外，还应从整体出发注意治脾、治肝、治肾等。外感咳嗽一般均忌敛涩留邪，当因势利导，使肺气宣畅则咳嗽自止；内伤咳嗽应防宣散伤正，注意调理脏腑，顾护正气。咳嗽是人体祛邪外达的一种病理表现，治疗决不能单纯见咳止咳，必须按照不同的病因分别处理。

六、辨证论治

（一）风寒袭肺

（1）抓主症：咳嗽声重，气急咽痒，咳痰稀白，鼻塞流涕。
（2）察次症：恶寒发热，无汗，头痛，肢体酸楚。
（3）审舌脉：舌苔薄白，脉浮或浮紧。
（4）择治法：疏风散寒，宣肺止咳。
（5）选方用药思路：本证为外感风寒，内袭于肺，肺卫失宣，方用三拗汤合止嗽散。常用麻黄、荆芥宣肺散寒，紫菀、百部温肺止咳；杏仁、桔梗、白前、甘草、陈皮化痰利咽。
（6）据兼症化裁：痰黏胸闷，苔腻者，加半夏、厚朴以燥湿化痰；风寒外束，里有郁热，咳嗽音哑，气急似喘，痰液黏稠，口渴，心烦，或有身热者，加石膏、桑白皮、黄芩以解表清里，或用麻杏石甘汤；寒饮伏肺、风寒束表用小青龙汤疏风散寒，温化寒饮。

（二）风热犯肺

（1）抓主症：咳嗽频剧气粗或咳声干哑，喉燥咽痛，咳痰不爽，痰黏稠或稠黄，咳时汗出。
（2）察次症：伴鼻流黄涕，口渴，头痛，肢体酸楚，恶风，身热等表证。
（3）审舌脉：舌苔薄，微黄，脉浮数。
（4）择治法：疏风清热，宣肺止咳。
（5）选方用药思路：本证为风热犯肺，肺失清肃，风热犯表，卫表不和，方用桑菊饮加减，常用桑叶、菊花、薄荷、连翘疏风清热；杏仁、桔梗、甘草宣肺祛痰止咳；芦根清热化痰生津。

（6）据兼症化裁：肺热甚者，加黄芩、金银花、鱼腥草清泄肺热；咽干加射干、青果、牛蒡子清热利咽；热伤肺津，咽干口燥，舌质红，加沙参、天花粉清热生津；夏令夹暑湿，症见咳嗽胸闷，心烦口渴，尿赤加鲜荷叶、六一散清暑利湿。

（三）风燥伤肺

（1）抓主症：咽痒干咳，连声作呛，咽喉干痛，唇鼻干燥，无痰或痰少而粘连成丝，不易咯出，或痰中带有血丝，口干。

（2）察次症：初起或伴鼻塞，头痛，微寒，身热等表证。

（3）审舌脉：舌质红干而少津，苔薄白或薄黄，脉浮数。

（4）择治法：疏风清肺，润燥止咳。

（5）选方用药思路：本证为风燥伤肺，肺失清润，燥热伤肺，肺络受损，方用桑杏汤加减。常用桑叶、豆豉疏风解表；杏仁、象贝母化痰止咳；沙参、梨皮生津润燥；栀子清热。

（6）据兼症化裁：津伤较甚加麦门冬、玉竹；热重酌加生石膏、知母；痰中夹血加生地黄、白茅根清热凉血。

（四）凉燥伤肺

（1）抓主症：易干咳少痰或无痰，咽干鼻燥为主。

（2）察次症：兼有恶寒发热，头痛无汗。

（3）审舌脉：舌苔薄白而干。

（4）择治法：温润清肺，止咳化痰。

（5）选方用药思路：本证为凉燥犯肺，为燥证与风寒并见，方用杏苏散。药用紫苏叶、杏仁、前胡辛温散寒；紫菀、款冬花、百部、甘草等以温润止咳；恶寒甚，无汗，配荆芥、防风以散寒解表。

（五）痰湿阻肺

（1）抓主症：咳嗽痰多，痰白质稀或黏稠，胸闷气急。

（2）察次症：肢体困重，纳呆腹胀，大便常溏。

（3）审舌脉：舌质淡，舌苔白腻，脉濡滑。

（4）择治法：健脾燥湿，宣肺化痰。

（5）选方用药思路：本证为痰湿蕴肺，肺失宣降，痰湿中阻，脾为湿困，方用二陈汤合三子养亲汤加减。常用半夏、茯苓燥湿化痰；陈皮、甘草理气和中；白芥子、紫苏子、莱菔子降气消食。

（6）据兼症化裁：咳而痰多稠厚，胸闷脘痞，加苍术、厚朴以增强燥湿化痰之力；寒痰较重，痰黏白如沫，怕冷，加干姜、细辛；久病脾虚，酌加党参、白术。

（六）痰热蕴肺

（1）抓主症：咳嗽气息粗促，或喉中有痰声，痰多质黏厚或稠黄，咯吐不爽，或咳痰有腥味，或吐血痰。

（2）察次症：胸胁胀满，咳时引痛，面赤，或有身热，口干而黏，欲饮水。

（3）审舌脉：舌质红，舌苔薄黄腻，脉滑数。

（4）择治法：清热肃肺，化痰止咳。

（5）选方用药思路：本证为痰热壅阻，肺失清肃，热伤肺络，肺热内郁，方用清金化痰汤加减。常用桑白皮、黄芩、栀子、知母清泻肺热；贝母、瓜蒌、桔梗清热化痰止咳；茯苓、甘草、橘红健脾理气化痰；知母、麦门冬清肺养阴。

（6）据兼症化裁：痰热甚，加竹沥、天竺黄、竹茹；痰黄如脓，加鱼腥草、开金锁、薏苡仁、冬瓜子清热化痰解毒；痰盛，胸满咳逆，便秘，加葶苈子、大黄泻肺逐痰；痰热伤津加沙参、天门冬（天冬）、天花粉养阴生津。

（七）肝火犯肺

（1）抓主症：上气咳逆阵作，咳时面赤，咽干口苦，常感痰滞咽喉而咯之难出，量少质黏。

（2）察次症：胸胁胀痛，咳嗽时引痛。症状可随情绪波动而增减。

（3）审舌脉：舌红或舌边红，舌苔薄黄少津，脉弦数。

（4）择治法：清肝泻肺，化痰止咳。

（5）选方用药思路：本证为肝郁化火，上逆侮肺，木火刑金，炼液成痰，方用黄芩泻白散合黛蛤散加减。常用桑白皮、地骨皮、黄芩清肺泻火；青黛、海蛤壳清肝化痰；甘草、粳米化痰止咳。

（6）据兼症化裁：火热较盛，咳嗽频作，痰黄，加栀子、牡丹皮、枇杷叶；胸闷痰黏难咯，加贝母、竹茹、瓜蒌、旋覆花清热化痰降气；胸痛配郁金、丝瓜络理气和络；火郁伤津，咽燥口干，加沙参、麦门冬、天花粉。

（八）肺阴亏耗

（1）抓主症：以素体阴虚，干咳，咳声短促，或痰中带血丝。

（2）察次症：低热，午后颧红，盗汗，口干。

（3）审舌脉：舌质红，少苔，脉细数。

（4）择治法：滋阴润肺，化痰止咳。

（5）选方用药思路：本证为肺阴亏虚，虚热内灼，肺损络伤，阴虚火旺，方用沙参麦冬汤加减。常用沙参、麦门冬、天花粉、玉竹滋养肺阴，润肺止咳；桑叶清散肺热；扁豆、甘草甘缓和中。

（6）据兼症化裁：痰中带血，加牡丹皮、白茅根、仙鹤草、藕节清热止血；潮热甚，加银柴胡、青蒿、鳖甲、胡黄连以清虚热；盗汗多，加乌梅、生牡蛎、浮小麦收敛止涩；咯吐黄痰，加海蛤粉、知母、黄芩清热化痰。

七、中成药选用

（一）急性气管-支气管炎发病早期

1. 静脉用药

（1）双黄连粉针剂：功效：清热解毒，轻宣透邪。主治：咳嗽病属风热咳嗽。适用于微恶风寒或不恶寒，咳嗽气促，咳痰色黄，咽红肿痛等风热咳嗽。用法：每次 3.0～4.8g，每日 1 次，以 5%葡萄糖注射液 250～500ml 稀释，每日 1 次。静脉滴注。

（2）清开灵注射液：功效：清热解毒，镇静安神。主治：咳嗽病属痰热壅盛。适用于高热不退，烦躁不安，咽喉肿痛，舌质红绛，苔黄，脉数等痰热咳嗽。用法：每次 20～40ml，加入 5%葡萄糖注射液 500ml，每日 1 次。静脉滴注。

2 口服用药

（1）橘红痰咳液：功效：理气化痰，润肺止咳。主治：咳嗽病属痰湿咳嗽。适用于咳嗽，气喘，痰多等痰湿咳嗽。用法：每次 10～20ml,每日 2 次。口服。

（2）急支糖浆：功效：清热化痰，宣肺止咳。主治：咳嗽病属风热咳嗽。适用于发热、恶寒、胸膈满闷、咳嗽咽痛等风热咳嗽。用法：每次 10ml，每日 3 次。口服。

（二）急性气管-支气管炎患者中期

1.静脉用药

痰热清注射液：功效：清热、化痰、解毒。主治：咳嗽病属痰热壅盛。适用于发热、咳嗽、咯痰不爽、咽喉肿痛、口渴、舌红、苔黄等痰热咳嗽。用法：每次 30ml，加入 5%葡萄糖注射液 250ml，每日 1 次。静脉滴注。

2.口服用药

蛇胆川贝液：功效：祛风止咳，除痰散结。主治：咳嗽病属风热咳嗽。适用于咳嗽，痰多，气喘，胸闷，咳痰不爽或久咳不止等风热咳嗽。用法：每次 10ml，每日 2 次。口服。

八、单方验方

（1）仙人掌，取鲜品仙人掌 100g，白糖 30 g，每日分 2 次口服。用于热嗽。

（2）藕一节，蜂蜜适量，大藕一段去头，节子灌蜜令满，仍以前节子合在一处，用纸封好，煮极熟食之。用于燥咳。

（3）桑白皮、枇杷叶各 12g，水煎服，每日 1 剂。能清肺降气，止咳平喘。适用于风热型急性气管-支气管炎的治疗。

（4）淫羊藿 30g，荆芥 10g，前胡 12g，桔梗 12g，紫菀 10g，百部 10g，陈皮 10g，法半夏 10g，生姜 10g，甘草 10g。水煎服。本方适用于风寒咳嗽。

（5）胆南星 10g，法半夏 10g，黄芩 12g，茯苓 16g，陈皮 10g，杏仁 12g，枳实 10g，瓜蒌 15g。水煎服。本方适用于急性气管-支气管炎其他症状已消失，而咳嗽经久不愈者。

（6）蝉龙止嗽散：荆芥 5g，白前 6g，蝉衣 10g，甘草 5g，陈皮 10g，紫菀 15g，地龙 10g，桔梗 15g，百部 20g。煎服送下，每日两服，连续用药 6 日为 1 个疗程。

（7）清肺化痰汤：黄芩 15g，连翘 15g，紫河车 15g，杏仁 10g，桔梗 10g，瓜蒌 30g，浙贝 10g，炙枇杷叶 15g，半夏 10g，芦根 20g，炙甘草 6g。用于风热袭肺证或痰热蕴肺证。

九、中医特色技术

（一）急性气管-支气管炎的早期治疗

（1）体针疗法：取穴：列缺、合谷、天突、风池、丰隆。属于风寒型加外关，上星，昆仑，温溜；风热型加大椎，陷谷，复溜（双），或少商穴点刺放血；燥热型加太渊，尺泽，曲池，宜用浅刺，用泻法。风寒者，施以针后加灸，每次 15～20 分钟。

（2）梅花针疗法：取位后颈，胸背，腰部，气管两侧。用梅花针中等力度叩刺，重点叩刺颈椎 5～7 节两侧，气管两侧，每日 1～2 次，5 日为 1 个疗程。

（3）热熨配合贴敷疗法：取苏子、白芥子、莱菔子各适量，炒热后用布包裹，趁热熨胸背募腧诸穴，后再取上药各等份，共研为细末，用醋调敷大椎、陶道、肺俞、肝俞、天突等穴，2 日换药 1 次。

（4）耳针疗法：主穴：取耳穴外鼻，内鼻，咽，气管，支气管，脾，肾，咳点，平喘等穴。配穴：有过敏症状者加配风溪穴，胸闷者加配膈穴。双耳消毒后取耳穴阳性反应点，用胶布内压入王不留行籽，贴于敏感点处。并嘱患者每日 3～5 遍按压贴丸，每穴按 1 分钟左右，适当刺激所贴耳穴，5 日为 1 个疗程，间隔 2 日再予贴压。

（5）穴位拔罐疗法：取穴：大椎、肺俞（双）、脾俞（双）。采用闪罐法。先在应拔部位及罐口涂以凡士林油膏，用闪罐法将罐具叩拔在大椎穴上，待 5 分钟后将火罐向一侧滑动至肺俞、脾俞穴；起罐后用同法施于大椎穴向另一侧滑动至肺俞和脾俞穴。如此施治至背部两侧皮肤呈现充血为度。2～3 日 1 次。

（二）急性气管-支气管炎迁延期中医特色治法

（1）穴位贴敷疗法：药物制备：熟附子、肉桂、干姜各 20g，共研细末，装瓶备用。穴位选择：肺俞穴。操作方法：用拇指在双侧肺俞穴用力按摩，使局部潮红，再将药粉一小撮放于穴位上，用医用药布贴牢即可，隔日换药 1 次。若属久咳者，先用葱白及生姜捣汁擦拭肺俞穴及脊柱两侧，效果更好。贴后局部发热发烫或起红色小疹，不需要另处理。

（2）穴位拔罐疗法药物：海龙、红参、白芥子、细辛、甘遂、吴茱萸、苍术、木香、川芎、雄黄、丁香、肉桂、皂角刺等量共研细末。使用前加适量麝香、冰片封闭保存。取穴：主穴：肺俞（双）、心俞（双）、膈俞（双）、天突、神阙。配穴：大椎、曲池（双）、定喘（双）、丰隆（双）。每穴拔罐 5～10 分钟。将备用药物用鲜姜汁调成糊状，做成直径 1cm 的圆柱形贴到穴上，用胶布固定。一般 20 小时取下，个别患者痒甚 2 小时取下。疗程：一般隔日 1 次，个别患者每日 1 次。

（3）穴位注射疗法：取止咳（大椎与大杼连线中点）、肺俞、足三里、定喘（背部第七颈椎棘突下，旁开 0.5 寸）等穴。穴位注射取双侧尺泽、足三里穴，交替注射，每次每穴 0.5ml，2～5 日 1 次，8 周为 1 个疗程。

（4）针灸疗法：针刺肺俞、尺泽、天突、丰隆等穴，平补平泻，留针 20 分钟。

（5）贴脐法：苍桂粉（苍耳子 5g，肉桂 2.5g，公丁香 2g，麻黄 12g，细辛 5g，白芥子 3g，吴茱萸 2.5g，罂粟壳 2g，冰片 0.5g，共研细末）用适量姜汁调匀后填脐，外盖胶布封严。2～5 日换药 1 次，10 次为 1 个疗程。

（6）食疗法：薏苡仁 50g，杏仁 15g，洗净捣碎，加适量水煮成羹，加冰糖适量，分早晚 2 次服用。适用于慢性支气管炎咳嗽痰多，纳呆胸闷者。

急性气管-支气管炎导致咳嗽日久，脏腑功能失调，肺气虚弱，治疗过程中注意时时顾护正气，调理脏腑，不可攻伐太过。若治疗 3 周后症状缓解不明显，症见发作性夜间咳嗽，伴或不伴有鼻部过敏症状者，注意行肺功能及激发试验检查，排除咳嗽变异性哮喘的可能。中药在调节脏腑功能方面有着较强的作用，在此基础上结合穴位贴敷、耳针及拔罐等治疗，可有更明显的疗效。治疗过程中，如果合并严重的细菌感染或严重的心脏疾患，宜中西医结合治疗。

十、预防调护

（1）注意预防上呼吸道病毒感染：清除上呼吸道感染病灶如鼻旁窦炎、扁桃体炎、齿槽溢脓等，防止感染性分泌物吸入下呼吸道，发现咳嗽，咳痰症状要及时就医，以便早诊断早治疗。如有病情恶化，出现持续高热，呼吸困难，喘憋加重，应及时送医院诊治，以免延误治疗引起不良后果。

（2）加强家庭护理：本病多数在家庭治疗，尤其是儿童和老年人，自我照顾和自我保护能力差，且病情多变，家人应注意生活上的关照，帮助按时用药，及时提供清淡饮食和足量水分。注意休息，多喝水，忌油腻食物。居室保持适宜的温度、湿度，并注意空气流通。

（3）提高机体抵抗力：增强体质和加强耐寒锻炼以提高机体抵抗力。注意防寒保暖，预防感冒发生，尤其是秋冬季节，特别注意胸部保暖。

（4）避免发病诱因：保持室内空气流通，避免煤气、尘烟、油气等刺激性气体及粉尘等对呼吸道的刺激。

（5）预防措施：加强自身锻炼，多呼吸新鲜空气，增强自身的抵抗力。合理饮食，平衡膳食。冬季可食用高热量、高蛋白质类的食品，合理补充维生素，蔬菜与水果能够增强抵抗力。根据温度增减衣服，适应气候冷热改变，衣服不要过多，以提高身体的御寒能力。经常通风、换气，少到人多的公共场所，避免病原感染。可以使用减毒病毒疫苗，能够激发鼻腔和上呼吸道黏膜，使其分泌 IgA 抗体，使呼吸道对感染的防御能力增强。

（6）加强护理：对急性上呼吸道感染患者的护理过程中要严格遵循呼吸系统疾病的一般护理常规。要求患者进食高热量、高蛋白、高纤维的食物，同时要清淡易消化，还要给予充足的水分；患者处于发热期时，必须要卧床休息并严格按照发热常规进行护理；严格执行呼吸道隔离并使呼吸道通畅，必须及时清除患者鼻腔内的分泌物；测量患者体温、呼吸、脉搏等，及时注意患者的病情变化；耐心地向患者讲授卫生知识，积极对其进行宣传教育。

十一、各家发挥

（一）疏风宣肺法

《景岳全书·杂证谟》云："外感之嗽，无论四时，必皆因于寒邪。"此论虽失之偏颇，但北京中医药大学博士生导师、呼吸内科的学术带头人韩明向教授认为外感咳嗽以风邪为先导，风邪寒化者居多；风寒外郁，肺失宣降，多以三拗汤加减。三拗汤出自《太平惠民和剂局方》：甘草（不炙）、麻黄（去根节）、杏仁（去皮尖）。此方以宣肺散寒为主，用于风寒闭肺，症见鼻塞声重，语音不出，咳嗽胸闷。可加桔梗、前胡、橘皮、金沸草等宣肺利气，化痰止咳，若胸闷、气急等肺气闭实之象不著，可去麻黄之辛散，加荆芥、苏叶、生姜以疏风解表。风邪致咳日久及其兼夹证以止嗽散为基础组方，风为百病之长，六淫之首，因而外邪多以风邪为引导侵袭人体。由于风为寒热兼有之邪，临床常见的风寒咳嗽为风从寒化；风热咳嗽为风从热化；而风燥咳嗽，多因风为阳邪，易伤津化燥。外感咳嗽病位在肺，肺在上焦，上焦如羽，非轻不举，轻清灵动之品可以达上焦，故临床多从祛风论治，使外邪得以宣散，肺气得以宣畅，而又不耗散肺气。韩明向治疗风邪致咳日久及其兼夹证多以止嗽散为基础方加减化裁，止嗽散源于《医学心悟》，此方"温润平和，不寒不热，既无攻击过当之虑，又有启门驱贼之势。是以客邪易散，肺气安宁"。方中荆芥、桔梗疏风宣肺，桔梗为肺经引经药；紫菀、白前、百部、陈皮理气化痰止咳；甘草调和诸药，与桔梗同用，且能清利咽喉。治风寒者重用或加用荆芥、防风、羌活、白芷之品；治风热者加用金银花、连翘、黄芩、桑白皮、薄荷、蝉蜕、桑叶、菊花之品；风燥伤人加用桑叶、薄荷、沙参、麦门冬、玄参、贝母、玉竹等以增强润燥之力。

（二）理气化痰法

外感咳嗽之为病，多为感受外邪致病，邪正相争，肺失宣降而为咳，故治疗上应治病求因，根据寒热不同，分证治之，解表散邪，以除病因。外感咳嗽多病程短，宣肺止咳为治法，但不论何种咳嗽，均以痰气为其主要病理变化，所以治疗当以重视因势利导，理气化痰。如虞抟《医学正传》所言"欲治咳嗽者，当以治痰为先。治痰者，当以顺气为主"。第五批全国老中医药专家学术经验继承工作指导老师刘月婵教授强调，肺主宣肃，两者协调，方能肺气出入通畅，呼吸均匀，反之，肺失宣发则肺气郁闭，肺失肃降则肺气上逆，均可致咳，故治当宣降同用，一升一降，才能使肺气调畅，咳嗽自止。宜以宽胸理气，疏通肺气为主，在临床上常用的药物有桔梗、荆芥等；降法主要以降气化痰平喘为主，常用的药物有葶苈子、紫苏子、紫菀、款冬花等。无痰不作咳，外感咳嗽多与痰并见，临床症见咳嗽气息粗促，痰多而稠黄，不易咯出，舌红苔黄腻，为痰热壅肺，肺失清肃，用药多选黄芩、桔梗、杏仁、浙贝母、鱼腥草等；若大便干结，加葶苈子泻肺逐痰，牛蒡子润肠通便；如痰热伤阴，加芦根、玄参清热养阴生津。如湿热所致咳嗽，以清化上焦湿热为主。刘月婵教授多用三仁汤加减，常用黄芩、淡竹叶清上焦湿热，浙贝母、射干清化肺中凝结之热痰。若痰色稀白，舌淡，则为寒痰，当以温药止咳化痰，刘月婵教授多用白前、百部、紫菀、款冬花、紫苏子、苏梗、陈皮、防风、橘红等药。

（三）清燥润肺法

"燥胜则干"，燥热灼津，肺失清润，为共同病理特点，但其发病又有温燥与凉燥之不同，正如俞根初所言："秋深初凉，西风肃杀，感之者多病风燥，此属凉燥，较严冬风寒为轻；若久晴无雨，秋阳以曝，感之者多病温燥，此属燥热，较暮春风温为重。"一般以属热者为多，表现为燥邪与风热并见，临床称为"温燥"，多发于初秋，治应疏风清肺润燥。另一方面，又当理解"燥病属凉，谓之次寒，病与感寒同类"（《温病条辨》），临床称为"凉燥"，表现为燥证与风寒并见，多发于深秋、初冬，治当辛苦温润，用药以温而不燥，润而不凉为原则，此即《温病条辨》所说："若伤燥凉之咳，治以苦温，佐以甘辛。"国医大师周仲瑛教授认为燥咳，辨证属外感温燥、邪在肺卫之证，燥邪袭人，肺先受之，肺失清肃，温燥灼液，故咳嗽少痰，痰黏难咳，咽干口干；肺合皮毛，感邪轻浅，故身热不显，且有鼻塞表现，予清宣温燥之剂。处方如下：蜜炙麻黄3g，桑叶10g，苦杏仁10g，桔梗4g，灯心草3g，大贝母10g，前胡10g，南沙参10g，佛耳草12g，炒牛蒡子10g，枇杷叶（去毛蜜炙）10g，一支黄花15g。

（四）宣发肺气法

诚如虞抟《医学正传》所言："欲治咳嗽者，当以治痰为先；治痰者，必以顺气为主。"

甘肃省首批名中医贾斌教授以为"顺气"者，并非专指降气，而是在于或宣或降的调气，其因于寒者重在宣畅肺气，因于热者重在清降肺气。外感咳嗽者邪从外受，每兼表证，加之肺为娇脏，不耐寒热，又为五脏之华盖，位置偏高，所以在治疗外感咳嗽时，不论因为何种邪气，均宜遵循古人"治上焦如羽，非轻不举"的明训，选用一些质轻灵动、偏性不大的药物，既有助于疏散邪气，又不会伤及肺气。风寒咳嗽用药不宜太温燥，风热咳嗽用药不宜太寒凉。肺既为娇脏，不仅不耐寒热，且常需选用濡润之品顾护其体，从而保证肺气的宣降之用。外感咳嗽中，风燥咳嗽自然会用到养阴生津的濡润之品，即便是风寒咳嗽或风寒夹饮的咳嗽，也要加用一些敛阴护阴的濡润之品，《伤寒论》小青龙汤用芍药、五味子就是典型的例证。前人说"见咳休止咳"，这对于外感咳嗽的治疗而言尤为重要。因为外感咳嗽属于外邪犯肺所致，其证属实，切不可见咳止咳，使用敛肺、收涩的镇咳药物，否则，容易闭门留寇，恋邪伤正，迁延日久，发生他变。

（五）清热燥湿法

湿热犯肺型咳嗽教科书中较少提及，伍炳彩认为此型临床并不鲜见，常表现为久咳不愈，痰黄黏腻难咯出，常有使用大量抗生素史，并伴有四肢酸困，身热不扬，胸闷纳呆，口苦口黏，大便不爽，小便不利，舌质红，苔黄腻，脉弦滑等。伍炳彩教授常遵循温病学理论从三焦论治，上焦宣发肺气，中焦健脾燥湿，下焦淡渗利水，使邪祛正安，咳嗽自止。

（六）宣肺祛邪法

刘建秋教授认为，咳嗽有外感、内伤之分，不论外感与内伤，肺首当其冲，肺为娇脏，最易感邪，故治疗咳嗽当先宣肺祛邪，而后对风、寒、湿、热、燥分而治之。咳嗽而表邪未解时，不可过早运用益气固表、滋阴养肺等法，当在疏风解表的基础上适当应用益气固表等法，以免出现留邪之弊。治疗风寒咳嗽，前人云："有一分恶寒就有一分表证。"治当宣肺散寒，顺气化痰，则风寒之邪可散，肺气得清，咳嗽自止。刘建秋教授宣肺常用灵动清轻之品，如麻黄、杏仁、桔梗。麻黄发汗解表，宣肺化痰；杏仁苦泄宣滞，降气止咳；桔梗升提肺气去痰。忌用沉寒苦降之品。肺为娇脏，喜清润。肺失清润，气逆不下之时常用肃肺下气之法，药用白前、紫苏、款冬花、百部。白前降气化痰而平咳喘，消痰行水而除痞。紫苏辛温，《本草逢源》曾记载："诸香皆燥，惟苏子独润……性能下气……为除喘定嗽、消痰顺气的良剂。"紫菀甘润苦泻，润肺化痰止咳。款冬花润肺下气，止咳化痰。百部甘润苦降，润肺止咳。诸药合用，共奏宣肺散寒、顺气化痰之功，邪去正安，疾病自愈。

（王晶波）

第四节　肺　　炎

肺炎是由病原微生物（如细菌、病毒、真菌、支原体、衣原体、立克次体、寄生虫）或其他因素（如放射线、化学、免疫损伤、过敏及药物等）引起的肺实质炎症，包括终末气道、肺泡腔及肺间质等在内。细菌性肺炎是最常见的肺炎，也是最常见的感染性疾病之一。临床上表现主要有发热、胸痛、咳嗽、心悸、气促、肺浸润炎性体征和相应的 X 线表现。病原体在人体呼吸道防御功能和免疫力低下时进入呼吸道滋生繁殖，引起肺组织充血水肿及细胞浸润等炎性改变。抗生素是肺炎主要的治疗药物，但是近些年来，随着环境的变化和抗生素的滥用，细菌的耐药性逐年增加，虽大多数患者可经药物治疗得到治愈，但肺炎仍是高发病率、高病死率的呼吸系统疾病。

根据肺炎的临床特征，将其归属于中医学"咳嗽病"等范畴。

一、临床诊断要点与鉴别诊断

（一）诊断标准

这里主要介绍细菌性肺炎的诊断：

（1）发病前常有受凉、淋雨、疲劳、醉酒、病毒感染史，多有上呼吸道感染的前驱症状。起病急骤、高热、寒战、全身肌肉酸痛，体温在数小时内升至39～40℃，高峰在下午和傍晚，或呈稽留热，脉率随之增速。可有患侧胸部疼痛，放射到肩部或腹部，咳嗽或深呼吸时加剧。痰少，可带血或呈铁锈色，胃纳锐减，偶有恶心、呕吐、腹痛和腹泻，易被误诊为急腹症。

（2）患者呈急性热病容，面颊绯红，鼻翼扇动，皮肤灼热、干燥，口角及鼻周有单纯疱疹；病变广泛时，可出现发绀。有脓毒症者，可出现皮肤、黏膜出血点，巩膜黄染。早期肺部体征无明显异常，仅有胸廓呼吸运动幅度减小，叩诊音稍浊，听诊可有呼吸音减弱及胸膜摩擦音。肺实变时叩诊浊音，触觉语颤增强并可闻及支气管呼吸音。消散期可闻及湿啰音。心率增快，有时心律不齐。重症患者有肠胀气，上腹部压痛多与炎症累及膈胸膜有关。重症感染时可伴休克、急性呼吸窘迫综合征及神经精神症状。

（3）自然病程大致1～2周，发病5～10日体温可自行骤降或逐渐消退；使用有效的抗生素后可使体温在1～3日内恢复正常。患者的其他症状与体征亦随之逐渐消失。

（4）除外其他疾病所引起的发热、咳嗽、咳痰、胸闷等症状。

（5）实验室和其他检查：①血细胞分析：血白细胞升高，中性粒细胞多在80%以上，并有核左移。年老体弱、酗酒、免疫功能低下者的白细胞计数可不增高，但中性粒细胞百分比仍增高。②痰菌培养：痰直接涂片做革兰染色及荚膜染色镜检，如发现典型的革兰染色阳性、带荚膜的双球菌和链球菌，即可初步作出病原学诊断。痰培养24～48小时可以确定病原体。痰标本要及时送检，在抗生素应用之前漱口后采集，取深部咳出的脓性或铁锈色痰。③聚合酶链反应及荧光标记抗体检测可提高病原学诊断率。④尿SP抗原可阳性。⑤10%～20%患者合并菌血症，故重症肺炎应做血培养。⑥如合并胸腔积液，应积极抽取积液进行细菌培养。⑦影像学检查：胸部X线检查影像早期仅见肺纹理增粗，或受累的肺段、肺叶稍模糊。随着病情进展，表现为大片炎症浸润阴影和实变影，在实变阴影中可见支气管充血征，肋膈角可有少量胸腔积液。在消散期，炎性浸润逐渐吸收，可有片状区域吸收较快而呈现"假空洞"征，多数病例在起病3～4周后才完全消散。老年肺炎病灶消散较慢，容易吸收不完全成为机化性肺炎。

（二）鉴别诊断

（1）肺炎与急性上呼吸道感染的鉴别：急性上呼吸道感染虽同肺炎一样也有咳嗽、咳痰和发热等症状，但有其特点，急性上呼吸道感染无肺实质浸润。肺炎听诊常可闻及湿啰音，且发热程度常较呼吸道感染高，胸部X线检查可鉴别。

（2）肺炎与肺结核的鉴别：肺结核多有全身中毒症状，如午后低热、盗汗、疲乏无力、体重减轻、失眠、心悸，女性患者可有月经失调或闭经等。胸部 X 线检查见病变多在肺尖和锁骨上下，密度不匀，消散缓慢，且可形成空洞或肺内播散。痰中可找到结核分枝杆菌，一般抗菌治疗无效。

（3）肺炎与肺癌的鉴别：肺癌多无急性感染中毒症状，有时痰中带血丝，白细胞计数不高。但肺癌可伴发阻塞性肺炎，经抗生素治疗炎症消退后肿瘤阴影渐趋明显，或可见肺门淋巴结肿大，有时出现肺不张。若抗生素治疗后肺部炎症不见消散，或消散后于同一部位再次出现肺炎，应密切随访。对有吸烟史及年龄较大的患者，必要时做 CT、MRI、纤维支气管镜和痰液脱落细胞等检查，以免贻误病情。

（4）肺炎与肺血栓栓塞症的鉴别：肺血栓栓塞症，多有静脉血栓的危险因素，如血栓性静脉炎、心肺疾病、创伤、手术和肿瘤等病史，可发生咯血、晕厥，呼吸困难较明显。胸部 X 线检查示区域性肺血管纹理减少，有时可见尖端指向肺门的楔形阴影。动脉血气分析，常见低氧血症及低碳酸血症。D-二聚体、CT 肺动脉造影、放射性核素肺通气/灌注扫描和 MRI 等检查可帮助鉴别。

（5）肺炎与渗出性胸膜炎的鉴别：急性渗出性胸膜炎可产生与肺炎相似的临床症状，但发热等中毒症状不如肺炎明显，白细胞增加也不显著。下叶肺炎也要与结核性胸膜炎相鉴别，肺部听诊无湿啰音闻及；在干性阶段，主要有胸膜摩擦音，渗出液出现后有胸腔积液体征。大量胸水可产生纵隔移位，叩诊实音，呼吸音减低或消失，与肺炎迥然不同。胸部 X 线检查及胸部超声检查有助于明确诊断。

（6）肺炎与非感染性肺部浸润的鉴别：非感染性肺部浸润需排除非感染性肺部疾病，如间质性肺炎、肺水肿、肺不张和肺血管炎等。

（7）细菌性肺炎与支原体肺炎的鉴别：支原体肺炎发病缓慢，发热高低不一，常为低热，有阵发性刺激性咳嗽，伴胸骨下疼痛，但无胸痛，胸部体征轻微或缺如。胸部 X 线检查肺部病变无特殊性，有时可见小叶性浸润性毛玻璃样片状阴影，但消散较快，一般不超过四周。血清冷凝集试验可阳性。病情一般较轻，有时重些，但伴发中枢神经症状者罕见。

二、中医辨病诊断

（一）诊断依据

（1）本病多因六淫外邪侵袭，发病前常有着凉、冒雨、劳累等诱因。

（2）外感咳嗽多起病急，病程短，常伴恶寒发热等表证；内伤咳嗽多为久病，常反复发作，病程较长，常伴其他脏腑失调的症状。

（3）多有发热，咳嗽，咯痰，痰白或黄或黏稠或带血，恶寒或发热，胸痛，气喘，口渴等症状。

（二）类证鉴别

本病应与风热感冒、悬饮、肺痈、肺痨等相鉴别。

（1）风热感冒：与本病均由风热病邪引起，临床同时可见发热、咳嗽、咳痰等症状。风热感冒病情轻，病位局限在卫分，传变少。本病起病急骤、寒战高热、或伴胸痛、气喘，甚则神志昏迷，若失治误治，病邪可入里传变。

（2）悬饮：由水饮之邪引起，临床表现疾病初起时，胸痛多重；饮停胸胁时，喘息咳嗽；郁而化热时则见发热，甚至神昏。

（3）肺痈：与本病两者初期症状相似，但肺痈发病更急，胸痛剧烈，咳痰逐渐增多，咯痰如脓，或脓血相见，有腥臭味。随着脓血的大量排出，症状减轻，经数周逐渐恢复。如脓毒不净则持续咳嗽，咯吐脓血臭痰，潮热盗汗，形体消瘦，迁延不愈。

（4）肺痨：此项鉴别较为困难。两者均具有发热及肺系症状，一般肺痨患者的发热午后突出，伴盗汗、消瘦等症状。

三、审析病因病机

（一）感受外邪

外感咳嗽属于邪实，为六淫外邪犯肺，肺气壅遏不畅所致。因于风寒者，肺气失宣，津液凝滞；因于风热者，肺气不清，蒸液为痰；因于风燥者，灼津生痰，肺失润降，发为咳嗽。若外邪未能及时解散，可发生演变转化，如风寒久郁化热，风热灼津化燥，肺热蒸液成痰等。外感咳嗽其病尚浅而宜治，但夹湿、夹燥较为缠绵。如湿邪困脾阻肺，久则积湿生痰，转为内伤之痰湿咳嗽。燥伤肺津，久则肺阴亏耗，成为内伤之阴虚咳嗽。

（二）内邪干肺

内伤咳嗽的病理因素主要为"痰"与"火"。然痰有寒热之别，火有虚实之分。痰火可互为因果，痰可郁而化火，火能炼液灼津为痰。内伤咳嗽常反复发作，迁延日久，脏气多虚，故病理性质属邪实与正虚并见。他脏有病而及肺者，多因实致虚，如肝火犯肺，气火炼液为痰，灼伤肺津；脾运失司，痰湿犯肺，上干于肺，久则肺脾气虚，气不化津，痰浊更易滋生，此即"脾为生痰之源，肺为贮痰之器"之义。咳嗽日久，耗伤肺气、肺阴，甚则及肾，肾气亏损，气失摄纳，由咳致喘。肺脏自病之咳嗽，多因虚致实，若肺脏自病，肺阴不足，阴虚火炎，灼津为痰；或肺气亏虚，气不化津，津聚成痰，甚则寒化为饮。

外感、内伤咳嗽可相互影响。外感咳嗽若迁延失治，邪伤肺气，则易反复感邪，而致咳嗽屡作，肺脏受伤，逐渐转为内伤咳嗽；内伤咳嗽，肺脏虚损，卫外不强，易受外邪引发或加重，在气候转冷时尤为明显。痰湿蕴肺，复感外邪，若为热化，则为痰热咳嗽；若为寒化，可致寒饮咳嗽。内伤咳嗽多呈慢性反复发作，治疗难取速效。若痰湿咳嗽病久，可出现肺脾两伤、痰化为饮、病延及肾的转归，成为痰饮咳喘；若肺阴亏虚咳嗽，初起轻微，久延重伤肺津，肺失濡养，成为肺痿。部分患者病情逐年加重，最终导致肺、脾、肾俱虚，甚至累及心，痰浊、水饮、血瘀互结而成肺胀。

肺炎按照病理变化可分为四期，每一个时期都有特有的病因病机。

（1）温邪犯肺：温邪上受，首先犯肺。本病由于感受风热温邪，从口鼻或皮毛侵入人体，先犯上焦肺卫，外则卫气郁阻，皮毛开合不利，内则肺气不宣，肃降失职。一般认为本病具有风温犯肺的临床特征，但也有少数患者初病即表现为风寒束肺，继而温邪化热，肺受炎迫。痰热壅遏，肺络失和。肺金清降失权，肺气上逆，则水液输化不利，留滞肺络，凝而为痰，或肺络受伤，则咳铁锈色痰或痰中带血。

（2）温邪化热：又因温邪化热，灼津炼液为痰，痰阻气道，痰随气逆，则出现壮热烦躁、咳喘痰多。

（3）邪热内陷：温病热邪传变迅速，邪不外解，易于传逆，邪热内陷心包，则突然呼吸急促、唇甲青紫、惊厥昏迷。正虚邪陷，阳气不振。邪气亢盛，或正气虚弱，正不胜邪，可致心气不足、心阳不振等变证。心阳不振则不能温运血脉，同时由于脉道瘀滞，又加重肺气的痹阻，二者互为因果，恶性循环。心肺同病则咳嗽痰多、呼吸急迫、口唇青紫、肝脏肿大、四肢厥冷、脉象虚数。

（4）阳气骤脱：若邪气内陷，阳气骤脱，正衰不能抗邪，则可见突然面色苍白、四肢逆冷、脉微细或虚弱，此为阳气欲脱，病情危重。正虚邪恋，气阴不足。本病后期，正邪剧烈交争之后，可因气阳不足，营虚卫弱，或久咳久热，耗伤肺阴，余邪留恋，临床可有四肢倦怠、言怯声微、口渴、舌红少津、或咳嗽痰少等症状，总由气阴两虚所致。

四、明确辨证要点

（一）辨咳嗽

咳嗽时作，白天多于夜间，咳嗽较剧，咽痒或咽痛，病势急剧而病程短者，多为外感风寒或风热；早晨咳嗽阵发加剧，咳声重浊，痰出咳减者，多为痰湿或痰热咳嗽；病势缓而病程长者多为阴虚或气虚；午后、黄昏咳嗽加重，咳声轻微短促者，多数肺燥阴虚；夜卧咳嗽较剧，持续不已，咳吐清稀痰涎，或伴气喘者，为肺气虚寒，寒饮阻肺。

（二）辨痰

咳嗽痰少或干咳无痰者，多属风燥、气火、阴虚；痰多者，常为痰湿；痰白清稀者属寒；痰白而稠厚者属湿；痰黄而黏稠者属热；痰中带血者，多属肺热、气火或肺阴虚。

（三）辨外感与内伤

外感咳嗽，多属新病，发病急，病程短，多兼有寒热、头痛、鼻塞等肺卫症状，属于邪实。内伤咳嗽，多是宿疾，常反复发作，迁延不已，兼见他脏病证，多属于邪实正虚。

五、确立治疗方略

外感咳嗽为新病，属邪实，治以宣肺散邪为主。外感咳嗽是机体内部为了通畅肺气、祛除病邪的病理反应。初起表证明显、咳而不爽、胸闷鼻塞者，治宜宣通肺气、疏散外邪、因势利导。当用轻清灵动之品，开达上焦，使邪气外达，肺络宣通，外邪去而咳自平，决不能单纯见咳止咳。既不能风寒者妄投寒凉；更不能过早妄用酸敛收涩镇咳，闭门留寇，若外邪未消，即投以养阴润肺之品，则邪必恋肺，使咳嗽缠绵难愈。外感咳嗽在治疗大法上应掌握宣、清、润三个环节。初起咳而不爽、胸闷鼻塞者，应侧重于"宣"；外邪化热入里、痰热郁肺者，应侧重于"清"；邪去大半而咳嗽不止，或体虚久咳者宜"润"。

内伤咳嗽多宿疾，常反复发作，多属邪实正虚，标实为主者，治当以祛邪止咳，本虚为主者，当补虚养正。咳嗽除治肺外，还应从整体出发，注意治肝、治脾、治肾等。内伤咳嗽每易感受外邪使症状加重，更当权衡主次缓急，或先后分治，或标本兼顾。缓则治本也需防滋腻恋邪；急则治标，用药更应忌攻伐太过而伤正，致使耗气伤阴。缓解期补虚固本以图根治。明代医家李中梓在《医宗必读》中论治咳大法云："治内者虽宜静以养阴，若命门火衰，不能归元，则参芪桂附在所必用，否则气不化水，终无补于阴也。至于因火者宜清，因湿者宜利，因气者理之，随其所见之证而调治。老人虚人，皆以温养脾肺为主，稍稍治标可也。若欲速愈而亟攻其邪，因而危困者多矣，慎之。"

六、辨证论治

（一）外感咳嗽

1. 风寒袭肺

（1）抓主症：咳嗽声重，气急或咽痒，痰白稀薄。

（2）察次症：常伴鼻塞，流清涕，头痛肢楚，恶寒，发热，无汗。

（3）审舌脉：舌苔薄白，脉浮或浮紧。

（4）择治法：疏风散寒，宣肺止咳。

（5）选方用药思路：本证为外感风寒，肺卫失宣，寒邪郁肺，凝聚为痰，方用三拗汤合止嗽散。方用麻黄、荆芥宣肺散寒；紫菀、百部温润止咳；杏仁、桔梗、白前、甘草、陈皮化痰利咽。

（6）据兼症化裁：若痰黏胸闷，苔腻者，加半夏、厚朴、茯苓以燥湿化痰；咽痒，加牛蒡子、蝉蜕祛风止痒；鼻塞声重，加辛夷、苍耳子宣通肺窍；风寒束表重，加荆芥、防风、麻黄解表散寒。

（7）据变证转方：若风寒外束，里有郁热，咳嗽音哑，气急似喘，痰液黏稠，口渴，心烦，或有身热者，加石膏、桑白皮、黄芩以解表清里，或用麻杏石甘汤兼清里热；寒饮伏肺，风寒束表者用小青龙汤疏风散寒、温化寒饮。

2. 痰热犯肺

（1）抓主症：咳嗽频剧，气粗或咳声嘶哑，喉燥咽痛，咯痰不爽，痰黏稠或黄。

（2）察次症：常伴鼻流黄涕，口渴，头痛肢楚，或身热，微恶风，汗出。

（3）审舌脉：舌苔薄黄，脉浮数或浮滑。

（4）择治法：疏风清热，宣肺止咳。

（5）选方用药思路：本证为风热犯肺，肺失清肃，卫表不和，方用桑菊饮。常用桑叶、菊花、薄荷、连翘疏风清热；杏仁、桔梗、甘草宣肺祛痰止咳；芦根清热化痰生津。

（6）据兼症化裁：若肺热甚者，加黄芩、金银花、鱼腥草清泻肺热；咳嗽甚者，加前胡、枇杷叶、贝母清宣肺气；咽痛加射干、青果、牛蒡子清热利咽；热伤肺津，咽燥口干，舌质红，加沙参、天花粉清热生津；痰多者，加川贝母、瓜蒌化痰止咳；喘促明显，合麻杏石甘汤宣肺平喘。

（7）据变证转方：夏令夹暑湿，症见咳嗽胸闷，心烦口渴，尿赤者加鲜荷叶、六一散清暑利湿。

3. 风燥伤肺

（1）抓主症：干咳，连声作呛，喉痒，唇鼻干燥，咽干而痛，痰少难咯。

（2）察次症：或痰中带血，口干，或兼微恶寒，身热。

（3）审舌脉：舌红而干，苔薄或薄黄，脉浮数或小数。

（4）择治法：疏风清热，润燥止咳。

（5）选方用药思路：本证为风燥伤肺，肺失清润，肺络受损，卫气不和，方用桑杏汤。方中常用桑叶、豆豉疏风解表；杏仁、象贝母化痰止咳；沙参、梨皮生津润燥；栀子清热。

（6）据兼症化裁：津伤较甚者，加麦门冬、玉竹润肺滋阴；热重酌加生石膏、知母清解肺热；痰中夹血加生地黄、白茅根清热凉血；咽痛者，加玄参、马勃宣肺利咽。

4. 凉燥伤肺

（1）抓主症：干咳少痰或无痰，咽痒，咽干鼻燥。

（2）察次症：兼有恶寒发热，头痛无汗。

（3）审舌脉：舌苔薄白而干，脉浮数。

（4）择治法：温润清肺，止咳化痰。

（5）选方用药思路：本证为凉燥犯肺，肺气失宣，方用杏苏散加减。药用紫苏叶、杏仁、前胡辛温宣散，紫菀、款冬花、百部、甘草等以温润止咳。

（6）据兼症化裁：恶寒甚，无汗，配荆芥、防风以散寒解表发汗。

（二）内伤咳嗽

1. 痰湿阻肺

（1）抓主症：反复咳嗽，咳声重浊，痰多色白，每于晨间咳痰尤甚，因痰而咳，痰出则咳缓，胸闷。

（2）察次症：脘痞腹胀，呕恶食少，大便时溏。

（3）审舌脉：舌苔白腻，脉濡滑。

（4）择治法：燥湿化痰，理气止咳。

（5）选方用药思路：本证为痰湿蕴肺，肺失宣降，方用二陈汤合三子养亲汤。方中常用半夏、茯苓燥湿化痰；陈皮、甘草理气和中；白芥子、紫苏子、莱菔子降气化痰消食。

（6）据兼症化裁：若咳而痰多稠厚，胸闷脘痞，加苍术、厚朴以增强燥湿化痰之力；寒痰较重，痰黏白如沫，怕冷，加干姜、细辛温肺化痰；久病体虚酌加党参、白术滋阴益气。

2. 痰热郁肺

（1）抓主症：咳嗽气息粗促，痰多质黏或稠黄，咯吐不利，或咳血痰，胸胁胀满。

（2）察次症：咳时引痛，面赤或身热，口干欲饮。

（3）审舌脉：舌质红，苔黄腻，脉滑数。

（4）择治法：清热化痰，肃肺止咳。

（5）选方用药思路：本证为痰热壅阻，肺失清肃，方用清金化痰汤。方中常用桑白皮、黄芩、栀子、知母清泻肺热；贝母、瓜蒌、桔梗清热化痰止咳；茯苓、甘草、橘红健脾理气化痰；知母、麦门冬清肺养阴。

（6）据兼症化裁：若痰热甚者，加竹沥、天竺黄、竹茹；痰黄如脓，加鱼腥草、开金锁、薏苡仁、冬瓜子清热化痰解毒；痰盛，胸满咳逆，便秘，加葶苈子、大黄泻肺逐痰；痰热伤津，加沙参、天门冬、天花粉养阴生津。

3. 肝火犯肺

（1）抓主症：气逆作咳阵咳，咳时面红目赤，咽干口苦，常感痰滞咽喉，难以咯出，量少质黏。

（2）察次症：咳引胸痛，症状可随情绪波动增减。

（3）审舌脉：舌质红，苔薄黄少津，脉弦数。

（4）择治法：清肺泻肝，化痰止咳。

（5）选方用药思路：本证为肝郁化火，上逆侮肺，方用黄芩泻白散合黛蛤散。常用桑白皮、地骨皮、黄芩清肺泻火；青黛、海蛤壳清肝化痰；甘草、粳米化痰止咳。

（6）据兼症化裁：若火热较盛，咳嗽频作，痰黄，加栀子、牡丹皮、枇杷叶清热化痰；胸闷痰黏难咯，加贝母、竹茹、瓜蒌、旋覆花清热化痰降气；胸痛配郁金、丝瓜络理气和络；火郁伤津，咽燥口干，加沙参、麦门冬、天花粉清郁热。

4. 肺阴亏耗

（1）抓主症：干咳，咳声短促，痰少黏白，或痰中加血，口干咽燥，或声音逐渐嘶哑。

（2）察次症：午后潮热，盗汗，日渐消瘦，神疲。

（3）审舌脉：舌质红，少苔，脉细数。

（4）择治法：养阴清热，润肺止咳。

（5）选方用药思路：本证为肺阴亏虚，虚热内灼，方用沙参麦冬汤。常用沙参、麦门冬、天花粉、玉竹滋养肺阴，润肺止咳；桑叶清散肺热；扁豆、甘草甘缓和中。

（6）据兼症化裁：若痰中带血者，加牡丹皮、白茅根、仙鹤草、藕节清热止血；潮热甚者，加功劳叶、银柴胡、青蒿、鳖甲、胡黄连以清虚热；盗汗多，加乌梅、生牡蛎、浮小麦收敛止涩；咯吐黄痰，加海蛤粉、知母、黄芩清热化痰。

七、中成药选用

（1）肺力咳胶囊：功效：止咳平喘，清热解毒，顺气祛痰。主治：咳嗽病属痰热咳嗽。适用于咳喘痰多，呼吸不畅等痰热咳嗽。用法：每次3～4粒，每日3次。口服。

（2）金荞麦片：功效：清热解毒，排脓祛瘀，祛痰止咳平喘。主治：咳嗽病属痰热咳嗽。适用于咳吐腥臭脓血痰液或咳嗽痰多等痰热咳嗽。用法：每次3～4片，每日3次。口服。

（3）痰热清注射液：功效：清热、化痰、解毒。主治：咳嗽病属痰热壅盛。适用于发热、咳嗽、咯痰不爽、咽喉肿痛、口渴、舌红、苔黄等痰热咳嗽。用法：每次30ml，加入5%葡萄糖注射液250ml，每日1次。静脉滴注。

（4）醒脑静注射液：功效：清热解毒，凉血活血，开窍醒脑。主治：肺炎病属热入心包。适用于呼吸急促，唇甲青紫，惊厥昏迷等邪热入心包的肺炎。用法：每次20ml，加入0.9%氯化钠注射液中，每日1次。静脉滴注。

八、单方验方

（1）咳嗽经验方：炙麻黄10g，苦杏仁15g，瓜蒌20g，金银花20g，白前15g，清半夏15g，蜜枇杷叶15g，甘草5g。清热肃肺，化痰止咳。用于痰热郁肺型咳嗽。

（2）清半夏20g，川椒目10g，陈皮15g，莱菔子20g，款冬花15g，白芥子15g，茯苓15g，苍术15g，紫菀15g，桔梗15g。燥湿化痰，理气止咳。用于痰湿郁肺型咳嗽。

（3）三草汤：夏枯草、鱼腥草、鹿衔草适量，煎煮成汁。适用于肺炎发作期，肺热痰多者。

（4）枇杷竹叶茶：鲜枇杷叶、鲜竹叶、鲜芦根各18g。加水煎。本病初起代茶饮。功效：清肺解表，化痰止咳。

（5）冰糖雪梨燕窝：冰糖10g，雪梨1只，燕窝3g。雪梨洗净去核，把发好洗净的燕窝及冰糖放入梨内，隔水炖熟服用。功效清热生津，润肺化痰。适宜肺炎吸收后调理。

九、中医特色技术

（一）中药外敷疗法

以鱼腥草、青黛、海蛤壳、葱白、冰片，研末，捣烂如糊状，外敷于脐部，适用于风热犯肺的咳嗽；以白芥子、半夏、细辛、麻黄、肉桂、丁香，研末，外敷脐部，适用于风寒袭肺的咳嗽。

（二）针灸疗法

针刺列缺、合谷、肺俞、外关、风池、昆仑适用于风寒袭肺的咳嗽。针刺尺泽、肺俞、曲池、大椎、合谷、陷谷适用于风热犯肺的咳嗽。每日1次，每次持续15～20分钟，配合中药，疗效显著。

（三）拔罐疗法

取风门、肺俞、膏肓俞、肺部有湿啰音处，按拔火罐常规操作，每日治疗1次，用于肺炎患者恢复期病灶吸收不良者。

（四）中频脉冲电治疗

运用中频脉冲电治疗仪，刺激肺部腧穴及局部病灶，可缓解疼痛及加快血液循环，并可促进炎症吸收。临床上具有作用效果快，无损伤、无痛苦，不良反应较少，疗效持久等特点。

（五）雾化吸入

通过超声雾化器将中药药液和液体充分混合成雾化颗粒，吸入肺内，以控制炎症和感染。常用药物：鱼腥草注射液8ml加入生理盐水20ml，雾化吸入，每日2次。复方黄芩注射液10ml加入生理盐水20ml，雾化吸入，每日2次。双黄连注射液0.6～1.2g加入生理盐水20ml，雾化吸入，每日2次。

十、预防调护

（1）本病预防的重点在于提高机体卫外功能，增加肺及皮毛腠理御寒抗病能力。注意气候变化，防寒保暖；不过食辛辣、肥甘之品；戒除吸烟的不良习惯。外感咳嗽，如发热症状明显者，应适当休息；反复发病及老年患者，尤其要注意饮食起居的调护，劳逸结合。缓解期，应坚持"扶正治本"的原则，补虚固本以根治。怕冷、汗多、易患感冒者，平时可常服用玉屏风散，配合面部迎香穴按摩，足三里艾熏以提高抗病能力。年龄大于65岁者可注射流感疫苗。对于年龄大于 65 岁和不足 65 岁，但有心血管疾病、肺疾病、糖尿病、酗酒，有肝硬化和免疫抑制者不可注射肺炎疫苗。

（2）鼓励患者根据个人身体情况，适当参加体育锻炼，以增强体质。选择锻炼方法时，应避免过于激烈的运动方式，而以动作舒缓、呼吸平稳的运动为佳。如太极拳、内养功、八段锦、五禽戏、散步或慢跑、呼吸体操等方法长期锻炼。

（3）在生活调摄方面，饮食调理宜清淡，如食新鲜牛奶、果汁等，少食肥甘厚味，不易油腻过重；多食新鲜水果和蔬菜，忌烟酒及辛辣、过咸等刺激品；忌食海腥食物，如虾、螃蟹等。

十一、各家发挥

（一）清宣凉燥，宣肺化痰法

本方病证是外感凉燥、邪袭肺卫、津液内结、痰湿内阻所致。《温病条辨》引沈目南《燥病论》曰："燥气起于秋分以后，小雪之前，阳明燥金凉气司令……燥病属凉，谓之次寒，病与感寒同类。"刘建秋教授认为，深秋时节，气候干燥且渐冷，起居衣着如有不甚，感而得之，遂病凉燥。凉燥伤于皮毛，内合于肺，卫阳为之郁遏，故现恶寒无汗、头微痛等表证。肺主皮毛，皮毛受邪，内入于肺，则肺是宣降而致咳嗽。咳吐稀痰，凉燥伤肺，宣降失常，津液内结，变化为痰，故痰液稀薄。肺开窍于鼻，今受凉燥所袭，肺气不得宣发，故鼻塞。咽干系燥邪伤津所致。凉燥兼痰饮，则脉弦、苔白，脉弦亦与燥金胜而克木以致肝病有关。

本方主要病机为肺卫受凉燥所伤，而致津液内结，痰浊阻滞，故治宜清宣凉燥，宣肺化痰。方中苏叶，味辛微温，发汗解表，开宣肺气，使凉燥从表而解；杏仁苦辛温润，宣肺散邪，降气止咳，两药配伍共为君药。前胡表里兼顾，外可宣散表邪，内可化痰止咳，助杏、苏轻宣达表而兼化痰；桔梗、枳壳宣肺宽胸，祛痰止咳，一升一降，助杏仁宣利肺气，共为臣药。半夏、橘皮、茯苓与甘草合用即二陈汤，可燥湿化痰，理气和中，均为佐药。甘草与臣药中的桔梗相伍，又可祛痰止咳，宣肺利咽。生姜、大枣调和营卫以利解表，通行津液而润燥，亦为佐药。与甘草合用，又能调和诸药，兼作使药。全方配合，共成发散宣化之功，使表解痰消，肺畅气调，诸症自愈。本方的配伍特点为轻宣凉燥解表与温润化痰止咳并用，表里兼顾而以治表为主，乃苦温甘辛之法，正合《素问·至真要大论》"燥淫于内，治以苦温，佐以甘辛"的理论。

本方是治疗凉燥证的代表方剂。以恶寒无汗、头微痛、咳嗽痰稀、鼻塞、咽干、苔白、脉弦为证治要点。刘建秋教授临证应用本方加减变通，疗效甚佳。恶寒重，加葱白、淡豆豉、防风疏散风寒以解表；头痛甚，加防风、川芎、葛根、白芷以祛风通络止痛；咳嗽痰多，加紫菀、川贝母以温润化痰；泄泻腹满者，加苍术、厚朴；汗后咳不止，去苏叶、羌活，加苏梗畅利肺气以止咳；兼泄泻腹满，加苍术、厚朴以燥湿行气；兼见热象，加黄芩清热；无汗头痛，加羌活、川芎以通经活络。

（二）解表、解毒、化痰、扶正法

老年人肺炎的病机特点可归结为"毒"与"虚"。老年人体质虚弱且多有宿疾，宿疾之中又以喘病、肺胀为多。肺部宿疾缠绵不愈，不但影响肺主一身之气的功能，以致全身正气亏虚；而且影响气道局部抵御外邪的能力，使外邪更易入侵。陈宪海主张在疾病的不同阶段，分别采用解表、解毒、化痰及扶正等方法灵活辨证。老年人肺炎初起，邪在肺卫，多见风热表证，治宜辛散外邪、宣肺开闭为主，亦可见风寒表证、风温肺热证。老年人正气亏虚，感邪后正邪交争不剧，故发热不重。就临床症状来看，老年人肺炎卫分症状表现短暂，有的无明显卫分症状，以致临床上未使用辛凉解表法治疗，却见卫气同病或肺热壅盛之证，此亦与老年人正气亏虚、抗邪无力、邪毒内陷有关。由于老年人正气本虚，温邪传变迅速，易生伤阴耗气之变，故老年人肺炎初起使用辛凉解表法治疗时，应体现治未病思想，酌加清热解毒药，以控制病情传遍，防止病情恶化。对于发病急骤，一开始即出现卫气同病者，更应表里双解，辛散通达于外，寒凉清解于内。治疗过程中还应考虑患者的基础状态，防止过用苦寒而影响宣肺开闭及损伤脾胃阳气。临床上常用参苏饮加连翘、薄荷、蝉蜕、芦根等辛凉解表之品，既保持益气解表，又有辛凉解表之功，符合老年人肺炎初期的病理特点。若疾病发展到里热实证的明显阶段，则应以清热解毒为主，老年人不易过用苦寒，灵活配伍辛凉、甘寒、苦寒之品。辛凉药如鱼腥草、薄荷、牛蒡子、升麻等；甘寒药如生石膏、芦根、金银花等；苦寒药如知母、栀子、黄芩、黄连等临床应用较多。清热解毒同时，适当适度运用通腑药物，有助于使邪毒自下而去。化痰祛痰亦使邪有出路，有利于疾病恢复，常用桔梗、竹沥、瓜蒌皮、海浮石、浙贝母等药。老年人肺炎后期，伤阴耗气的情况较为多见，益气养阴是此阶段的治疗之重，常用药物如人参、黄芪、天门冬、麦门冬、五味子、石斛、生地黄、玄参、沙参等，恰当应用养阴法，有利于痰液的湿化及排出，且无滋腻生痰碍胃之弊。

（三）平肝祛风、活血化瘀法

孟宪兰认为小儿支原体肺炎宜从"肝风"论治，理由有三：一是小儿肝常有余，外感引动肝风，木叩金鸣而表现为顽固性剧烈咳嗽，甚至阵发性痉挛性咳嗽。二是风为百病之长，善行而数变，本病既有外感风邪，又有肝风内动，故肺部阴影、肺部听诊具有多变性。三是近年来大量临床观察发现肺炎感染支原体后许多患儿出现了哮喘样发作，表现为气道高反应，现代医学亦认为支气管平滑肌痉挛是支原体肺炎的病理机制之一。常用僵蚕、蝉蜕、地龙、钩藤、夏枯草平肝祛风解痉。此外，支原体肺炎后期和大多数肺炎一样常存在瘀血阻滞，从支原体肺炎胸部 X 检查线特征来看，肺间质病变占了相当比例，使用活血化瘀法可改善肺部微循环、促进炎症吸收，常用桃仁、虎杖活血化瘀。

（四）宣肺清气法

周仲瑛认为本病多见卫、气分证，营分证少见。卫分证治，宜辛凉解表，疏风透邪，轻宣肺气，轻者可以辛凉轻剂桑菊饮为主；重者选辛凉平剂银翘散加减。卫分治疗重在宣、透二字，不宜过早苦寒清热。气分证治，痰热壅肺，治宜清热泻火、泻肺化痰，选用麻黄杏仁甘草石膏汤化裁；高热汗出不解，烦渴面赤，喘咳气粗，可选用白虎汤；热郁胸膈，配伍栀子豉汤；痰热较甚，配千金苇茎汤；痰热结胸，配小陷胸加枳实汤；热郁少阳，可用小柴胡汤或蒿芩清胆汤；少阳阳明合病，可用柴胡石膏汤；夹湿者可选苍术白虎汤；邪热从肺传胃，酌用凉膈散；肺热郁闭，有内蒙心包趋势者，急投以三黄石膏汤。气分证是肺炎最常见的主要证候，把好气分关，正确运用清气法，是阻断病势发展的关键，对于缩短病程，提高疗效，至关重要。心营证治，宜清营泻热，用清营汤。热陷心包，选用菖蒲郁金汤、万氏牛黄丸或安宫牛黄丸、至宝丹。

（五）分阶段治疗法

吴银根认为肺炎病变多由表入里，由实到虚的发展，根据其发展过程分阶段用药可提高疗效。初期多表证，但由于邪在卫表时，寒战时间短暂，迅即高热，故不能仅当表证治疗，否则表邪祛而里热依然炽盛，宜解表药与清热药同时应用，多选用金银花、连翘、牛蒡子、野菊花、桔梗、蚤休、桑叶、菊花、芦根、生石膏、知母、黄芪、鱼腥草等。加用清热解毒药可阻断邪热进展，防止其传里生变。中期为里证、实热证，根据温病学"毒寓于邪，毒随邪入，热由毒生，变由毒起"的观点，注重驱邪解毒。具体治法则分为清热解毒和通腑泄热。清热药宜早用，剂量宜大，生石膏的剂量常用至 30～45g，少数患者可用至 90g，过用苦寒药，对热盛津伤者不利，注意辛寒、苦寒、甘寒和甘凉药结合起来。若一旦表邪去而里热仍然炽盛，通腑药当宜早用。肺热下移大肠，如能保持大便通畅，使邪热自下而上去，腑气通则脏气安，这对缓解整个病情是很有益的。当然在老年患者，应用通腑药及清热药宜慎重，必须结合其体质情况，恰当把握攻下的力度或者攻补兼施。治疗过程中注意夹有湿邪，这对于使用清热药时尤要注意。因为寒凉过甚，可使湿邪伏遏，反而导致邪气闭于里，病情缠绵不解，应当及时加用芳香化湿之品。后期多虚证，肺炎后期多为正气不足的虚证，此时治疗当分清气虚与阴虚，肺虚与脾虚，不可因其热病之后必有阴虚而纯用补阴药，也不可将乏力认为是气虚而单用补气药，应细致区分，辨证用药。对于炎症吸收缓慢或者吸收不良者，宜加入活血化瘀、消痰散结之品以改善肺循环，有利于肺功能的恢复及炎症的吸收。

（王晶波）

第五节　肺　结　核

肺结核是结核分枝杆菌入侵机体后在一定条件下引起发病的肺部慢性感染性疾病，临床表现为咳嗽、咳痰、痰中带血或咯血、胸痛、午后低热、盗汗、乏力、消瘦等症状，其中痰排菌者为传染性肺结核病。结核是多发于青年人的一种慢性缓发的传染病，一年四季都可发病，15～35 岁的青少年是结核的高发峰年龄。其中 80%发生在肺部，其他部位（颈淋巴、脑膜、腹膜、肠、皮肤）也可继发感染。本病主要经呼吸道传播，传染源是接触排菌的肺结核患者。

从其发病及临床特征分析，本病属于中医学"肺痨"范畴，祖国医学对本病论述甚详，又有"尸疰"、"劳瘵"、"劳疰"、"虫疰"、"骨蒸"、"劳嗽"、"急痨"等不同的称谓。

一、临床诊断要点与鉴别诊断

（一）诊断标准

1. 临床表现

患者有下列临床表现应考虑肺结核的可能性，应进行进一步的检查。肺结核患者也可无症状或仅有轻微症状。

（1）呼吸系统症状：咳嗽、咳痰、痰中带血、咯血、胸痛、气急是肺结核常见症状。浸润性病灶咳嗽轻微，干咳或有少量黏液痰，有空洞形成时痰量增加，继发感染时，则呈脓性。约 1/3 患者有不同程度的咯血，多数患者伴咯血，少数患者伴大咯血，有时硬结钙化的结核病灶可因机械性损伤血管，或合并支气管扩张而咯血，大咯血时可发生失血性休克。或因血块阻塞大气道引起窒息。结核病灶累及胸膜时可表现为胸痛，为胸膜性胸痛。

（2）全身症状：发热为其最常见症状，多为长期低热，午后或傍晚较甚。当病灶急剧进展扩散时则出现高热，呈稽留热或弛张热。部分患者可见倦怠、乏力、盗汗、消瘦、食欲不振、面颊潮红等症状。

（3）肺部体征：取决于病变的性质、部位、范围和程度。病变范围小，部位较深，可以没有任何体征；病变范围大，呈渗出性，可闻及中小湿啰音，呼吸音减低；病变范围大，呈干酪样，则可以有肺实变体征；当有较大范围纤维化或胸膜增厚粘连表现为胸廓下陷、肋间隙变窄、气管向患侧移位、叩诊浊音、呼吸音减低、对侧代偿肺气肿征。

少数患者可以有类似风湿热样表现，称为结核性风湿症。多见于青年女性。常累及四肢大关节。在受累关节附近可见结节性红斑或环形红斑，间歇出现。

2. 影像学诊断

胸部 X 线是诊断肺结核的必备手段，对确定病变部位、范围、性质，了解其演变及选择治疗具有重要价值。胸部 X 线检查表现可有如下特点：

（1）多发生在肺上叶尖后段、肺下叶背段、后基底段。

（2）病变可局限，也可多肺段侵犯。

（3）胸部 X 线检查影像学可呈多形态表现（同时呈现渗出、增殖、纤维和干酪性病变），可伴有钙化。

（4）易合并空洞。

（5）可伴有支气管播散灶。

（6）可伴有胸腔积液、胸膜增厚与粘连。

肺 CT 检查对以下情况有补充性诊断价值：

（1）易发现胸内隐匿部位病变，包括气管、支气管内的病变。

（2）早期发现肺内粟粒阴影。

（3）诊断有困难的肿块阴影，空洞、孤立结节和浸润阴影的鉴别诊断。

（4）了解肺门、纵隔淋巴结肿大情况，鉴别纵隔淋巴结结核与肿瘤。

（5）少量胸腔积液、包裹积液、叶间积液和其他胸膜病变的检出。

（6）鉴别肺内囊肿与实体肿块。

3. 实验室和辅助检查

标本采集和结核分枝杆菌的检测：标本来源包括痰液、超声雾化导痰、下呼吸道采样、支气管冲洗液、支气管肺泡灌洗液、肺及支气管活检标本。

（1）涂片检查采用萋-尼抗酸染色法和荧光染色法，荧光染色法视野范围广，敏感性高与抗酸染色，但有假阳性。集菌法阳性率高于直接涂片法。涂片染色阳性只能说明抗酸杆菌存在，不能区分是结核分枝杆菌还是非结核分枝杆菌。由于我国非结核分枝杆菌病发病较少，故检出抗酸杆菌对诊断结核病有极重要的意义。直接涂片方法简单、快速，但敏感性不高，应作为常规检查方法。涂片阴性不能排除肺结核，连续检查≥3 次，可提高检出率。

（2）分离培养法灵敏度高于涂片镜检法，可直接获得菌落，便于与非结核分枝杆菌鉴别，是结核病诊断的金标准。分离培养法采用改良罗氏和 BACTEC 法，BACTEC 法较常规改良罗氏培养法提高初代分离率 10% 左右，又可鉴别非结核分枝杆菌，检测时间也明显缩短。

（3）分子生物学检测，PCR 技术可以将标本中微量的结核分枝杆菌 DNA 加以扩增，但存在假阳性。PCR 不能区分活菌或死菌，不能用于疗效评估和流行病学检查。推荐 PCR 技术应用于非结核分枝杆菌病高发地区涂片抗酸菌阳性病例，以区分结核和非结核分枝杆菌。

结核分枝杆菌药物敏感性检测：对肺结核痰菌阴转后复阳、化学治疗 3～6 个月痰菌仍持续阳性、经治疗痰菌减少后又持续增加及复治患者应进行药物敏感性检测。原发耐药率较高地区，有条件时初治肺结核也可进行药物敏感性检测。

血清抗结核抗体检查：主要用于临床和胸部 X 线检查影像学疑诊肺结核而不易获得痰标本的儿童及痰菌阴性的肺结核患者。但特异性不强，敏感性较低。

结核菌素（PPD-C 5TU）皮肤试验：阳性对诊断结核病意义不大，但对未种卡介苗者则提示已受结核分枝杆菌感染，或体内有活动性结核病。当呈现强阳性时表示机体处于超过敏状态，结核发病概率高，可作为临床诊断结核病的参考指标。

新的诊断性试验：γ-干扰素释放测定，可用于临床辅助诊断，但不能区别结核活动或潜在感染。

4. 菌阴肺结核的诊断

菌阴肺结核为三次痰涂片及一次培养阴性的肺结核，其诊断标准为：①典型肺结核临床症状和胸部 X 线表现；②抗结核治疗有效；③临床可排除其他非结核性肺部疾患；④PPD 试验（5TU）强阳性，血清抗结核抗体阳性；⑤痰结核分枝杆菌 PCR+探针检测阳性；⑥肺外组织病理证实结核病变；⑦BALF 检出抗酸分枝杆菌；⑧支气管或肺部组织病理证实结核病变。

具备①～⑥中 3 项或⑦～⑧中任何 1 项可确诊。

5. 不典型肺结核

（1）免疫损害者（指原发免疫缺陷性疾病及接受放化疗和免疫抑制药物治疗患者），由于皮质激素或其他免疫抑制药物和因素的干扰或掩盖，肺结核的症状隐匿或轻微，可缺乏呼吸道症状，也可由于免疫防御机制受损以突发高热起病，病变发展迅速，呈暴发性经过。

（2）免疫损害患者的肺结核，以血行播散肺结核居多，合并胸膜炎或肺外结核多。胸部 X 线检查上"多形性"不明显，以均质性片絮状阴影表现多，可在结核病非好发部位、中下肺叶及上叶前段发生，需和急性肺炎鉴别。

（3）极度免疫功能低下患者可首先出现高热、肝脾和淋巴结等全身症状，而胸部 X 线检查阴影出现时间明显延长或长时间表现为无典型粟粒样病变的无反应性结核病（暴发性结核性败血症）。

（4）艾滋病合并肺结核时可表现为肺门、纵隔淋巴结肿大，中下肺野浸润病变多，类似原发肺结核表现，且有合并胸膜炎与肺外结核多、PPD 试验（-）等特点。

（5）糖尿病合并肺结核时胸部 X 线检查特点以渗出干酪样为主，可呈大片状、巨块状，易形成空洞，好发于肺门区及中下肺野，病变进展快，应注意与急性肺炎、肺脓肿和肺癌等鉴别。

（6）支气管结核所致肺结核多在中下叶肺野或邻近肺段，由于有支气管狭窄因素存在，常可合并细菌感染致病变表现不典型，易与肺炎混淆，肺不张也常是支气管结核的并发症。

6. 结核病的分类

（1）原发型肺结核：为原发结核感染所致的临床症状，包括原发综合征及胸内淋巴结结核。

（2）血行播散型肺结核：包括急性血行播散型肺结核及亚急性、慢性血行播散型肺结核。

（3）继发型肺结核：是肺结核中的一个主要类型，包括浸润性、纤维空洞及干酪性肺炎等。

（4）结核性胸膜炎：临床上已排除其他原因引起的胸膜炎，包括结核性胸膜炎、结核性渗出性胸膜炎和结核性脓胸。

（5）其他肺外结核：按部位及脏器命名，如骨关节结核、结核性胸膜炎、肾结核、肠结核等。

7. 耐药结核

由于不足的治疗方案或依从性差而出现：

（1）单一耐药结核病：结核病患者排出的结核分支杆菌（MTB）对 1 种抗结核药物耐药。

（2）多耐药结核病：结核病患者排出的结核分支杆菌（MTB）对至少 2 种抗结核药物耐药，但不包括同时对异烟肼和利福平耐药。

（3）耐多药结核病（MDR-TB）：结核病患者排出的结核分支杆菌（MTB）至少对异烟肼和利福平耐药。

（4）泛耐药结核病（XDR-TB）：至少对异烟肼和利福平，任何氟喹诺酮类，以及至少 3 种注射用二线药物（阿米卡星、卷曲霉素、卡那霉素）中的一种耐药。

（二）鉴别诊断

肺结核的临床表现和胸部 X 线检查可与许多疾病相类似。不同类型的肺结核可与其相似的疾病相鉴别。

1. 肺炎

肺炎主要与继发型肺结核鉴别。肺内表现为渗出病变时，与各类肺炎较难鉴别，应强调痰结核菌检查。各种肺炎因病原体不同而临床特点各异，但都起病急，伴发热、咳嗽、咳痰明显，血白细胞和中性粒细胞增高。胸部 X 线检查表现密度较淡且较均匀的片状或斑片状阴影，抗菌治疗后体温迅速下降，1～2 周有明显吸收。

2. 慢性阻塞性肺疾病

慢性阻塞性肺疾病多表现为慢性咳嗽、咳痰、少有咯血。冬季多发，急性加重期可伴有发热。肺功能检查为阻塞性通气功能障碍。胸部影像学检查有助于鉴别诊断。

3. 支气管扩张

支气管扩张表现为慢性咳嗽、咳痰，多有大量脓痰，常反复咯血，一般不发热，仅在继发感染时才发热。轻者胸部 X 线检查无异常或仅见肺纹理增粗，典型者可见卷发样改变，CT 特别是高分辨 CT 能发现支气管腔扩大，可确诊。应当警惕的是化脓性支气管扩张症可以并发结核感染，在细菌学检测时应予顾及。

4. 肺癌

肺癌多有长期吸烟史，表现为刺激性咳嗽，痰中带血，明显胸痛和进行性消瘦等症状。胸部 X 线检查或 CT 表现肺癌肿块常呈分叶状，有毛刺、切迹。癌组织坏死液化后，可以形成偏心厚壁空洞。多次痰脱落细胞和结核分枝杆菌检查和病灶活体组织检查是鉴别的重要方法。肺癌与肺结核可以并存，需要注意。

5. 肺脓肿

肺脓肿起病急，多有高热，咳大量脓臭痰，痰中无结核菌，白细胞总数及中性粒细胞增多，抗生素治疗有效。胸部 X 线检查表现为带有液平面的空洞伴周围浓密的炎性阴影。血白细胞和中性粒细胞增高。慢性纤维空洞合并感染时易与慢性肺脓肿混淆，后者痰结核菌阴性，鉴别一般不难。

6. 纵隔和肺门疾病

原发型肺结核与纵隔和肺门疾病相鉴别。小儿胸腺在婴幼儿时期多见，胸内甲状腺多发生于右上纵隔，淋巴系统肿瘤多位于中纵隔，多见于青年人，症状多，结核菌素试验可呈阴性或弱阳性。皮样囊肿和畸胎瘤多呈边缘清晰的囊状阴影，多发生于前纵隔。

7. 慢性支气管炎

老年慢性支气管炎患者症状酷似继发型肺结核，需要认真鉴别。慢性支气管炎常伴有咳嗽、咳痰，有时可少量咯血，反复发作，但无明显全身症状。胸部 X 线检查仅有肺纹理增粗和肺气肿征象。

8. 尘肺

二氧化矽、石棉、氧化铁及某些有机物质的吸入，可使胸部 X 线检查出现浸润阴影，其中矽肺的聚和性团块中甚至出现空洞，与结核病相似，但前者为职业性，有粉尘接触史，诊断不难。

9. 其他疾病

急性粟粒结核以高热、肝脾大、白细胞减少或类似白血病样反应而与伤寒、败血症、白血病表现有相混淆之处，需要根据各自的特点仔细鉴别。①伤寒：有高热、血白细胞计数减少及肝脾大等临床表现，易与急性血行播散型肺结核混淆。但伤寒热型常呈稽留热。有相对缓脉、皮肤玫瑰疹，血清伤寒凝聚试验阳性，血、粪便伤寒杆菌培养阳性。②败血症：起病急、寒战及弛张热型，白细胞及中性粒细胞增多，常有近期皮肤感染、尿路、胆道等感染史，皮肤常见瘀点，病程中出现迁徙病灶或感染性休克，血或骨髓培养可发现致病菌。③白血病：急性血行播散型肺结核有发热、肝脾大，起病数周后出现特异性胸部 X 线检查表现，偶见血常规呈类白血病反应或单核细胞异常增多，需要与白血病相鉴别。后者多有明显出血倾向，骨髓涂片及动态胸部 X 线检查随访有助于确立诊断。成年人支气管淋巴结核有发热和肺门淋巴结肿大，易与纵隔淋巴瘤、结节病相混，必要时可给予抗结核药治疗观察。结核病患者结核菌试验阳性，抗结核治疗有效。而淋巴瘤发展迅速，常有肝脾及浅表淋巴结无痛性肿大，确诊常需依赖活检。结节病通常不发热，肺门淋巴结肿大多为双侧，结核菌试验阴性，糖皮质激素治疗有效，活检可明确诊断。结核与肿瘤相鉴别时宜先用抗结核药物，如用激素应在应用抗结核药物之后，以免干扰诊断和造成播散。

（三）肺结核并发症及处理

（1）咯血：大多数情况表明病情活动、进展，但少数也可在肺结核已好转或稳定时发生。肺结核咯血原因多为渗出和空洞病变存在或支气管结核及局部结合病变引起支气管变形、扭曲和扩张。咯血也可以引起窒息、失血性休克、肺不张、结核支气管播散和吸入性肺不张等严重并发症。

（2）自发性气胸：肺结核为气胸常见病因。多种肺结核病变可引起气胸：胸膜下病灶或空洞破入胸腔；结核病灶纤维化或瘢痕化导致肺气肿或肺大疱破裂；粟粒型肺结核的病变在肺间质也可引起间质性肺气肿性肺大疱破裂。病灶或空洞破入胸腔，胸腔常见渗出液体多，可形成液气胸、脓气胸。

（3）肺部继发感染：肺结核空洞（尤其是纤维空洞）、胸膜肥厚、结核纤维病变引起支气管扩张、肺不张及支气管结核所致气道阻塞是造成肺结核继发其他细菌感染的病理基础。继发真菌感染时，常见在空洞、支气管扩张囊腔中有曲霉球寄生，胸部 X 线检查空腔中的菌球上方气腔呈"新月形"改变，周围有气带且随体位移动，临床表现反复大咯血，内科治疗效果不佳。

二、中医辨病诊断

（一）诊断依据

（1）典型表现为咳嗽、咯血、潮热、盗汗、身体消瘦。不典型者可仅表现为倦怠乏力、微咳、食欲不振、身体逐渐消瘦。肺痨发热多为低热，但高热也很常见。上述诸症可间作，也可相继发生或兼见并存。

（2）患者有与其他肺痨患者密切接触史。

胸部 X 线检查、肺部 CT、痰涂片或培养结核菌、红细胞沉降率、结核菌试验等有助于诊断。

（二）类证鉴别

（1）虚劳：与肺痨都是慢性虚损性疾病。但虚劳是由于脏腑亏损、元气虚弱导致多种慢性虚损证候的总称，病理性质为五脏虚损，以肾为主，临床可分别出现五脏气、血、阴、阳亏虚的表现，一般无感染性。肺痨则为一个独立的疾病，是由于体质虚弱，痨虫侵肺所致，病位主要在肺，可传变至脾、肾，病理性质以阴虚为主，临床主要以咳嗽、咯血、潮热、盗汗及身体逐渐消瘦等为其特征，具有传染性。

（2）肺痈：和肺痨都有咳嗽、发热、汗出。但肺痈是肺叶生疮，形成脓疡，临床以咳嗽、胸痛、发热、咯吐腥臭脓痰，甚则脓血相兼为主要特征的一种疾病。与肺痨的临床症状表现不同、病理性质不同，肺痨以肺阴亏损为主，而肺痈则表现为热壅血瘀，多属实热证，无传染性。

（3）肺痿：与肺痨都为慢性虚损性疾病。肺痿是指肺叶痿弱不用，以咳吐浊唾涎沫、短气为主要临床表现，虽然肺痨的晚期可转归形成肺痿，但有从轻至重的因果关系，而临床表现不同。

三、审析病因病机

（一）痨虫传染

早在晋代葛洪《肘后备急方》中，已认识到本病属于慢性传染性消耗疾病，提出此病可以"积年累月，渐就顿滞，乃至于死"且传染力很强，甚至"可以灭门"。宋代《普济本事方》认为本病由于"肺虫"感染所致，创立了"痨虫"、"瘵虫"学说。痨虫传染是形成本病的唯一因素，因直接接触本病患者，痨虫侵入人体而发病。如问病吊丧，看护患者，亲属与患者朝夕相处，都是导致感染的条件。这种感性认识，已被现代科技手段所证实。

（二）正气虚弱

先天素质不强，禀赋不足，痨虫乘虚入侵致病。或后天失调，沉溺酒色，耗伤精血；情志不遂，忧思过度，劳倦伤脾，导致正气虚弱，痨虫入侵而发病。也有病后失养，如患麻疹、哮喘等大病，或外感咳嗽久延不愈，或产后失养，导致正虚虫侵。部分患者由于生活贫困，饮食营养不足，体虚易感痨虫。

总之，外感痨虫是发病的病因，内伤正虚是发病基础，正虚感染痨虫，实为发病关键。也有感染痨虫后，因正气强盛，一时不能发病，一旦因某种因素，导致正气虚弱，方可出现明显症状者。

由于"痨虫"由口鼻而入，直接侵袭肺脏，可出现干咳、咯血等症状，故发病部位主要在肺。脏腑之间关系密切，肺病日久可进一步影响到其他脏器，尤以脾肾两脏较为常见。脾为肺之母，肺痨日久，子盗母气，脾气亦虚，可伴见疲乏、食少、便溏等症状。肾为肺之子，肺肾相生。肺痨日久，金水不生，可致肾水不足，虚火灼金，而转为肺肾两虚，伴见骨蒸劳热，遗精腰酸等症。其甚者可发生肺、脾、肾三脏同病。若肺虚不能制肝，肾虚不能养肝，肝火偏旺，则见性情急躁，善怒，胁痛；肺肾阴虚，心火上炎，则见虚烦不寐，盗汗。如肺虚治节失司，血脉运行不畅，病及于心，可见喘、悸、肿、紫绀等症。

四、明确辨证要点

（一）辨病变部位

肺痨病位主要在肺，在病变过程中可累及脾、肾、心、肝等脏。症状表现为咳嗽，咳痰，痰中带血等症状，病位在肺；兼有气短乏力，食少便溏，病位在肺、脾；兼有潮热盗汗，五心烦热，病位在肺、肾；兼有性情急躁易怒，胸胁掣痛，梦遗失精，病位在肺、肝；兼有面浮肢肿，五更泄泻，心悸气短，病位在肺、脾、心、肾。

（二）辨虚实

肺痨病理性质以本虚为主，兼可见标实。本虚以阴虚为主，可兼气虚、阳虚，标实为痰浊、瘀血。阴虚者可见干咳，口燥咽干，骨蒸盗汗，手足心热，舌红少苔；气虚者可见咳而气短，热不甚，恶风自汗，神疲乏力，活动时诸症加剧，舌淡脉虚乏力；阳虚者可见面色白，舌淡，肢冷便溏，五更泄泻，阳痿精冷；痰浊甚者可见咳喘胸闷，痰色黄或白，舌苔白腻或黄腻，脉滑；瘀血者可见胸痛如针刺，咯血色紫暗，面色黧黑，肌肤甲错，舌质紫暗或见瘀斑。

五、确定治疗方略

本病病机主要为正气亏损，痨虫入侵，肺阴亏耗，故治疗可遵循《医学正传·劳极》两大原则："一则杀其虫，以绝其根本；一则补其虚，以复其真元。"当以补虚培元，抗痨杀虫为基本原则，根据体质强弱分别主次，但尤需要重视补虚培元，增强正气，以提高抗病能力。调补脏器重点在肺，并注意脏腑整体关系，同时补益脾肾。治疗大法应根据"主乎阴虚"的病理特点，以滋阴为主，火旺者兼以降火，并合并气虚、阳虚见症者，则当同时兼顾。杀虫主要针对病因治疗。根据疾病的发展规律，可分为早、中、晚三期进行治疗：早期以痨虫肆虐蚀肺，肺损阴亏为主，当以滋阴润肺治痨。中期若肺损及肾，水亏火旺，当以滋阴降火治痨；若阴伤气耗，肺脾同病，当益气养阴治痨。后期久延病重，阴阳两虚，肺脾肾同损，当以滋阴补阳培本法。

六、辨证论治

本病为正气亏损，痨虫入侵，肺阴耗伤所致。治疗可遵循杀虫和补虚两大原则。杀虫是针对病因的治疗，补其虚，复其真元，以提高抗病能力。但补虚培元还要根据受损脏腑在肺、在脾、在肾的不同，以及病性为阴虚、气虚、阳虚的差异进行辨证治疗。

（一）肺阴亏损

（1）抓主症：干咳、咳声短促，或咯少量黏痰，或痰中带有血丝、色鲜红，或胸部隐隐闷痛，午后自觉手足心热，或见少量盗汗，皮肤干灼，口干咽燥。

（2）察次症：疲倦乏力，纳食差。

（3）审舌脉：舌质红，苔薄少津，脉细数。

（4）择治法：滋阴润肺，清热杀虫。

（5）选方用药思路：本证为阴虚肺燥，肺失滋润，肺络损伤，津不上承，方用月华丸。常用沙参、麦门冬、天门冬、生地黄、熟地黄滋阴润肺；百部、川贝母润肺止咳，兼能杀虫；阿胶、三七止血和营；茯苓、山药甘淡健脾补气；菊花、桑叶可清金肃肺。

（6）据兼症化裁：咳嗽频而痰少质黏者，可配款冬花、甜杏仁以润肺化痰止咳，并可配合琼玉膏以滋阴润肺；痰中带血丝较多者，加蛤粉炒阿胶、仙鹤草、白茅根（花）等以润肺和络止血；低热不退者可配银柴胡、青蒿、胡黄连、地骨皮、功劳叶、葎草等以清热除蒸；咳久不已，声音嘶哑者，于前方中可加木蝴蝶、凤凰衣等以养阴利咽，开音止咳；神疲食少，加太子参以甘平养胃；阴虚火旺，时时咯血，脉细弦数者，可用百合固金汤加减以滋阴降火，补肺益肾。

（二）阴虚火旺

（1）抓主症：呛咳气急，痰少而黏，或吐痰黄稠量多，时时咯血、血色鲜红、混有泡沫痰涎，或兼午后潮热，骨蒸，五心烦热，颧红，盗汗量多，口渴心烦。

（2）察次症：失眠，性情急躁易怒，或胸胁掣痛。男子可见遗精，女子可见月经不调；日渐消瘦。

（3）审舌脉：舌干而红，苔薄黄而剥，脉细数。

（4）择治法：补益肺肾，滋阴降火。

（5）选方用药思路：本证为肺肾阴伤，虚火灼津，炼液成痰，灼伤肺络，方用百合固金汤合秦艽鳖甲散。常用百合、麦门冬、玄参、生地黄、熟地黄滋阴润肺生津；鳖甲、知母滋补肾阴，又能清热；秦艽、银柴胡、地骨皮、青蒿清热除蒸；川贝母、百合、甘草、桔梗化痰补肺止咳；当归、白芍养血柔肝。

（6）据兼症化裁：火旺较甚，热势明显升高者，当加入胡黄连等以苦寒坚阴清热；骨蒸劳热再加秦艽、白薇、鳖甲等；痰热蕴肺，咳嗽痰黏色黄，酌加桑皮、天花粉、知母、海蛤壳、马兜铃等以清热化痰；咯血较著者，加牡丹皮、黑山栀、紫珠草、醋制大黄等，或配合十灰丸以凉血止血；血色紫暗成块，伴有胸胁刺痛者，加三七、血余炭、花蕊石、广郁金等以化瘀和络止血；盗汗较著者，加乌梅、浮小麦、煅龙牡等养阴收敛止汗；心烦失眠，加酸枣仁、夜交藤、珍珠母宁心安神。

（三）气阴耗伤

（1）抓主症：咳嗽无力，气短声低，咳痰清晰色白，痰中偶有夹血，血色淡红，午后潮热，热势不高，伴畏风、怕冷，自汗盗汗并见。

（2）察次症：纳少便溏，神疲乏力。

（3）审舌脉：舌质嫩红，边有齿痕，苔薄，脉细弱而数。

（4）择治法：养阴润肺，益气健脾。

（5）选方用药思路：本证为肺脾同病，阴伤气耗，清肃失司，肺虚络损，脾虚失运，方用保真汤、参苓白术散加减。常用太子参、白术、黄芪、茯苓、炙甘草补益肺脾之气；麦门冬、天门冬、生地黄、五味子滋阴润肺；当归、白芍、熟地黄滋补阴血；地骨皮、黄柏、知母滋阴退热。

（6）据兼症化裁：夹有湿痰者，可加姜半夏、橘红、茯苓等燥湿化痰；咯血量多者，可加山萸肉、仙鹤草、煅龙母、参三七等，以配合补气药共奏补气摄血之功；劳热、自汗、恶风者，可宗甘温除热之意，取桂枝、白芍、红枣，配合党参、黄芪、炙甘草等和营气而固卫表；有骨蒸盗汗等阴伤症状者，酌加鳖甲、牡蛎、乌梅、地骨皮、银柴胡等以益阴培阳，清热除蒸；纳少腹胀、大便溏薄者，加扁豆、薏苡仁、莲肉、橘白等健脾之品，忌用地黄、麦门冬、阿胶等过于滋腻的药物。

（四）阴阳两虚

（1）抓主症：咳逆喘息，少气懒言，咯痰色白有沫，或夹血丝、血色暗淡，形体羸瘦，或兼潮热，自汗，盗汗，声嘶或失音，面浮肢肿，心慌，唇紫，肢冷，形寒。

（2）察次症：五更泄泻，口舌生糜，大肉脱尽，男子遗精、阳痿，女子经少、经闭。

（3）审舌脉：舌光质红少津，或舌质淡体胖，边有齿痕，脉微细而数，或虚大无力。

（4）择治法：滋阴补阳，培元固本。

（5）选方用药思路：本证为阴伤及阳，肺脾肾俱虚，肺虚气逆，精气虚竭，方用补天大造丸。常用黄芪、人参、山药、白术补脾肺之气；麦门冬、生地黄、五味子、阿胶、枸杞子、当归滋养肺肾阴精；鹿角胶、紫河车助真阳而填精髓；当归、酸枣仁、远志、白芍养血宁心安神。

（6）据兼症化裁：另可酌加麦门冬、阿胶、五味子、山茱萸滋养肺肾；若肾虚气逆喘息者可配冬虫夏草、钟乳石摄纳肾气；心慌者可加柏子仁、丹参、五味子镇心安神；便溏给予参苓白术散培土生津；五更泄泻，予四神丸补肾固肠；阳痿遗精，加煅龙骨、煅牡蛎、金樱子、芡实、莲须固肾涩精；女子月经不调或经闭，可加芍药、丹参、牡丹皮、益母草调冲任。

七、中成药的选用

（1）养阴清肺丸：功效：养阴润燥，清肺利咽。主治：肺痨病属阴虚肺燥。适用于咽喉干痛，干咳少痰或痰中带血等症。用法：水蜜丸每次 6g，大蜜丸每次 1 丸，每日 2 次。口服。

（2）抗痨胶囊：功效：活血目血，散瘀生新，祛痰止咳。主治：肺痨病属阴虚肺燥。适用于肺虚久咳，痰中带血等浸润型肺结核。用法：每次 3 粒，每日 3 次。口服。

（3）利肺片：功效：驱痨补肺，镇咳化痰。主治：肺痨病属阴虚肺燥。适用于咯痰，咯血，气喘等肺痨咳嗽。用法：常用量每次 5 片，每日 3 次。口服。

八、单方验方

（1）芩部丹：由黄芩、百部、丹参组成。水煎服，每日 1 剂。或依此比例制成片剂，每次 6 片（含生药量 12g），每日 3 次。功用清肺抗痨，活血杀虫。用于空洞型肺结核，痰菌反复阳性者。

（2）白及散：由白及、百部、牡蛎、炮穿山甲组成。上药等份研粉。如病灶活动，百部用量加倍。每服 3～5g，每日 2～3 次。功用补肺润肺，活血生肌。用于现为空洞型肺结核者。

（3）茜草合剂：由茜草、百部、白及、夏枯草、糖组成。上药反复加水蒸馏浓缩成 5000ml，每日 50ml 分 3 次服。功用清热润肺，抗痨杀虫。用于结核病灶尚不稳定者。

（4）消瘰丸：由玄参、牡蛎、夏枯草、连翘、紫花地丁、猫爪草、海藻、泽兰叶组成。上药研碎炼蜜为丸，每丸 9g，每次 1 丸，每日 3 次，加服异烟肼 0.1g，每日 3 次，疗程 1 个月。功用清热解毒，抗痨散结。

（5）羊胆，烘干，研粉装胶囊，每服 1 粒，每日 3 次。

（6）阿胶，每次 3～9g，每日 2 次，口服。适用于阴血不足，肺燥咳嗽，咯血等症状者。

（7）白及，研末内服，成人每日 12～18g，分 3 次服。可连服数月，最多可服至 2 年。有明显止血作用，可显著缩短凝血时间及凝血酶原时间，并有修复血管缺损作用。体外试验对结核杆菌有抑制作用。

（8）干大蓟根 100g，水煎，每日分两次服（如加猪肺同煎更好）治疗肺结核，连服 3 个月为 1 个疗程，服药期间停用西药抗痨药。体外试验大蓟根煎剂或全草蒸馏液，在 1∶4000 浓度时能抑制人型有毒结核菌的生长，酒精抑制剂 1∶30 000 时对人型结核杆菌即有抑制作用，但水煎剂的抑菌浓度要比此大。

九、中医特色技术

（一）针灸治疗

临床常配合针灸或梅花针疗法，以增加机体的免疫功能，加速新陈代谢，增加人体的抗病能力，有较好的辅助治疗效果。针灸可选用太溪、大椎、肺俞、膏肓、心俞、足三里、三阴交、太溪。每周 2 次，3 个月为 1 个疗程。肺阴虚证，加照海；气阴两虚证，加脾俞、胃俞、气海；潮热者，加尺泽、鱼际；盗汗者，加阴郄。针用平补平泻法。梅花针疗法，主要选背部脊柱旁的背俞穴进行叩刺 80～100 次，以局部红润为宜。可以改善肺结核的诸多症状，如咳嗽、潮热、盗汗、乏力、失眠等。

（二）穴位贴敷

五灵脂、白芥子各 15g，甘草 6g，共研细末，大蒜泥 15g 捣匀，入醋少量，摊纱布上，敷颈椎至腰椎夹脊旁开 1.5 寸约 1 小时，待皮肤有灼热感时去之，每周 1 次。

（三）雾化吸入

大蒜 30～40g 捣碎，放入雾化器内，雾化吸入，每周 2 次，每次 30～60 分钟，3 个月为 1 个疗程。

十、预防调护

（1）不治已病治未病，预防肺痨比治疗更加重要，要求在接触患者时采取必要的预防措施，传统的方法有佩安息香，或用雄黄擦鼻，也可以使用现代消毒隔离方法。同时要饮食适宜，不可饥饿，若体虚者，可服补药。既病之后，不但要耐心治疗，还应重视摄生，爱惜精血，禁烟酒，禁恼怒，息妄想，慎房事，怡情志，适当进行体育锻炼，注意休息，动静结合，加强营养，忌食一切辛辣刺激动火燥烈之品。除此之外，还应提高群众对肺结核病发病原因及传播途径的认识，掌握预防治疗知识，自觉养成不随地吐痰的习惯。结核患者的痰应吐在纸上烧掉，用的容器可煮沸 15 分钟消毒，接触物放在阳光下暴晒几个小时即可杀菌。定期进行卫生宣教，对其家属进行健康检查。

（2）肺痨是一种具有传染性的慢性虚弱疾患，以咳嗽、咯血、潮热、盗汗及身体逐渐消瘦为主要临床特征。病由感染"痨虫"所致，病位主要在肺，并与脾、肾等脏有关。病理性质主在阴，进而阴虚火旺，或气阴两虚，甚则阴损及阳，在临床先后表现各个不同证候类型。治疗应以补虚培元和治痨杀虫为原则，调补脏器重点在肺，并应注意脏腑整体关系，同时补益脾肾。根据病理"主乎阴虚"的特点，应以滋阴为主，火旺者兼以清火，如合并气虚、阳虚见证者，则当同时兼顾。

十一、各家发挥

（一）治肺痨七法

沈炎南是广州中医药大学名老中医、教授。他认为：对肺结核治疗，一定要燮理阴阳，使之恢复平衡，根据阴虚程度、有无兼火热亢盛，以及有无耗气伤阴等情况来决定治疗大法；二是要根据五行生克乘侮规律调理脏腑，使之恢复正常关系。遵循《难经》治疗劳损的法则："损其肺者益其气，损其心者调其营卫，损其脾者调其饮食，适其寒温，损其肝者益其精。"以调理五脏，其中以调理肺、脾、肾脏为主。正如绮石《理虚元鉴》所言："理虚有三本，肺脾肾是也。肺为五脏之天，脾为百骸之母，肾为性命之根。知斯三者，治虚之道毕矣"，并指出："清金保肺，毋犯中州之土"；"培土调中，不损至高之气"；"金行清化，不觉水自流长，乃合金水于一致"。确为经验之谈。沈老在吸收前人经验基础上，结合自己的临床心得，创立了治疗肺结核的七法。

（1）清金保肺法：主要用于肺阴虚，选用北沙参、明党参、麦门冬、玉竹、玄参、生地黄、百合、桑叶、枇杷叶、百部、川贝母、生牡蛎之类。如阴虚有火，可选加黄芩、桑白皮、鱼腥草、知母、天花粉之类清泻肺火；如兼肺气虚，可选加党参、太子参、茯苓、黄芪、五爪龙之类；如有自汗、盗汗者，可据情酌加糯稻根、浮小麦、五味子、麻黄根、煅龙母、煅牡蛎之类。

（2）培土生金法：脾气虚者，可选用异功散、参苓白术散；脾阴虚者，可选太子参、西洋参、山药、黄精、茯苓、扁豆、石斛、麦门冬、薏苡仁、莲子、芡实、甘草之类。并可酌加麦芽、谷芽、布渣叶之类运脾化滞。

（3）滋肾固精法：主要用于肾阴虚，选用三才封髓丹、二仙丹，酌加冬虫夏草、黄精、山茱萸、枸杞子、沙苑子之类。遗精梦遗者，可酌加龙骨、牡蛎、莲子、莲须、莲心、白果、夜交藤、五味子之类；如阴损及阳，阴阳两虚者，可酌加人参、胡桃、紫河车、山茱萸、肉苁蓉、蛤蚧尾之类助阳生精，但应注意勿过用温燥动火之剂。

（4）养阴柔肝法：主要用于肝阴虚，选用白芍、甘草、阿胶、黄精、何首乌、枸杞子、女贞子、旱莲草、桑椹、生地黄、石决明等。如肝火偏亢者，可酌加黄芩、栀子、牡丹皮、夏枯草、水牛角、羚羊角之类清泻肝火；如肝木横逆犯土，则重用芍药以平肝木。

（5）养心安神法：主要用于心阴虚，心神不安之证，用生脉散酌加柏子仁、酸枣仁、茯神、百合、珍珠母、夜交藤之类；如心火上炎，可合导赤散加灯心草引火下泻。

（6）滋阴降火法：用于阴虚火旺之证，选用知柏地黄丸、犀角地黄汤；如骨蒸劳热者，可加地骨皮、银柴胡、白薇、秦艽、青蒿、鳖甲、龟甲之类。

（7）宁络止血法：用于咳血、咯血之证，选用桑叶、玄参、麦门冬、生地黄、旱莲草、茜草根、紫珠草、艾叶、大小蓟、藕节、白及、茅根、三七、花蕊石之类，止血兼化瘀。如为肺络灼伤，与清金保肺法合用；如为肝火上逆，与犀角地黄汤合用；如大量咯血，止血药炒炭用，并饮用新鲜童便以救急；气随血脱者，用独参汤救急。

以上七法以清金保肺、培土生金、滋肾固精为基本法，其余四法为辅助法。七法既可单独使用，又可相互为用。往往是以一法为主，参以他法。根据辨证灵活变通，自可收良效。

（二）培土生金法

名医刘继明指出：肺痨即西医所说之肺结核。世医一般拘泥于古训而以滋阴除蒸为治，岂不知肺脾气虚，土不生金者屡见不鲜。曾治一少妇张某，病肺痨六载，经滋补肝肾、清热除蒸中药剂抗痨治疗，病情时轻时重。1980年因妊娠2个月复又咳痰带血而到省某医院结核科治疗，胸部X线检查拍片为"空洞型肺结核"，建议终止妊娠，继续抗痨治疗。患者大龄怀孕，不愿流产，但又恐西药影响胎儿发育，遂来求治。症见于咯血，低热盗汗，气短懒言，纳呆乏力，大便溏泄，舌淡苔白，脉濡细。此属脾虚失运，后天亏损之证。治宜益气健脾，培土生金，方用四君子汤加减。党参120g，白术150g，茯苓120g，黄精200g，山药300g，生黄芪300g，白及150g，黄芩100g，橘红100g，百部120g，百合120g，甘草30g。诸药共为细末，炼蜜为丸，每丸10克，每日3次，每次1丸，开水送服。共服3个月诸症消失，肺部X线复查，空洞闭合。后足月产一女婴，母女安康。

脾属土，肺属金，在生理上有资生关系，病理上互相影响。肺痨病虽在肺，但不久则"子

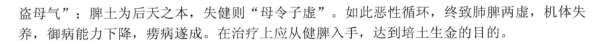

盗母气"；脾土为后天之本，失健则"母令子虚"。如此恶性循环，终致肺脾两虚，机体失养，御病能力下降，痨病遂成。在治疗上应从健脾入手，达到培土生金的目的。

（三）解表杀虫法

云南近代名中医戴丽三认为：肺结核多兼见表证，而症见寒热，脉现浮紧等表邪之征。本"急则治标，先表后里"之原则，以解表为先。待标病解除，则以培土生金而治本，使饮食增进，抵抗力增强，其病自愈。病有先后，治分缓急，治标治本，应当以当前所现病机为依据。方药用加味桂麻各半汤。加味桂麻各半汤，原是平淡之剂，况能应手取效者，实由于明辨证情，把握标本缓急。中医不以病名为主，而以辨证为中心，即此义也。

（四）祛邪杀虫法

全国名老中医陈苏生先生认为：重症肺结核合并感染，肺为娇脏，纤芥不容。由于反复受邪，纠结不解，多因虚中夹邪、夹实，而且正虚邪实，邪盛正衰，非单纯扶正所能奏效。这类患者其实"在体是虚，在病属实"，大凡虚而夹邪夹实者，当先治其实，后理其虚。在扶正不能达邪时，祛邪方能扶正，不可执一不化，重要的是两者兼顾。

重症肺结核常咳呛气逆，痰液稠浊，胸满痞闷，这是由于痰浊潴留，肺络瘀阻而使肺气壅塞。通常养阴肃肺及培土生金等治疗方法，常扶正有余而祛邪不足，邪不去而正不能安，久之则正气愈耗，措手愈难。如运用开肺达邪，使用权证稍安，然后循因调摄，才能竟其全功。治疗慢性病应知其常而通其变，不可墨守拘泥。

"二麻四仁汤"，用麻黄开肺定喘，发散肺经之邪郁，用麻黄根以制约不使肺气开泄太过，二麻同用一开一合，既可增强肺气以利其功能，又可达邪而不伤其肺络。杏仁、桃仁活血润燥以止咳，郁李仁泄浊解凝以利痰，白果仁敛肺抗炎以制菌，以四仁为佐一气一血，一滑一敛，互补短长，相得益彰，确为重症肺结核夹邪之有益的方剂。

（五）单味药治疗法

名医岑鹤龄认为：肺结核可用抗痨西药治疗，如果辅以中药，中西结合，则可提高疗效，加速康复过程，对一些单用西药无效的病例也可获愈。

中药白及对治肺结核亦有疗效，可使病灶吸收，空洞缩小。医书称能"治痨伤肺气、补脾虚、咳嗽、消肺痨咳血、收敛肺气"。民间验方有白及糯米粥，即将白及磨粉，每晨早煮糯米粥1碗，放1汤匙白及粉及适量白糖，调匀后吃食，连续1个月以上。此药性平和无害，长期服用不妨。经药理实验，此药对结核菌亦有显著抑制作用。另有大蒜油，对治疗肺结核病亦颇有效验。

黄精自古就是一味著名的补益药，临床试验均表明黄精具有扶正祛邪两方面作用。因此有促进人体免疫功能，增强抗御病原体的能力。另一方面它对许多致病微生物，尤其是对结核杆菌有明显抑制作用，常配合治疗肺结核。治法可用黄精750g，洗净后水煎3次，去渣，将药液煮成膏状，停火后加入蜜糖250g，装瓶放入冰箱待用。每日服3次，1个月服完作为1个疗程。

（六）活血散瘀，推陈致新法

朱良春治疗肺结核取张锡纯攻补兼施治痨瘵的"十全育金汤"和张仲景治疗血瘀的"大

黄䗪虫丸"之意，创制"保肺丸"，自 20 世纪 70 年代始治疗各型肺结核功效显著。又创"地榆葎草汤"、"外敷肺痨膏"配合保肺丸治疗，可提高疗效。如属顽固性肺结核或空洞，配合外敷肺痨膏（由蟾皮、壁虎、乳香、没药、蜈蚣共粉碎，搅入外科黑膏药内，用软猪皮废角料做成膏药，用时微火烘软，敷在肺俞、膻中等穴，3 日换 1 次）。朱师所创之"保肺丸"用地鳖虫活血散瘀，穿透厚壁空洞，推陈致新。配合白及补肺泄热，敛肺止血，逐瘀生新，消肿生肌。何首乌制用能滋补肝肾。紫河车大补气血，有疗诸虚百损之功能，现代药理证明其含有多种抗体及脑垂体激素，能诱生干扰素以抑制多种病毒。百部杀虫而不耗气血，现代药理证明可抗多种病菌且制结核杆菌。生地榆清热凉血，护胃抗结核，收敛止血，对肺结核之潮热有显著疗效。葎草散结除蒸，擅退虚热，对肺结核之低热，或谓痨热尤宜。黄精能补五脏润心肺，填精髓，强筋骨，并有抗菌降压的作用，现代药理研究对结核杆菌及多种真菌有抑制作用，对肺结核之痨咳潮热尤有著效。"地榆葎草汤"配合使用在长期服抗结核西药而连续发热数月不退者，意在补"保肺丸"药量之不足，乃有调正、平衡、汤丸互补之意。保肺丸之功效一则杀其虫以绝其根本，二则补其虚以复其真元，三则散其结瘀而生肌弥洞。中医治疗肺结核总的治则是"培土生金"是中医理论之精华，是提高治疗肺结核临床疗效的有力保证，"保肺丸"用胎盘、黄精即是培土生金之意。

（七）咯血辨治法

肺结核咯血在祖国医学中属于咳血范畴，其发病原理多因素有肺痨宿疾郁怒劳累而诱发，或素体虚弱，外感邪毒燥邪损伤肺络致肺阴亏损，气火逆乱，血不循经，络伤血溢。本病常反复发作，治疗颇为棘手。

1. 清痰热与养肺阴，凉血止血

临床症见时时咳鲜红色血，或痰中夹血，呛咳气急，痰黄稠或痰少质黏。骨蒸潮热，口渴心烦，舌红苔薄黄少津，脉滑数或细数。属邪毒燥热久蕴肺系，肺损络伤。因血得热而妄行，阳络伤则血外溢，药宜清痰热与养肺阴病重而达凉血止血。清痰热药如黄芩、天竺黄、鱼腥草、地骨皮、浙贝母、瓜蒌，养肺阴药沙参、白及、麦门冬、白茅根、仙鹤草等，并可配合紫雪丹（每次 15g，冲服，每日 3 次），既验且便，盖清得一分热，保得一分血而达凉血止血之效。

2. 降胃气与肃肺，宁血止血

肺居于胸中，冲脉隶属阳明至胸中而散，若冲气不逆，胃气必随之而逆，奔迫上逆之胃气无不干扰肺系，气有余便是火，火性上炎而灼伤肺络迫血妄行，气盛则脉络不宁而致血外溢出现咯血。若能使冲胃之气下降，肺金清肃，治节有权，躁动不安之烦咳得意宁止，少冲破逆之咯血自能日渐减少，不止血而达血止之目的。临床每见患者咯血鲜红量多，咳嗽烦躁，胸闷喜冷饮，盗汗，颜面红赤，舌红苔少，脉弦滑。治以降冲胃与肃肺气为佳。降冲胃药品首选代赭石、生龙骨、生牡蛎、降香等，代赭石降冲胃之力最速。代赭石性凉，有凉血止血之功，配降香加强降逆止血。生龙骨、生牡蛎有敛阴潜阳之力。与肺结核咯血之阳浮者无不相宜。肃肺气之品川贝母、枇杷叶、百部、紫菀、款冬花、侧柏叶等。川贝母苦甘凉，肃降化痰，润肺止咳止血。枇杷叶苦为肃降肺气之良药。

3. 止溢血与逐瘀，血止瘀消

肺结核咯血无分轻重，塞流虽为当务之急，无论病家或医家无不以血止为悦，但谓功逾过半。该病大多病程长，易反复，由气及血，由经入络，久病必瘀，且离经之血难以收复。

临床见咯血暗红，胸闷胀刺痛，唇色紫，脉细涩。宜投止血之剂与逐瘀血之药兼用使血止而不留瘀患，方如茜根散加三七粉、血余炭、炒蒲黄、鲜藕节等。三七止血而能消瘀，藕节和炒蒲黄、血余炭凉血止血活血消瘀。其中血余炭研末与三七粉吞服，鲜藕节用量宜大，一般30～60g。

4. 补肺金与益脾肾，调理善后

肺结核咯血血止后，虽表证已解，肺之气阴无不虚损，其病灶及损伤之脉络尚需进一步调理，才能使疗效巩固，咯血方可少发或不发。故补益肺金为血止后重要措施，方如生脉散加沙参、冬虫夏草、百合、阿胶、仙鹤草等随症选入直补气阴，增强肺系抗病能力。又因脾胃为肺之母脏，后天之本，气血生化之源，故在补益肺金同时，调补脾胃，培补中土，气血化生上输华盖而奏培土生金之效，可选加黄精、玉竹、淮山药、茯苓。兼有腰膝酸软，头晕目眩，舌红少苔，脉细数等肾水不足时，应肺肾双补，金水同治，可加龟板胶、紫河车、蛤蚧等滋补肺肾。若肺脾肾三脏俱有不足时，应三脏同调，审求主次，合理选药，炼蜜为丸，缓缓调治善后，能收到满意治疗效果。

（王晶波）

第六节　肺　脓　肿

肺脓肿是肺组织坏死形成的脓腔，它是由多种病原体引起的肺部化脓性感染。早期为肺组织的感染性炎症，继而坏死、液化，由肉芽组织包裹形成脓肿。临床以高热、咳嗽、咯大量脓臭痰为特征。典型胸部 X 线检查显示一个或多个的含气液平面的空洞，如多个直径小于 2cm 的空洞则称为坏死性肺炎。病程超过 3 个月，迁延不愈者称为慢性肺脓肿。发病男多于女，自抗生素广泛应用以来，肺脓肿发病率已明显降低。

肺脓肿属于中医学"肺痈"范畴。

一、临床诊断要点与鉴别诊断

（一）诊断标准

（1）患者多有齿、口咽部感染病史，或发生于口腔手术、昏迷呕吐、异物吸入后。

（2）发病多急，有畏寒、高热、咳嗽等症状，体温达 39～40℃。

（3）咯吐黏浊痰，咯吐大量腥臭脓痰，或脓血相兼，痰液静置后分三层。

（4）双肺听诊呼吸音减弱，或闻及湿啰音。

（5）血液白细胞计数及中性粒细胞均显著增加。痰液涂片革兰染色检查，痰培养有助于确定病原体。胸部 X 线检查可见肺野大片浓密阴影，有脓腔及液平面，或见两肺多发性小脓肿。

（二）鉴别诊断

1. 细菌性肺炎

早期肺脓肿与细菌性肺炎临床表现与 X 线胸片都很相似。但肺炎链球菌肺炎多伴有口唇

疱疹，咳铁锈色痰，而无大量脓臭痰，胸部 X 线检查示肺叶或肺段实变，或呈片状淡薄炎性病变，边缘模糊不清，其间无空洞形成，痰和血的细菌培养可作出鉴别。经抗生素治疗后高热不退，咳嗽、咳痰加剧，并咳大量脓痰时，应考虑为肺脓肿。

2. 支气管肺癌

支气管肺癌阻塞支气管，引起远端肺组织化脓性感染，其形成脓肿和支气管阻塞的过程相对较长，故患者病程多较长，痰液较少，毒性症状多不明显。阻塞性感染由于支气管阻塞引流不畅，发热和感染不易控制。因此，对 40 岁以上患者局部肺部反复感染，抗生素治疗效果不佳时，要考虑有支气管肺癌所致阻塞性肺炎的可能，可在痰中找癌细胞，并进行纤维支气管镜、肺 CT 等检查，以明确诊断。支气管鳞癌病变可发生坏死，形成空洞，但一般无毒性或急性感染症状。胸部 X 线检查示空洞壁较厚，癌灶坏死，液化形成癌性空洞，一般无液气平面，常呈偏心性空洞，残留的肿瘤组织使内壁凹凸不平，空洞周围亦少有炎症浸润，由于癌肿常发生转移，可有肺门淋巴结肿大，故不难与肺脓肿鉴别，可行纤维支气管镜、胸部 CT 及痰液中找癌细胞等检查，有助于支气管肺癌的诊断。

3. 空洞性肺结核继发感染

空洞性肺结核起病缓慢，病程较长，常伴有结核中毒症状，如长期咳嗽、午后低热、乏力、盗汗或反复咯血等。胸部 X 线检查示空洞壁较厚，一般无液平面，周围可见结核浸润病灶，或呈斑点状、条索状、结节状或肺内有其他部位的结核播散灶。痰中可查到结核杆菌。应注意肺结核在合并化脓性感染时也可有急性感染症状和咳大量脓痰，更由于化脓性细菌大量繁殖痰中难以找到结核菌，故应仔细鉴别，以免误诊。如鉴别有困难，可先控制急性感染，再做胸部 X 线检查，可显示纤维空洞及多行性的结核病变，痰结核菌可阳性。

4. 肺囊肿的继发性感染

肺囊肿继发感染时，囊肿呈圆形，囊壁薄而光滑，伴有液平面，其周围肺组织虽有炎症浸润，但相对较轻。患者无明显中毒症状和咳大量浓痰。感染控制后胸部 X 线检查呈现光洁整齐的囊肿壁。

二、中医辨病诊断

（一）诊断依据

（1）临床表现：发病寒战高热，咳嗽胸痛，咯吐黏痰，经旬日左右，咯吐大量腥臭脓痰，身热遂降，症情好转，经数周逐渐恢复。如脓毒不净，持续咳嗽，咯吐脓血臭痰，低热，消瘦，则为转成慢性。

（2）验痰法：将患者所吐的痰置于水中，沉则为病。如《医灯续焰》说："凡人觉胸中隐隐痛，咳嗽有臭痰，吐在水中，沉者是痈脓。"

（3）验口味：嚼生黄豆或饮生豆汁不觉其腥。如《寿世保元·肺痈》说："用黄豆一粒，予病人口嚼，不觉豆之气味，是肺痈也。"

（4）体征：可见舌下生细粒，《外科全生集·肺痈肺疽》曾载："舌下生一粒如细豆者……且此一粒，患未成脓，定然色淡，患愈亦消，患笃其色紫黑。"迁延之慢性患者，还可见指甲紫而带弯，指端形如鼓槌。脓肿接近胸壁部位者，叩诊可呈浊音，听诊呼吸音减弱，或闻及湿啰音。

（二）类证鉴别

（1）肺痈与痰饮：痰饮咳嗽患者，虽然亦有咳嗽，咳逆倚息，咳痰量多等症，易与肺痈相混，但痰饮咳嗽起病较缓，痰量虽多，为白色泡沫样，并无腥臭脓痰，亦非痰血相兼，如有发热者，热势不如肺痈者亢盛，且痰饮咳嗽常有反复发作史，结合胸部 X 线检查不难判别。

（2）肺痈与风温：由于肺痈初期与风湿极为类似，故应注意两者之间的区别。风温起病多急，以发热、咳嗽、烦渴或伴气急胸痛为特征，与肺痈初期颇难鉴别，但肺痈之阵寒，咯吐浊痰明显，喉中有腥味是其特点。特别是风温经正确及时治疗后，多在气分而解，如经一周身热不退，或退而复升，咯吐浊痰，应进一步考虑肺痈之可能。

三、审析病因病机

（一）感受外邪

风热邪毒自口鼻或皮毛侵犯于肺，或风寒袭肺，蕴结不解，郁而化热，肺受邪热熏灼而成。如《类证治裁·肺痿肺痈》谓："肺痈者，咽干吐脓，因风热客肺，蕴毒成痈。"

（二）痰热素盛

平素嗜酒太过，或食辛辣厚味，酿湿蒸痰化热，熏灼于肺；或肺脏原有宿疾，痰热蕴结不化；或其他脏腑痰浊瘀热，上干于肺，形成肺痈。

正虚邪盛或内外合邪，劳伤精气，卫外不固，外邪乘袭；或中毒、溺水、昏迷不醒，致正虚无力驱邪，热痰污浊内侵于肺；或宿有痰热蕴肺，复加外邪侵袭，内外合邪，以上内外相因，更易引发肺痈。本病病位在肺，由于邪热蕴肺，蒸液成痰，邪阻肺络，血滞为瘀，痰热与瘀血郁结不解，蕴酿成痈，血败肉腐化脓，肺络损伤，脓疡溃破外泄。其病理主要表现为邪盛的实热证候，脓疡溃后，方见阴伤气耗之象。病理演变过程一般有初期、成痈、溃脓及恢复期等不同阶段。初期为风热（寒）侵袭卫表，内郁于肺；或内外合邪，肺卫同病。成痈期为痰浊热毒浸淫及血，血脉凝滞不畅，痰热瘀血郁结成痈。溃脓期是痰热瘀血壅阻肺络，肉腐血败化脓，肺络损伤，脓疡溃破，排出大量腥臭脓血浊痰。恢复期多属脓疡溃后，邪毒渐尽，病情亦日趋好转，但因肺体损伤，可见邪去正虚，阴伤气耗的病理过程。随着正气的逐渐恢复，病灶趋向愈合。溃后如脓毒不净，邪恋正虚，每致迁延反复，日久不愈，病势时轻时重，而转为慢性。

四、明确辨证要点

（一）辨痰浊，认准病情

发热、胸痛、咳嗽气急、咯出浊痰等症，为一般外感咳嗽所共有，若辨其是否为肺痈，关键需辨清痰浊。肺痈初期咳痰色白微黄，质黏，量少，无特殊气味；成痈期黄绿色，质稠，量较多，有腥臭味；溃脓期呈黄红色，如米粥，量多，腥臭异常；恢复期呈黄白色，质清稀，量少，臭味渐减。在治疗过程中，根据痰浊的不同变化而随时调整遣方用药，将会收到较好的疗效。

（二）辨虚实，知常达变

肺痈在发展的不同阶段，有虚、实不同的病机及病理表现。在肺痈的初起及成痈阶段，症见恶寒高热，咳嗽气急，咯痰黏稠量多，胸痛，舌红，苔黄腻，脉滑数，属于实证、热证。溃脓之后，大量腥臭脓痰排出，咳痰呈黄白色，身热也随之减退，但伴有胸胁隐痛，短气自汗，面色不华，消瘦乏力，脉细或细数无力，属于虚实夹杂之证。久咳伤津耗气，可出现阴虚或气虚的证候，属于虚证。掌握肺痈临床证候的虚实变化的规律，做到知常达变，对疾病的治疗及预防有重要的意义。如在肺痈初期，在疏风散热、宣肺化痰的同时，要防止疾病的传变，酌加清热解毒的药物，如鱼腥草、黄芩等。

（三）辨顺逆，预后吉凶

肺脓肿之溃脓期是病情顺逆的转折点。顺证：溃后声音清朗，脓血稀释且量少，臭味减轻，饮食知味，胸胁稍痛，身体不热，坐卧如常，脉缓或滑。逆证：溃后声音无力，脓血如败卤，腥臭异常，气喘，胸痛，坐卧不安，身热不退，颧红，脉短涩或弦急。

（四）辨病机，把握重点

在肺痈的表证期、成痈期、溃脓期和恢复期四个阶段，成痈期为治疗关键，溃脓期为病情顺逆之转折，因此，抓住这两个时期的治疗，尤为重要。成痈期为邪热壅肺，脓痰刚成，此时的治疗要切中病机，若治疗及时、得当，则病情按规律顺势发展，否则，邪热内陷，灼阴伤血，病势逆向发展，甚而可出现谵妄、惊风的危象。在溃脓期，若引流干净，病势控制较好，则身热渐退，病情渐愈；若贻误病情，引流不彻底，则咳嗽不退，胸胁隐痛，自汗盗汗，疾病迁延不久，转向慢性阶段。

五、确立治疗方略

治疗当以祛邪为原则，采用清热解毒、化瘀排脓的治法，脓未成应着重清肺消痈，脓已成需解毒排脓。按照有脓必排的要求，尤以排脓为首要措施。具体处理可根据病程，分阶段施治。初期风热侵犯肺卫，宜清肺散邪；成痈期热壅血瘀，宜清热解毒，化瘀消痈；溃脓期血败肉腐，宜排脓解毒；恢复期阴伤气耗，宜养阴益气；若久病邪恋正虚者，则应扶正祛邪。

六、辨证论治

（一）初期

（1）抓主症：恶寒发热，咳嗽，咯吐白色黏痰，痰量日渐增多。
（2）察次症：胸痛，咳则痛甚，呼吸不利，口干鼻燥。
（3）审舌脉：舌苔薄黄，脉浮数而滑。
（4）择治法：疏风散热，清肺化痰。
（5）选方用药思路：本证为风热外袭，卫表不和，邪热壅肺，肺失清肃，方用银翘散。

方用金银花、连翘、芦根、竹叶疏风清热解毒；桔梗、贝母、牛蒡子、前胡、甘草利肺化痰。

（6）据兼症化裁：若表证重者加薄荷、豆豉疏表清热；热势较甚者，加鱼腥草、黄芩清肺泄热；咳甚痰多者，加杏仁、桑皮、冬瓜子、枇杷叶肃肺化痰；胸痛加郁金、桃仁活血通络。

（二）成痈期

（1）抓主症：身热转甚，时时振寒，继则壮热，汗出烦躁，咳嗽气急，咳吐浊痰，呈黄绿色。

（2）察次症：胸满作痛，转侧不利，自觉喉间有腥味，口干咽燥。

（3）审舌脉：舌苔黄腻，脉滑数。

（4）择治法：清肺解毒，化瘀消痈。

（5）选方用药思路：本证为热毒蕴肺，蒸液成痰，热壅血瘀，蕴酿成痈，方用千金苇茎汤合如金解毒散。方用薏苡仁、冬瓜仁、桃仁、桔梗化浊行瘀散结；黄芩、金银花、鱼腥草、红藤、蒲公英、紫花地丁、甘草、芦根清肺解毒消痈。

（6）据兼症化裁：若肺热壅盛，壮热，心烦，口渴，汗多，尿赤，脉洪数有力，苔黄腻，配石膏、知母、黄连清火泄热；痰热郁肺，咳痰黄稠，配桑白皮、瓜蒌、射干以清化痰热；痰浊阻肺，咳而喘满，咳痰脓浊量多，不得平卧，配葶苈子、大黄泻肺通腑泄浊；热毒瘀结，咯脓浊痰，有腥臭味，可合用犀角丸，以解毒化瘀。

（三）溃脓期

（1）抓主症：咳吐大量脓痰，或痰血相兼，腥臭异常，有时咯血。

（2）察次症：胸中烦满而痛，甚则气喘不能卧，身热面赤，烦渴喜饮。

（3）审舌脉：舌苔黄腻，舌质红，脉滑或数实。

（4）择治法：排脓解毒。

（5）选方用药思路：本证为热壅血瘀，血败肉腐，痈肿内溃，脓液外泄，方用加味桔梗汤。方用桔梗、薏苡仁、冬瓜子排脓散结化浊；鱼腥草、金荞麦根、败酱草清热解毒排脓；金银花、黄芩、芦根以清肺热。

（6）据兼症化裁：若痰热内盛，烦渴，痰黄稠，加石膏、知母、天花粉清热化痰；津伤明显，口干，舌质红，加沙参、麦门冬养阴生津；气虚不能托脓，气短，自汗，脓出不爽，加生黄芪益气托毒排脓。

（四）恢复期

（1）抓主症：身热渐退，咳嗽减轻，咯吐脓痰渐少，臭味亦淡，痰液转为清稀，精神渐振，食纳好转。

（2）察次症：胸胁隐痛，难以平卧，气短，自汗盗汗，午后潮热，心烦，口燥咽干，面色无华，形体消瘦，精神萎靡。

（3）审舌脉：舌红或淡红，苔薄，脉细或细数无力。

（4）择治法：清养补肺。

（5）选方用药思路：本证为邪毒渐去，肺体损伤，阴伤气耗，或为邪恋正虚，方用沙参清肺汤或桔梗杏仁煎。方用沙参、麦门冬、百合、玉竹滋阴润肺；党参、太子参、黄芪益气生肌；当归养血和营；贝母、冬瓜仁清肺化痰。

（6）据兼症化裁：若阴虚发热，低热不退，加青蒿、白薇、地骨皮以清虚热；脾虚，食纳不佳，便溏，配白术、山药、茯苓以培土生金；肺络损伤，咳吐血痰，加白及、白蔹、合欢皮、阿胶以敛补疮口；若邪恋正虚，咯吐腥臭脓浊痰，当扶正祛邪，治以益气养阴，排脓解毒，加鱼腥草、金荞麦根、败酱草、桔梗等。

七、中成药选用

（1）清开灵注射液：功效：清热解毒，镇静安神。主治：肺痈病属痰热壅盛。适用于高热不退，烦躁不安，咽喉肿痛，舌质红绛，苔黄，脉数等症。用法：每次 20～40ml，加入5%葡萄糖注射液 500ml，每日 1 次。静脉滴注。

（2）鱼腥草注射液：功效：清热，解毒，利湿。主治：肺痈病属痰热壅盛。适用于痰热咳嗽，舌红苔黄等症。用法：每次 20～100ml，用 5%～10%葡萄糖注射液稀释后应用，每日1 次。静脉滴注。

八、单方验方

（1）鱼腥草，每日 30～60g，水煎服。

（2）鲜薏苡根适量，捣汁，热服，每日 3 次，能下臭痰浊脓。

（3）金荞麦根茎 30g，水煎服，每日 1 次。

（4）丝瓜水：丝瓜藤尖折去一小段，以小瓶在断处接汁，一夜得汁若干，饮服，适用于溃脓期。

（5）消痈汤：金银花、黄芩、杏仁、薏苡仁、陈皮、桔梗、桃仁、芦根，初期加用薄荷、淡豆豉，极期加用蒲公英、穿心莲、金银花；末期加用败酱草、紫花地丁。每日 1 剂，4 日为 1 个疗程，一般用 6～9 个疗程。

（6）加减苇茎汤：苇茎、冬瓜仁、薏苡仁、桃仁、蒲公英、金银花、紫花地丁、连翘、黄连、栀子、甘草，口渴加石膏、天花粉；吐血加白及、仙鹤草；后期邪退正虚加沙参、麦门冬、黄芪、黄精，每日 1 剂，水煎服。

（7）加减仙方活命饮：金银花、蒲公英、鱼腥草、天花粉、桔梗、浙贝母、赤芍、当归尾、乳香、没药、炮山甲、皂角刺、防风、白芷，适用于肺痈热毒壅肺，蒸灼肺络，郁腐成痈者，每日 1 剂，水煎服。

九、中医特色技术

1. 冬病夏治穴位贴敷

敷穴化痰散（黑龙江中医药大学附属第一医院院内制剂，制剂号：黑 Z-ZJ-0699-2011），药物组成：将白芥子、延胡索、甘遂、细辛、生半夏、冰片、胆矾、生附子、花椒、樟脑共为末，姜汁调成泥状。在夏季三伏天中，分三次调敷天突、肺俞、膏肓、定喘、百劳等穴，1～2 小时去之，每 10 日敷 1 次。

2. 针灸疗法

肺痈的表证期选用大椎、合谷、曲池、外关、尺泽、鱼际等穴位，用泻法；在成痈期和溃脓期，可选用肺俞、大椎、太溪、期门、内关穴等穴位，用泻法；在恢复期，可选用肺俞、气海、太溪、天门、复溜穴等，采用平补平泻法。

3. 耳针疗法

选用肺、神门、气管、耳尖、下耳背或下屏尖等穴位。方法是每次取 2～3 穴，捻转中、强刺激，留针 20～30 分钟。

十、预防调护

凡属肺虚或原有其他慢性疾患，肺卫不固，易感外邪者，当注意寒温适度，起居有节，以防受邪致病；并禁烟酒及辛辣食物，以免燥热伤肺。一旦发病，则当及早治疗，力求在未成脓前得到消散，或减轻病情。

对于肺痈的患者的护理，应做到安静卧床休息，每日观察记录体温、脉象的变化和咳嗽的情况，以及咳痰的色、质、量、味。注意室温的调节，做好防寒保暖。在溃脓后可根据肺部病位，予以体位引流。如见大量咯血，应警惕血块阻塞气道，或出现气随血脱的危症，当按"咯血"采取相应的护理措施。

饮食宜清淡，忌油腻厚味，禁烟酒及辛辣食物，以免燥热伤肺。高热者可予半流质饮食。多吃水果蔬菜，如橘子、梨、枇杷、萝卜等，这些均有润肺生津化痰的作用。每日可以用薏苡仁煨粥食之，并取鲜芦根煎汤代茶。禁食一切其他刺激及海腥发物，如辣椒、葱、韭菜、黄鱼、鸭蛋、虾子、螃蟹等。

十一、各家发挥

（一）排脓解毒法

张伯臾认为："肺痈是热毒，演变常迅速，关键在排脓，痊愈亦较速。"临床上常用麻杏石甘汤、千金苇茎汤等方，还常合用西黄醒消丸消脓肿、清热毒，以助汤药之力。红藤、败酱草原为治肠痈之要药，能清热解毒，散结消肿，张老移用于治肺痈，每获佳效。

（二）釜底抽薪、急下存阴法

陶志达指出：肺脓疡乃大热大毒之证，不能套用一般清热解毒的常法处理。必须趁正气未衰之机，速战速决，用势专力猛之药，攻下泻热，使邪有出路，使病可速愈，故应在清热解毒方剂基础上加用大承气汤之类，或合用葶苈大枣泻肺汤、泻白散等，以攻逐痰热，起釜底抽薪、急下存阴的作用。即使大便不干硬，也可借用。攻下虽然有伤正气，但可采取衰其大半而止的办法，继之以大剂清热解毒，仍可收到良好效果。至于对一些服数剂即见正气虚弱的患者，可以采取间歇应用法，与其他治法交替使用。

此外，瘀热郁结血脉，是本病病机的一个重要环节，因此在处方中加用祛瘀散结之品，可有助于恢复。除桃仁、赤芍外，还可用三棱、莪术、王不留行。至于大黄，除荡涤热毒之外，亦入血分，兼具祛瘀之功，在正气尚足的情况，用之较桃红的功效更佳。

（三）清宣通下法

邢锡波用清宣通下的方法以清除肺中热毒，以减轻对肺脏的损伤。他认为病之早期热毒壅肺，应以清热解毒为主，辅以祛痰排脓。宜用鱼腥草、金银花、薏苡仁、冬瓜子、鲜芦根、桔梗、桃仁、浙贝母、甘草，毒热壅盛可加三黄丸或西黄丸。病之后期为邪衰正虚阶段，应以清养补肺为主。宜用沙参清肺汤：合欢皮 30g，薏苡仁 30g，黄芪 15g，冬瓜仁 15g，北沙参 12g，太子参 12g，白及 6g，桔梗 6g，甘草 3g。清热解毒可重用鱼腥草和黄连，前者能宣肺散结，为肺痈之要药；化痰排脓则重用桔梗、薏苡仁、冬瓜仁；消肿生肌活血可用白及、合欢皮；扶正托痈可用沙参、太子参和黄芪。

（四）扶正祛邪法

叶景华认为：肺痈主要是由于感受风热外邪，邪郁于肺，瘀阻肺络，壅塞不同，以致燔灼肺叶，蕴蒸腐败酿成脓肿。临床病变多集中表现在肺部，但全身亦有反应。叶老强调辨证，既要重视局部病变，又要照顾全身正气的盛衰，尤其是对长期应用抗生素治疗，病情未能控制，已出现正虚邪盛表现时，每每需要扶正祛邪并进。一方面扶助正气，使机体恢复祛邪外出之力；另一方面清热解毒，化瘀排脓，以助正气祛邪外出。治疗期间叶老强调，重病宜用重剂，自拟复方鱼桔汤，方中鱼腥草、金银花、黄连、黄芩、芦根，清热解毒；桔梗、薏苡仁、冬瓜仁、桃仁、浙贝母，祛痰排脓。若在邪盛时，宜加重药量，日服 2 剂，否则病重药轻，不易见效，并可加服黄连粉装胶囊，分次吞服。

（五）痈疽分治法

王文鼎认为：肺脓肿不能一概视为肺痈，属肺疽者间或有之。若治疗不充分或者支气管引流不畅，坏死组织留在脓腔内，炎症持续存在，则转为慢性。此阶段有相当一部分似祖国医学肺疽证。肺痈、肺疽虽同属肺部化脓性病变，但两者在成因、病机和临床表现都各有不同，必须细加分别，不容混淆。首先从病因病机上看，肺痈和肺疽都是气血为毒邪阻滞而成，但"痈有火毒之滞，疽有寒痰之凝"。肺痈系肺有蓄热，复因外感风热，两热相蒸，肺叶受灼，气壅血瘀，郁结成痈；而肺疽多为病久体虚，肺气耗伤，无力托毒外出，以致热从寒化，阴寒凝阻，邪毒深伏于肺所致。而肺痈久延，元气耗损，亦可转化为肺疽。再从临床表现来看，当从起病之缓急，病程之长短，热势之高低，痰液、脓液之性状，以及舌苔、脉象之变化等方面，进行辨别。一般气粗、胸痛等症，脉多滑数，舌红苔黄腻，表现为阳证热证。肺疽起病较缓，病程较长，热势不甚，痰不黄稠，脓液清稀，每兼神疲乏力，面色不华等症，脉多虚细，舌淡红或暗红、苔白，表现为阴证寒证。临证治病，必须掌握辨证论治的原则，详细地研究分析病情，抓住主要矛盾，才能做出正确诊断。

王文鼎治疗肺疽，主张温阳散寒，补气托毒，善于应用阳和汤、犀黄丸，每获良效。阳和汤温补通腠，阳和一转，则阴分凝结之毒自动化解，故阳和汤为治疗外科阴证的主要方剂。方中熟地黄、鹿角胶温补精血，姜炭温中回阳，桂心温通血脉，麻黄宣通阳气，白芥子祛湿化痰，诸药相配，共奏温补和阳、散寒通滞之效。犀黄丸具有活血祛瘀、解毒之痛的作用。临床多用于慢性包块，脓肿。此方用于牛黄解毒，配麝香之香窜，乳香、没药治活血祛瘀，以疏通血脉，使深伏之毒邪得以外散，郁结之痰浊瘀血得以消除。原本病为半阴半阳，又配以阳和汤，故无偏寒凉之弊。

（六）清热、排脓、化瘀、扶正法

洪广祥认为肺痈的病机主要为邪热郁肺，热郁是形成痰热瘀阻、化腐成痈的病理基础，临床上呈现以邪热盛实的证候为主。但脓疡溃后，或病势迁延，又可出现气阴耗伤，或正虚邪恋之象。因此肺痈的治疗，要突出清热、排脓、化瘀、扶正的治疗，其中清热法要贯穿治疗的全过程。从以往治疗肺痈的失败病例分析，主要原因之一是清热不得法、不彻底，以致失去控制病势发展的主动权。治疗肺脓肿主要为四大法：清热、排脓、化瘀和扶正。

清热，这是肺痈基本治法，可分为清宣与清泄两个方面。所谓清宣，即清热宣肺，主要用于肺痈初期。

排脓，有脓必排是肺痈重要治则。排脓方法有三：一为清脓，即清除脓液之意，是肺痈排脓的常规疗法。常选用千金苇茎汤化裁。二为透脓，仅用于溃脓期患者吐脓不爽，咳血量不多或无咳血者。常选用大剂量桔梗及皂刺、穿山甲等。三为托脓，主要用于溃脓期，正虚而无力的排脓外出者。选药时宜根据患者气血阴阳孰虚而分别选用补气、养阴、补血、补阳之品。此法禁用于邪盛而正不衰的情况，否则不但无益，反而滋长毒邪，使病情加剧。

化瘀，肺痈病机为热郁血瘀，在肺痈成脓及溃脓期，清热及排脓法中辅以化瘀之品常见显效。根据咳血量多少而选用不同化瘀之药，咳血量多，常用生蒲黄、花蕊石、三七、茜草、藕节等既能活血又能止血之品；咳血量少，常选用牡丹皮、芍药、郁金、三七、桃仁等药。

扶正，本法主要适用于肺痈恢复期。恢复期属邪衰正虚，阴气内伤，应以清养补肺为主，扶正以拖邪，但不可忽视补脾，因脾为肺之母，补脾能助肺益气，有益于补肺生肌，促进痈疡愈合。对于溃疡后脓液一度清稀而复转臭浊，或腥臭脓血迁延日久，反复不尽，时轻时重，此为邪恋正虚，脓毒未尽，虚实错杂。仍必须配合清热、排脓药，切忌单纯补益，以致邪留不去，而使疾病缠绵难愈。

（王晶波）

第三章　气流阻塞性疾病

第一节　概　　述

气流阻塞是一种由多种原因所致的气道气流严重受阻的临床急症。气流阻塞性疾病主要包括慢性阻塞性肺疾病、阻塞性肺气肿和支气管哮喘，属于中医"喘证"或"咳嗽"范畴，但在中医文献中又有"喘"、"喘鸣"、"上气"等名称。

一、中医喘病的概念及命名原则

气流阻塞性疾病属中医"喘证"等范畴。早在《内经》就对其症状特点进行了阐述，元代朱丹溪始以"哮喘"作为独立病名加以论述，儿科医籍首见于明代万全《幼科发挥·喘嗽》。《内经》中散在描述"喘鸣"、"喘咳"、"喘呼"等诸症。张仲景《伤寒杂病论》对咳喘辨证设方，并指出痰饮在咳喘中的重要性。《伤寒论》第18条言"喘家，作桂枝汤，加厚朴、杏子佳"。其中"喘家"指素有喘息者，又复感风寒，引动宿疾，致咳喘发作。第40条及41条谓："伤寒表不解，心下有水气……或喘者，小青龙汤主之"，"伤寒心下有水气，咳而微喘……小青龙汤主之"。此为素有水饮内停，外寒内饮，相互搏击，壅塞于肺，肺气上逆，则喘咳并见，此两条中设小青龙汤治疗寒饮为患的咳喘。而《金匮要略·肺痿肺痈咳嗽上气病脉证治》云"咳而上气，喉中水鸡声，射干麻黄汤主之"，论述了寒饮郁肺之喘，其喘证主要特点是"喉中水鸡声"，并随证设方。隋代巢元方《诸病源候论》从肺脏的生理功能入手分析，论述了喘息的病机主要是邪乘肺虚，肺中气机不利，故上逆而喘，并形象描述了喘息声的特点。如"呷嗽候"有"呷嗽者，犹是咳嗽也。其胸膈痰饮多者，嗽则气动于痰，上搏咽喉之间，痰气相击，随嗽动息，呼呷有声，谓之呷嗽，其与咳嗽大体相同。至于投药，则应加消痰破饮之物，以此为异耳"。又如《诸病源候论·上气喉中如水鸡鸣候》谓"肺病令人上气，兼胸膈痰满，气行壅滞，喘息不调，致咽喉有声，如水鸡之鸣"。唐代孙思邈《千金方》言"射干汤治疗小儿咳逆喘息如水鸡声"，这是古代文献对小儿哮喘的专论叙述。宋代钱乙《小儿药证直诀》中提出五脏各自所主，言"肺主喘，实则闷乱，喘促，有饮水者，有不饮水者；虚则哽气，长出气"及"肺病，闷乱哽气，长出气，气短喘息"，指明喘的病位在肺脏，肺之宣肃失司，升降失常，上逆为喘，并描述了喘证虚实的证候特点，如《小儿药证直诀·咳嗽》言"有肺盛者，咳而后喘，面肿，欲饮水，有不饮水者，其身即热"，以及"有肺虚者，咳而哽气，时时长出气，喉中有声，此久病也"。

综观宋代以前医籍所记载的诸如"喘鸣"、"喘呼"、"上气"、"喉中水鸡声"、"上气息鸣"、"呷嗽"等，虽称谓不同，但所表述的对象是一致的。从其症状和表现特点来分析，一是具有喘息的表现，二是具有鸣响的特征，均指哮喘而言，只不过在不同时期有着不同的称谓。古代医家对哮喘病因病机提出了诸多不同的认识，大致有痰饮致喘、外邪致喘、酸咸饮食厚味致喘、寒热错杂、肺脏本病及宿根学说等。通过历代研究和反复实践，使之逐渐丰富和完善，为后世提供了临床辨证和遣方用药的理论依据。元代朱丹溪《丹溪心法·喘论》首创"哮喘"病名，把本病从笼统的"上气"、"喘鸣"、"喘促"中分离出来，成为一个独立的病名，并阐明其病机"哮喘专注于痰"。明代万全《幼科发挥·喘嗽》述"或有喘病，遇寒冷而发，发则连绵不已，发过如常，有时复发，此为宿疾，不可除也"，这是儿科医籍首先对哮喘的论述，指明喘病有宿根，难于根治的病理特点。《幼科发挥·肺脏兼证》言"诸气喘促，上气咳嗽，面肿，皆肺脏之本病也"。且在《幼科发挥·肺所生病》云"诸气上逆喘逆，皆属于肺"，指出喘的病位在肺本脏。明代张介宾《景岳全书》中分述实喘及虚喘的病因病机特点和证治方药，如"气喘之病，最为危候……欲辨之者，亦惟二证而已，所谓二证者，一曰实喘，一曰虚喘也……盖实喘者有邪，邪气实也，虚喘者无邪，元气虚也，实喘者气长而有余，虚喘者气短而不续"；并指出喘有夙根，《景岳全书·实喘证治》云"喘有夙根，遇寒即发，或遇劳即发者，亦名哮喘"。清代吴谦著《医宗金鉴·幼科心法要诀》分述了"火热喘急"、"肺虚作喘"、"风寒喘急"、"痰饮喘急"及"马脾风"等不同喘证的病因、辨证要点和治法处方，并区分虚实及指出马脾风是喘证中最危重的一种。《灵枢·五阅五使》说："肺病者，喘息鼻张。"《灵枢·本藏》曰："肺高则上气肩息。"《灵枢·五邪》云："邪在肺，则病皮肤痛，寒热，上气喘，汗出，喘动肩背。"书中提出肺为主病之脏，且可涉及肾、心、肝、脾等脏，描述了喘证的症状表现，提出喘证的病因既有外感又有内伤，病机也有虚实之别。汉代张仲景《金匮要略·肺痿肺痈咳嗽上气病脉证治》中所言"上气"即是指气喘、肩息、不能平卧的证候，亦包括"喉中水鸡声"的哮病和"咳而上气"的肺胀。金元时期的医家对喘证的论述各有补充。如刘河间论喘因于火热，他认为："病寒则气衰而息微，病热则气甚而息粗……故寒则息迟气微，热则息数气粗而为喘也。"元代朱丹溪认识到七情、饱食、体虚等皆可成为内伤致喘之因，《丹溪心法·喘》说："七情之所感伤，饱食动作，脏气不和，呼吸之息，不得宣畅而为喘急。亦有脾肾俱虚，体弱之人，皆能发喘。"明代张介宾把喘证归纳成虚实两大证，如《景岳全书·喘促》说"实喘者有邪，邪气实也；虚喘者无邪，元气虚也"，指出了喘证的辨证纲领。清代叶天士《临证指南医案·喘》说："在肺为实，在肾为虚。"清代林珮琴《类证治裁·喘证》认为："喘由外感者治肺，由内伤者治肾。"这些论点，对指导临床实践皆具有重要意义。

二、中医喘病审因候机思路

（一）常见症状

（1）咳嗽：慢性咳嗽常为首发症状，初起咳嗽呈间歇性，早晨较重，以后早晚或整日均有咳嗽，但夜间咳嗽并不显著。咳嗽后通常咳少量黏液性痰，合并感染时痰量增多，常有脓性痰。

（2）呼吸困难：气短或呼吸困难是气流阻塞性疾病的标志性症状，早期仅于劳力时出现，后逐渐加重，以致日常活动甚至休息时也感气短。

（3）喘息及胸闷：不是气流阻塞性疾病的特异性症状。部分患者特别是重度患者有喘息；胸部紧闷感通常于劳力后发生，与呼吸费力、肋间肌等容性收缩有关。

（4）其他症状：晚期患者常有体重下降、食欲减退、精神抑郁和（或）焦虑等，合并感染时可咯血痰或咯血。

（二）病因病机

喘病的病因很复杂，外邪侵袭、饮食不当、情志失调、劳欲久病等均可成为喘病的病因，引起肺失宣降，肺气上逆或气无所主，肾失摄纳而致喘病。

（1）外邪侵袭：外感风寒或风热之邪，未能及时表散，邪蕴于肺，阻遏肺气，肺气不得宣降，因而上逆作喘。

（2）饮食不当：恣食生冷、肥甘，或嗜酒伤中，脾失健运，痰浊内生；或急慢性疾患影响于肺，致肺气受阻，气津失布，津凝痰生，痰浊内蕴，上阻肺气，肃降失常，发为喘促。

（3）情志失调：所欲不遂，忧思气结，肝失调达，气失疏泄，肺气郁闭，或郁怒伤肝，肝气上逆于肺，肺气不得肃降，升多降少，气逆而喘。

（4）劳欲久病：如肺系久病，或久咳伤肺，或久病脾气虚弱，肺失充养，肺之气阴不足，以致气失所主而喘促。若久病迁延，由肺及肾，或劳欲伤肾，精气内夺，肺之气阴亏耗，不能下荫于肾，肾之真元伤损，气失摄纳，上出于肺，出多入少，逆气上奔为喘。若肾阳衰弱，肾不主水，水邪上犯，干肺凌心，肺气上逆，心阳不振，亦可致喘，此属虚中夹实之候。

喘证的病位主要在肺和肾，涉及肝脾心。基本病机为痰邪壅肺，宣降不利；或精气虚衰，肺肾出纳失常。

喘证无论是由于外感还是内伤所致，均可引起肺失宣肃，肺气上逆而生咳喘。肺主宣降，布散津液到达全身脏腑组织；若宣降失职，水津不布而停聚，是为痰湿，故中医有"肺为贮痰之器"之说；痰湿停滞于肺，又可加重肺失宣降，成为继发性致病因素。肾主纳气，为气之根，即肺所吸入之清气必须下纳于肾，呼吸运动方可协和。若久病咳喘，或久患他病，精气内夺，伤及于肾，必致肾失摄纳，肺气上逆，呼多吸少，而为咳促。此外中气虚弱，土不生金，肺失所养，日久亦可致喘。病至晚期，肺脾肾中阳气、心气俱虚，心血运行不畅而瘀阻，每每喘促之时，伴有面色、唇舌指甲青紫，甚则出现因喘而致亡阳、亡阴之危候，治疗往往较为棘手。由此可见，喘证之病理性质不外虚、实、寒、热四类。实喘病位主要在肺，为外感六淫、痰饮湿浊、情志不畅等原因所致；虚喘病位则主要在肺、肾两脏（尤其是肾阳不足，与脾气不足、心阳不振等亦有关；病情日久、错综复杂者，每常上（肺）实下（肾）虚并见。寒证以外寒为发病诱因（最为常见），外寒引动内饮是咳喘最为常见的症候；内寒责之于肾阳不足，温煦不及，为虚证基本病机。热证有外感风热、痰热壅肺等之不同，其中痰热壅肺较为常见，多属实证范畴。至于寒热错杂（如外寒里热之"寒包火"）之证，临证亦每常见之。

（三）病理变化

喘症的病理性质有虚实之分。实喘在肺，为外邪、痰浊、肝郁气逆，邪壅肺气，宣降不利所致；虚喘责之肺、肾，因阳气不足、阴精亏耗，而致肺肾出纳失常，且尤以气虚为主。实喘病久伤正，由肺及肾；或虚喘复感外邪，或夹痰浊，则病情虚实错杂，每多表现为邪气壅阻于上，肾气亏虚于下的上盛下虚证候。喘证的严重阶段，不但肺肾俱虚，在孤阳欲脱之时，亦可导致心气、心阳衰惫，鼓动血脉无力，血行瘀滞，甚至出现喘汗致脱，亡阴、亡阳的危重局面。

三、中医喘病的辨证思路

（一）辨病位

喘证的病变部位主要在肺和肾，与肝、脾、心有关。肺主气，司呼吸，外合皮毛，为五脏之华盖，若外邪袭肺，或他脏病气犯肺，皆可使肺失宣降，呼吸不利，气逆而喘；久病肺虚，气失所主，亦可致喘。肾主纳气，为气之根，如肾元不固，摄纳失常，气不归元，则气逆干肺而为喘。而脾失健运，痰浊干肺及肝失疏泄，上逆侮肺等，均可致喘；心阳虚衰，不能下归于肾，可致阳虚水泛，凌心射肺致喘。

（二）辨病性

喘证的辨证应以虚实为纲。实喘症见呼吸深长有余，呼出为快，气粗声高，伴有痰鸣咳嗽，脉数有力。虚喘病程较长，病势徐缓，时轻时重，遇劳则甚，症见呼吸短促难续，深吸为快，气怯声低，少有痰鸣咳嗽，脉象微弱或浮大中空。肺虚者操劳后则喘；肾虚者静息时亦气息喘促，动则尤甚；若心气虚衰，可见喘息持续不已。

（三）辨证论治

1. 痰浊壅肺

（1）证候：喘而胸满闷塞，甚则胸盈仰息，咳嗽，痰多黏腻色白，咯吐不利，兼有呕恶，食少，口黏不渴，舌苔白腻，脉滑或濡。胸膺满闷，短气喘息，稍劳即著，咳嗽痰多，色白黏腻或呈泡沫状，畏风易汗，脘痞纳少，倦怠乏力，舌暗，苔薄腻或浊腻，脉小滑。

（2）病机分析：中阳不运，积湿生痰，痰浊壅肺，肺失肃降。肺虚脾弱，痰浊内蕴，肺失宣降。痰浊壅肺，肺气壅塞，肺失宣降，则胸满、咳嗽、痰多色白黏腻，呈泡沫状；肺气虚弱，故短气喘息，稍劳即著；肺虚卫表不固，则怕风、易汗；痰浊内蕴，脾失健运，故见脘腹痞胀、纳少、泛恶、便溏、倦怠乏力。

2. 痰热郁肺

（1）证候：喘咳气涌，胸部胀痛，痰多质黏色黄或夹有血色，伴胸中烦闷，身热有汗，口渴而喜冷饮，面赤咽干，小便赤涩，大便或秘，舌质红，舌苔薄黄或腻，脉滑数。咳逆，喘息气粗，胸满，烦躁，目胀睛突，痰黄或白，黏稠难咯，或伴身热，微恶寒，有汗不多，口渴欲饮，溲赤，便干，舌边尖红，苔黄或黄腻，脉数或滑数。

（2）病机分析：邪热蕴肺，蒸液成痰，痰热壅滞，肺失清肃。痰热壅肺，清肃失司，肺气上逆。痰热郁肺，肺闭气逆，故喘咳息粗、胸满、痰黄或白黏稠；痰热扰心则烦躁；热炽津伤，故身热、口渴、便干、溲黄；风热侵袭肺卫，故见发热微恶寒、汗出。

3. 痰蒙神窍

（1）证候：咳逆喘促日重，咳痰不爽，神志恍惚，表情淡漠，嗜睡，甚或意识朦胧，谵妄，烦躁不安，入夜尤甚，昏迷，撮空理线，或肢体眩动，抽搐，舌质暗红或淡紫，或紫绛，苔白腻或黄腻，脉细滑数。

（2）病机分析：痰浊上蒙，则神志恍惚、表情淡漠、嗜睡；痰热扰神，则烦躁不安；痰热闭窍，则谵妄、撮空理线、昏迷；痰热内耗营阴，肝风内动，则肢体瞤动、抽搐；痰浊或痰热蕴肺，故喘咳、痰黏稠或黄黏，或伴痰鸣。

4. 阳虚水泛

（1）证候：心悸，喘咳，咳痰清稀，面浮，下肢浮肿，甚则一身悉肿，腹部胀满有水，脘痞，纳差，尿少，怕冷，面唇青紫，苔白滑，舌胖质黯，脉沉细。

（2）病机分析：肺脾肾阳气衰微，气不化水，水邪泛滥则面浮、肢肿、腹水；水凌心肺故心悸、胸闷气憋、喘咳、痰清稀；脾失健运则脘痞、纳少；阳虚寒水内盛，故怕冷、尿少。阳虚血脉失于温煦而瘀滞，则面唇青紫。

5. 肺气虚耗

（1）证候：喘促短气，气怯声低，喉有鼾声，咳声低弱，痰吐稀薄，自汗畏风，或见咳呛，痰少质黏，烦热而渴，咽喉不利，面颧潮红，舌质淡红或有苔剥，脉软弱或细数。

（2）病机分析：肺虚不主气，故喘促短气，气怯声低，喉有鼾声，咳声低弱，痰稀；卫外不固，则自汗，畏风，易感冒。

6. 风寒袭肺

（1）证候：喘息咳逆，呼吸急促，胸部胀闷，痰多稀薄而带泡沫，色白质黏，常有头痛，恶寒，或有发热，口不渴，无汗，舌苔薄白而滑，脉浮紧。

（2）病机分析：风寒上受，内舍于肺，邪实气壅，肺气不宣，肺气上逆，故喘咳，痰多稀薄色白。风寒束表，故见恶寒，或有发热，口不渴，无汗；经气不利，则头痛。

7. 表寒肺热

（1）证候：喘逆上气，胸胀或痛，息粗，鼻煽，咳而不爽，吐痰稠黏，伴形寒，身热，烦闷，身痛，有汗或无汗，口渴，舌苔薄白或黄，舌边红，脉浮数或滑。

（2）病机分析：寒邪束表，热郁于肺，或表寒未解，内已化热；肺气上逆，故喘逆，息粗鼻煽动，胸部胀痛，咳而不爽，咯痰黏稠；里热内盛，故烦热，汗出；热伤津液，则口渴，溲黄，便干；寒邪束表，则形寒，身痛，无汗。

8. 肺气郁痹

（1）证候：每遇情志刺激而诱发，发时突然呼吸短促，息粗气憋，胸闷胸痛，咽中如窒，但喉中痰鸣不著，或无痰声。平素常多忧思抑郁，失眠，心悸，舌苔薄，脉弦。

（2）病机分析：郁怒伤肝，肝气犯肺，肺气不降，则喘促气憋，咽中如窒；肝肺络气不和，则胸闷胸痛；心肝气郁，则失眠，心悸。

9. 正虚喘脱

（1）证候：喘逆剧甚，张口抬肩，鼻煽气促，端坐不能平卧，稍动则咳喘欲绝，或有痰鸣，心慌动悸，烦躁不安，面青唇紫，汗出如珠，肢冷，脉浮大无根，或见歇止，或模糊不清。

（2）病机分析：肺肾衰竭，气失所主，气不归根，则喘逆剧甚欲绝；心阳虚脱，则心慌动悸，烦躁不安；血脉失于温运，则肢厥，面青唇紫；阳脱阴液外泄则汗出如珠；脉浮大无根，或见歇止，或模糊不清为心肾阳气衰竭之征。

10. 肺肾气虚

（1）证候：呼吸浅短难续，声低气怯，甚则张口抬肩，倚息不能平卧，咳嗽，痰白如沫，咯吐不利，胸闷心慌，形寒汗出，或腰膝酸软，小便清长，或尿有余沥，舌淡或黯紫，脉沉细数无力，或有结代。

（2）病机分析：肺肾两虚，气失摄纳，故呼吸浅短难续，声低气怯；痰饮阻肺，故咳嗽、痰白如泡沫、胸满闷窒；肺病及心，心阳不振，故心慌、形寒、汗出；肾虚不固，膀胱失约，故小便清长，或咳则小便自遗。

11. 肺脾气虚

（1）证候：气短声低，喉中时有轻度哮鸣，痰多质稀色白，自汗，怕风，常易感冒，倦怠无力，食少便溏，舌质淡，苔白，脉濡软。

（2）病机分析：卫气虚弱，不能充实腠理，外邪易侵，故自汗，怕风，常易感冒；肺虚不能主气，气不化津，痰饮蕴肺，肺气上逆，故气短声低，喉中时有轻度哮鸣音，痰多色白质稀；脾虚健运无权，故食少便溏；中气不足，故倦怠无力。

12. 肾虚不纳

（1）证候：喘促日久，动则喘甚，呼多吸少，气不得续，形瘦神惫，跗肿，汗出肢冷，面青唇紫，舌淡苔白或黑而润滑，脉微细或沉弱；或见喘咳，面红烦躁，口咽干燥，足冷，汗出如油，舌红少津，脉细数。

（2）病机分析：久病肺虚及肾，气失摄纳，气息短促，呼多吸少，动则尤甚，气不得续；阳衰，肢体失温煦，水湿泛滥，则肢冷，面青唇紫；真阴衰竭，阴不敛阳，阳气浮越，则干咳，面红烦躁，口咽干燥，足冷，汗出如油。

（四）检查要点

气流阻塞性疾病的诊断应根据病史、危险因素接触史、症状、体征及理化检查等资料，综合分析确定。

（五）现代医学主要诊断方法

1. 肺功能检查

肺功能检查是判断气流受限的客观指标，对诊断、严重度评价、疾病进展、预后及治疗反应等均有重要意义。气流受限是以第一秒用力呼气容积（FEV_1）和 FEV_1 与用力肺活量（FVC）之比（FEV_1/FVC）降低来确定的。

2. 支气管扩张剂可逆试验

已不再建议根据气流受限的可逆程度（如使用支气管扩张剂或糖皮质激素后的 FEV_1 改变值）来鉴别慢性阻塞性肺疾病与哮喘，以及预计对支气管扩张剂或糖皮质激素长期治疗的反应。因为慢性阻塞性肺疾病可与哮喘并存，长期哮喘本身也可导致固定的气流受限。但某些患者（如儿童时期有哮喘发作史或由于咳嗽、喘息发生反复夜间觉醒等不典型病史），则可以进行支气管扩张剂或者口服糖皮质激素可逆试验，使用支气管扩张剂前后比较，FEV_1 增加 12%，同时绝对值增加 200ml，考虑有显著性。

3. 胸部 X 线检查

胸部 X 线检查对确定肺部并发症及与其他疾病（如肺间质纤维化、肺结核等）鉴别有重要意义。慢性阻塞性肺疾病早期胸部 X 线无明显变化，后出现肺纹理增多、紊乱等改变；表现为胸腔前后径增长，肋骨走向变平，肺野透亮度增高，横膈低平心脏悬垂狭长，肺门血管纹理呈残根状，肺野外周血管纹理纤细稀少等，有时可见肺大疱形成。并发动脉高压和肺源性心脏病时，除右心增大外，还可有肺动脉圆锥膨隆，肺门血管影扩大及右下肺动脉增宽等。

4. 胸部 CT 检查

高分辨率胸部 CT 检查可辨别小叶中心型或全小叶型肺气肿及确定肺大疱的大小和数量。对疾病鉴别诊断及预计肺大疱切除或外科减容手术等的效果有一定价值。

5. 血气检查

血气分析对晚期患者十分重要。FEV_1<40%预计值及具有呼吸衰竭或右心衰竭临床征象者，均应做血气检查。

6. 特异性变应原的检测

（1）特异性 IgE 的测定：变应性哮喘患者血清特异性 IgE 明显增高。

（2）皮肤变应原测试：根据病史和生活环境选择可疑的变应原行测试，可通过皮肤点刺的方法进行。皮试阳性患者对该过敏原过敏。吸入变应原测试因具有一定的危险性，已较少应用。

7. 其他

低氧血症时血红蛋白可增高，血细胞比容>55%可诊断为红细胞增多症。哮喘发作时可有嗜酸性粒细胞增高。并发感染时痰培养可检出各种病原菌，如肺炎链球菌、流感嗜血杆菌和肺炎克雷伯杆菌等。

四、中医喘病治疗大法

（一）内治法

（1）宣肺平喘法：外邪伤人肌表，毛窍闭塞，肺气失于宣发肃降，卫气不得外达，营气涩而不畅，故而外见恶风寒，无汗，头痛身痛，或身热汗出，咽痛，脉浮等表证，内见气喘咳嗽、胸闷等，当疏散表邪，宣肺平喘。常用散寒解表，宣肺平喘和辛凉清肺，宣肺平喘两种治法。

1）散寒解表：外感风寒，恶寒微热，头痛身痛，无汗而喘或兼痰多清稀者。舌苔薄白，脉浮紧。宜散寒解表，宣肺平喘。方用麻黄汤合杏苏散。若平素寒饮伏肺，又外感风寒所见类似上症者可用小青龙汤或射干麻黄汤。

2）辛凉清肺：外感风热，或风寒郁而化热，壅遏于肺而致身热不解，喘逆气急，口渴喜饮，有汗或无汗，甚至鼻翼煽动。舌苔薄白或黄，脉滑数。治当辛凉宣泄，清肺平喘。方用麻杏石甘汤。

（2）化痰平喘法：痰饮壅肺，阻塞气道，致使肺失宣降而喘。根据痰的性质不同，可分清热化痰、祛痰降逆和温化寒饮三种方法。

1）清热化痰：痰热郁肺。症见喘咳气涌，胸部胀满，烦闷，痰多而黏稠色黄，或兼身热汗出，口渴喜冷饮，咽干面赤，溲黄便秘。舌苔薄黄或腻，脉滑数。治当清热化痰，宣肺平喘。方用桑白皮汤加减。

2）祛痰降逆：痰浊阻肺。症见喘而胸满憋闷。甚至胸盈仰息。咳嗽、痰多而黏腻。兼有呕恶、食少，口黏不渴，舌苔白腻，脉滑。治当祛痰降逆，宣肺平喘。方用二陈汤合三子养亲汤加减。

3）温化寒饮：寒饮伏肺。症见喘憋气逆，呼吸急促，胸膈满闷，咳不甚。痰呈泡沫状，咳吐不爽，形寒怕冷，天冷或受寒易发病，口喜热饮，或兼喉中哮鸣如水鸣声，呈阵发性发作。苔白滑，脉弦或紧。治宜温化寒饮，肃肺平喘。方用小青龙汤或射干麻黄汤。

（3）开郁降气平喘法：肝郁气逆导致肺失宣降而喘。其表现为每遇情志刺激而诱发，发病时胸部憋闷，呼吸气粗，或兼咽中室塞，如有物阻之感，脉弦。治宜疏肝开郁，降气平喘。方用五磨饮子加减。

（4）补肺益气平喘法：肺气虚耗。喘促气短，声低气怯，咳声无力，气不得续而喘，兼自汗畏风，痰质稀薄，或痰少质黏，烦热而渴，脉弱。方用补肺汤合生脉散。

（5）补肾纳气法：喘咳日久不愈，元气虚衰，肾不纳气。症见呼多吸少，气不得续，稍有活动即气短明显加重。痰稠量多，咳吐不爽，胸憋咳嗽，腰膝酸软无力，食少体倦，夜间尿频。脉弱或弦数。治当补肾纳气。方用复健汤加减。

（6）补虚泻实法：正虚邪实。症见胸部憋闷胀满，气短，吸气困难，日见加重，咳嗽，痰多不利，不能饮食，腰酸腿软，身软无力。舌苔白腻，脉弦滑。治宜补虚泻实。方以苏子降气汤加减。

（二）外治法

1. 针灸疗方

（1）体针：取穴定喘、肺俞、丰隆、天突、膻中、膈俞。痰浊壅肺者加脾俞、足三里；有风寒表证者加大椎、合谷；肺肾气虚者加肾俞、复溜、太溪。留针20分钟，间断行针，每日1次，6次为1个疗程，共治2个疗程。

（2）耳针：以王不留行籽贴压耳穴，选穴：肺、肾、心、气管、平喘、皮质下。每日更换一次，两侧耳穴交替使用，7日为1个疗程。

2. 灸法

（1）痰浊壅肺：取穴肺俞、丰隆、天突、膻中、风门、太渊、阴陵泉。每穴每次灸疗壮数一般为2～10壮，每日灸2～3次。

（2）痰热郁肺：取穴丰隆、内关、膻中、鱼际、内庭、尺泽。每穴每次灸疗壮数一般为2～10壮，每日灸2～3次。

（3）肺肾气虚：肺俞、膏肓俞、肾俞、膻中、气海、太渊、足三里。每穴每次灸疗壮数一般为2～10壮，每日灸2～3次。

（4）取肺俞、膏肓、脾俞、肾俞，隔姜艾灸，每穴3～5壮，每日1次。

（5）平时宜常艾灸大椎、肺俞、肾俞、命门、足三里、三阴交等穴。

3. 中药敷贴方

炙白芥子、延胡索各21g，甘遂、细辛各12g，共研细末，每年夏季三伏天使用，每次用1/3药面，加生姜汁调成稠膏状，制成6块外敷贴剂，贴在肺俞、心俞、膈俞3对穴位上，一般贴4～8小时，初伏、二伏、三伏各1次，共贴3次。稳定期及发作期患者均可使用，一般连续贴治3年。

4. 按压疗法

（1）痰浊壅肺：肺俞、丰隆、天突、膻中、风门、太渊、阴陵泉。按压穴位用泻法，用力可较大，可逆时针点压揉动穴位，按压时间较短，刺激感要强。

（2）痰热郁肺：丰隆、内关、膻中、鱼际、内庭、尺泽。每穴按压时间持续5～30秒，可顺时针点压揉动穴位，刺激感要强。

（3）肺肾气虚：肺俞、膏肓俞、肾俞、膻中、气海、太渊、足三里。按压手法要求力度逐渐增大，每穴按压时间持续 30～60 秒，可逆时针点压揉动穴位。

治疗方面，须综合论治，即根据患者病因病机，采用多种治法以综合调理治疗。如方药内服、针灸治疗、中药超声雾化吸入、穴位贴敷等，常可明显提高临床疗效。至于危重之喘促，更应综合多种治疗方法以救治之。

（三）健康指导

1. 生活起居指导

（1）保持室内空气新鲜流通，温湿度适宜。指导患者戒烟，室内勿放鲜花等可能引起过敏的物品，避免花粉及刺激性气体的吸入。

（2）本病由咳、喘引起，尤其重视慢性肺系疾病的治疗，尤以预防感冒。起在寒冷季节或气候转变时，及时增减衣物，勿汗出当风，在呼吸道传染病流行期间，尽量避免去人群密集的公共场所，避免感受外邪诱发或加重病情。

（3）劳逸结合，起居有常，保证充分的休息和睡眠，病情加重时减少活动量。

（4）经常做深呼吸，腹式呼吸和缩唇呼气联合应用，提高肺活量，改善呼吸功能。

（5）自我保健锻炼：①步行：每日步行 500～1500 米，运动量由小到大。开始时，可用自己习惯的中速步行，以后可采用中速—快速—慢速的程序步行。②按摩保健穴位：经常按摩睛明、迎香、颊车、合谷、内关、足三里、肾俞、三阴交等。③足底按摩：取肾、输尿管、膀胱、肺、喉、气管、肾上腺等反射区，每个反射区按摩 3 分钟，每日 3 次。④叩齿保健：指导患者叩齿，每日早晚各一次，每次 3 分钟左右。叩齿时可用双手指有节律的搓双侧耳孔，提拉双耳廓直到发热为止。⑤传统养生操：可选择五禽戏、太极拳或八段锦，每周进行 3 次以上，每次 15 分钟。

2. 饮食指导

（1）饮食以高热量、高蛋白和高维生素为宜，并补充适量无机盐，同时避免摄入过多碳水化合物及易产气食物。多吃绿叶蔬菜及水果，食物烹饪以蒸、煮为宜，食物宜软烂，以利于消化吸收，同时忌辛辣、肥腻、过甜、过咸及煎炸之品。

（2）外寒内饮证：宜进食疏风散寒、宣肺止咳的食物，如紫苏粥、白果煲鸡等。

（3）风热犯肺证：宜进食疏风清热、宣肺化痰的食物，如金银花茶。

（4）痰浊壅肺证：宜进食清肺化痰、理气止咳的食物，如雪梨银耳百合汤等。

（5）肺气郁闭证：宜进食开郁宣肺、降气平喘的食物，如杏仁粥、萝卜生姜汁等。

3. 情志调理

（1）本病缠绵难愈，患者精神负担较重，常易出现焦虑、抑郁等情绪，责任护士多与患者沟通，了解其心理状态，及时予以心理疏导。

（2）责任护士应主动介绍疾病知识，使患者了解引起本病的原因和转归，指导排痰和呼吸功能锻炼，鼓励患者积极防治，消除消极悲观态度及焦虑情绪，克服对疾病的恐惧心理，改善其治疗依从性。

（3）鼓励病友间多沟通交流防治疾病的经验，指导患者学会自我排解烦恼及忧愁，通过适当运动、音乐欣赏、书法绘画等移情易性，保持乐观开朗情绪，避免忧思恼怒对人体的不利影响。

（4）鼓励家属多陪伴患者，给予患者情感支持，增强其治疗疾病的信心。

（王　珏）

第二节　慢性阻塞性肺疾病

慢性阻塞性肺疾病（chronic obstructive pulmonary disease，COPD）是一种可防治的常见疾病，其特征为持续存在的呼吸道症状和气流受限，通常由有害颗粒或气体暴露引起的气道和（或）肺泡异常而导致。最常见的呼吸症状包括呼吸困难、咳嗽和（或）咳痰，病程可分为急性加重期和稳定期。

中医学中并没有专门的独立篇章论述，因其以慢性咳嗽、咳痰、喘息为主症，故多将其归属于"咳嗽"、"喘证"、"肺胀"等范畴。早期多属于咳嗽，后期多属于肺胀。

一、临床诊断要点与鉴别诊断

（一）诊断标准

COPD 的诊断根据发病的危险因素、临床症状、体征及肺功能检查等综合分析确定。不完全可逆的气流受限是 COPD 诊断的必备条件。肺功能测定指标是诊断 COPD 的金标准，吸入支气管舒张剂后 $FEV_1/FVC < 70\%$，可确定存在持续气流受限。凡有呼吸困难、慢性咳嗽或咳痰症状，和（或）有危险因素接触史者，均应考虑 COPD 的可能。

（二）鉴别诊断

（1）支气管哮喘：多在儿童或青少年时发病，以发作性喘息为特征，每日症状变化快，夜间和清晨症状明显，发作时两肺布满哮鸣音，呼气时间明显延长，心率加快。常有家族史或个人过敏史，症状经治疗后可缓解或自行缓解。哮喘的气流受限大部分可逆，支气管舒张试验阳性。

（2）支气管扩张：具有咳嗽、咳痰反复发作的特点。合并感染时有大量脓痰，常反复咯血，肺部听诊常有固定性湿啰音，多位于一侧且固定在下部，部分胸部 X 线常见肺纹理粗乱或呈卷发状，支气管造影或肺部 CT 可以鉴别。部分患者可出现杵状指（趾）。

（3）肺结核：所有年龄均可发病，肺结核多以发热、乏力、盗汗、消瘦为症状。流行地区高发，痰检可发现结核分枝杆菌，胸部 X 线检查基本可明确诊断。

（4）弥漫性泛细支气管炎：主要发生在亚洲人群中，大多数为男性非吸烟者，几乎所有患者有慢性鼻窦炎，胸部 X 线和高分辨率 CT 显示弥漫性小叶中央结节影和过度充气征，红霉素治疗有效。

（5）支气管肺癌：刺激性咳嗽、咳痰，可有痰中带血，胸部 X 线及 CT 可发现占位性病变或阻塞性肺不张或肺炎。痰细胞学检查、纤维支气管镜检查及肺活检，可有助于明确诊断。

（6）充血性心力衰竭：听诊肺基底部可闻及细湿啰音，胸部 X 线示心脏扩大、肺水肿，肺功能测定示限制性通气障碍（非气流受限）。

二、中医辨病诊断

（一）诊断依据

（1）典型的临床表现为胸部膨满，胀闷如塞，喘咳上气，痰多及烦躁，心悸等，以喘、咳、痰、胀为特征。

（2）病程缠绵，时轻时重，日久可见面色晦暗，唇甲紫绀，脘腹胀满，肢体浮肿，甚或喘脱等危重证候，病重可并发神昏、动风或出血等症。

（3）有长期慢性喘咳病史及反复发作史，一般经10～20年形成；发病年龄多为老年，中青年少见。

（4）常因外感而诱发，其中以寒邪为主，过劳、暴怒、炎热也可诱发本病。

（5）体检可见桶状胸，胸部叩诊为过清音，肺部可闻及哮鸣音或痰鸣音及湿啰音，且心音遥远。

（二）类证鉴别

（1）哮证：是一种发作性的痰鸣气喘疾患，发作时以喉中哮鸣有声，呼吸急促困难，甚至不能平卧为主要表现，常突然发病，迅速缓解，且以夜间发作多见；肺胀是包括哮证在内的多种慢性肺系疾病后期转归而成，咳喘不可逆的进行性加重，不能完全缓解。哮证反复发作，迁延日久可以发展为肺胀。

（2）喘证：是以呼吸困难，甚至张口抬肩，鼻翼煽动，不能平卧为主要表现，可见于多种急慢性疾病的过程中，常为某些疾病的重要主症和治疗的重点。但肺胀由多种慢性肺系疾病迁延不愈发展而来，喘咳上气，仅是肺胀的一个症状。若喘证进一步发展且伴有烦躁、或胸满、或憋气，则为肺胀。

三、审析病因病机

（一）肺病迁延

肺胀多见于内伤久咳、久喘、久哮、肺痨等肺系慢性疾患，迁延失治，逐步发展所致，是慢性肺系疾患的一种归宿。因此，慢性肺系疾患也就成为肺胀的基本病因。

（二）外感六淫为诱因

肺为娇脏，不耐寒热，位居上焦，易于感受外邪，风、寒、湿等六淫之邪从口鼻趁虚而入，首先犯肺，肺气壅塞，宣降失常则发为咳喘。外感六淫是本病发病的主要诱因，由于慢性阻塞性肺疾病病程较长，迁延不愈，久病则耗气，而致肺气虚卫表不固。咳喘日久，久病累及脾肾，脾肾气虚，津液不布，导致痰饮、血瘀内伏于肺，外邪引动而诱发本病或使本病进一步加重。六淫既可导致久咳、久喘、久哮、支饮等病证的发生，又可诱发加重这些病证，反复乘袭，使它们反复迁延难愈，导致病机的转化，逐渐演化成肺胀。故感受外邪应为肺胀的病因。

（三）年老体虚

肺胀患者虽可见于青少年，但终归少数，而以年老患者为多。年老体虚，肺肾俱不足，体虚不能卫外是六淫反复乘袭的基础，感邪后正不胜邪而病益重，反复罹病而正更虚，如是循环不已，促使肺胀形成。病变首先在肺，继则影响脾、肾，后期累及于心、肝。因肺主气，开窍于鼻，外合皮毛，主表卫外，故外邪从口鼻、皮毛入侵，每多首先犯肺，导致肺气宣降不利，上逆而为咳，升降失常则为喘，久则肺虚，主气功能失常。若肺病及脾，子盗母气，脾失健运，则可导致肺脾两虚。肺为气之主，肾为气之根，肺伤及肾，肾气衰惫，摄纳无权，则气短不续，动则益甚。且肾主水，肾阳衰微，则气不化水，水邪泛溢则肿，水凌心肺则喘咳心悸。肺与心脉相通，肺气辅佐心脏运行血脉，肺虚治节失职，则血行涩滞，循环不利，血瘀肺脉，肺气更加壅塞，造成气虚血滞，血滞气郁，由肺及心的恶性后果，临床可见心悸、紫绀、水肿、舌质暗紫等症。心阳根于命门真火，肾阳不振，进一步导致心肾阳衰，可呈现喘脱危候。

由此可见，肺胀的病理性质多属本虚标实。标实为痰浊、水饮、瘀血和气滞，痰有寒化与热化之分；本虚为肺、脾、肾气虚，晚期则气虚及阳，或阴阳两虚。其基本病机是肺之体用俱损，呼吸机能错乱，气壅于胸，滞留于肺，痰瘀阻结肺管气道，导致肺体胀满，张缩无力，而成肺胀。如内有停饮，又复感风寒，则可成为外寒内饮证。感受风热或痰郁化热，可表现为痰热证。痰浊壅盛，或痰热内扰，蒙蔽心窍，心神失主，则意识朦胧、嗜睡甚至昏迷；痰热内闭，热邪耗灼营阴，肝肾失养，阴虚火旺，肝火夹痰上扰，气逆痰升，肝风内动则发生肢颤、抽搐；痰热迫血妄行，则动血而致出血。亦可因气虚日甚，气不摄血而致出血。病情进一步发展可阴损及阳，阳虚不能化气行水，成为阳虚水泛证；阳虚至极，出现肢冷、汗出、脉微弱等元阳欲脱现象。

四、明确辨证要点

（一）辨外感内伤

外感肺胀有肺寒、肺热，以实证为主；内伤肺胀，在肺者，以实证为主，肺胀及于心、脾、肾者，则以虚实夹杂证为主。

（二）辨证候虚实

肺胀的本质是标实本虚，要分清标本主次，虚实轻重。一般感邪发作时偏于标实，平时偏于本虚。标实为痰浊、瘀血，早期痰浊为主，渐而痰瘀并重，并可兼见气滞、水饮错杂为患。后期痰瘀壅盛，正气虚衰，本虚与标实并重。

（三）辨病位

肺胀病位主要在肺、肾，病久可涉及心、脾、肝、脑各脏。喘息急促，咳吐白痰，病位在肺；呼多吸少，喘声浊恶，病位在肾。实喘多责之于肺，虚喘多责之于肾。气喘伴见大汗淋漓，属心阳虚脱。

（四）辨脏腑阴阳

肺胀的早期以气虚或气阴两虚为主，病位在肺脾肾，后期气虚及阳，以肺、肾、心为主，或阴阳两虚。

（五）辨痰

痰黄者属热，痰白者属寒，黄多白少者，寒热夹杂以热为主，黄少白多者，寒热夹杂以寒为主，痰夹腥臭为肺热，痰夹甜味为脾湿，痰夹咸味为肾虚，痰中带血，色鲜红为热证，色暗红为瘀血。

五、确立治疗方略

（一）按虚实论治

慢性阻塞性肺疾病的治疗，应分清标本虚实不同。一般感邪急性发作时偏于邪实，实喘治肺，侧重祛邪利气。根据病邪的性质，分别采取祛邪宣肺（辛温、辛凉），降气化痰（温化、清化），温阳利水（通阳、淡渗），活血化瘀，甚或开窍、熄风、止血等法。平时偏于正虚，虚喘治在肺肾，以肾为主，治以培补摄纳，侧重以扶正为主，根据脏腑病机的不同，采用补肺、纳肾、温阳、益气、养阴、固脱等法。虚实夹杂，当分清主次，权衡处理。缓解期以补虚为主，可采用补肺健脾、温阳益肾、气阴或阴阳双补等方法，发作期以祛邪为主，应注意宣散表邪。

（二）按疾病分期与病机的不同辨证论治

慢性阻塞性肺疾病的病理性质多属本虚标实。慢性阻塞性肺疾病急性加重期病机为痰（痰热、痰浊）壅或痰瘀互阻，气阴受损，时伴腑气不通，以痰瘀互阻为关键。稳定期痰瘀危害减轻，但稽留难除正虚显露而多表现为气（阳）、阴虚损，集中于肺、脾、肾、气（阳）、阴虚损中以气（阳）为主，肺脾肾虚损以肾为基，故稳定期病机以气（阳）虚、气阴两虚为主，常兼痰瘀。急性加重期以实为主，稳定期以虚为主。急性加重期常见风寒袭肺、外寒内饮、痰热壅肺、痰湿阻肺、痰蒙神窍等证，稳定期常见肺脾气虚、肺肾气虚、阳虚水泛等证。血瘀既是慢性阻塞性肺疾病的主要病机环节，也是常见兼证，常兼于其他证候中，如兼于痰湿阻肺则为痰湿瘀肺证，兼于痰热壅肺证则为痰热瘀肺证，兼于肺肾气虚证则为肺肾气虚瘀证。治疗应遵"急则治其标，缓则治其本"的原则，急性加重期以清热、涤痰、活血、宣肺降气、开窍而立法，兼顾气阴。稳定期以益气（阳）、养阴为主，兼顾祛痰活血。

六、辨证论治

（一）急性加重期

1. 风寒袭肺
（1）抓主症：咳嗽，喘息，恶寒，痰白、清稀。

（2）察次症：发热，无汗，鼻塞，流涕，肢体酸痛。

（3）审舌脉：舌淡，舌薄白，脉浮紧。

（4）择治法：宣肺散寒，止咳平喘。

（5）选方用药思路：本证为风寒之邪外束肌表，内袭于肺，肺卫失宣，肺气郁闭。故选用三拗汤合止嗽散。前方用麻黄、杏仁、甘草，重在宣肺散寒，适用于初起风寒闭肺。后方以荆芥疏风解表；桔梗、白前升降肺气；紫菀、百部润肺止咳；桔梗、甘草、陈皮宣肺利咽。两方合用，尤宜于风寒外束肌表，内郁肺气之咳喘。

（6）据兼症化裁：若夹痰湿，咳而痰黏，胸闷，苔腻，可加半夏、厚朴、茯苓以燥湿化痰；肢体酸痛甚者，加羌活、独活；头痛者，加白芷、藁本；喘息明显者，紫苏改为紫苏子，加厚朴；若风寒外束，肺热内郁，俗称"寒包火证"，而见咳嗽暗哑，气急似喘，痰液黏稠、心烦、口渴，或有身热者，加生石膏、黄芩、桑白皮以解表清里。

2. 外寒内饮

（1）抓主症：咳嗽，喘息气急，痰稀而多泡沫，胸闷，不能平卧，恶寒。

（2）察次症：痰易咯出，喉中痰鸣，无汗，肢体酸痛，鼻塞，流清涕。

（3）审舌脉：舌苔白滑，脉弦紧。

（4）择治法：疏风散寒，温肺化饮。

（5）选方用药思路：本证为外有寒邪束表，内有痰饮阻遏，肺气壅滞，肺失宣降，故选用小青龙汤。方中麻黄、桂枝、干姜、细辛温肺散寒化饮；半夏、甘草祛痰降逆；佐白芍、五味子收敛肺气，使散中有收。

（6）据兼症化裁：咳而上气，喉中如有水鸡声，加射干、款冬花；饮郁化热，烦躁口渴、口苦者，减桂枝，加生石膏、黄芩、桑白皮、知母；肢体疼痛者，加羌活、独活；头痛者，加白芷；饮邪内阻见痰多者，加杏仁、炒莱菔子；咳嗽甚者，加款冬花、紫菀，以宣降肺气止逆；若气喘者，加苏子、杏仁以降逆平喘；若痰盛者，加半夏、天南星燥湿化痰；若肢体浮肿者，加茯苓、车前子以健脾利湿；若兼肺肾气虚者，呼吸浅短难续，甚则张口抬肩，动则尤甚，倚息不能平卧，可加黄芪、人参、沉香、蛤蚧等补肺纳肾；面色青暗，唇甲青紫，舌质紫暗者，加桃仁、红花、当归、丹参等活血化瘀。

3. 痰热郁肺

（1）抓主症：咳嗽，喘息，胸闷，痰黄、白黏干，咯痰不爽。

（2）察次症：胸痛，发热，口渴喜冷饮，大便干结。

（3）审舌脉：舌质红，苔黄腻，脉滑数。

（4）择治法：清肺化痰，降逆平喘。

（5）选方用药思路：本证为痰浊郁而化热，或寒邪入里化热，或风热入里，热与痰相结而成，故选用越婢加半夏汤。方用麻黄、石膏，辛凉配伍，辛能宣肺散邪，凉能清泄肺热；半夏、生姜散饮化痰以降逆；甘草、大枣安内攘外，以扶正祛邪。

（6）据兼症化裁：痰鸣喘息而不得卧者，加葶苈子、射干、桔梗；咳痰腥味者，加生薏苡仁、冬瓜仁、桃仁、金荞麦根；痰多质黏稠、咳痰不爽者，减姜半夏，加百合、沙参；胸闷胸痛明显者，加延胡索、赤芍、枳壳；大便秘结者，加枳实、厚朴、大黄、芒硝（冲服）；热甚烦躁、面红、汗多者，加生石膏（先煎）、知母；热盛伤阴者，加生地黄、玄参、天花粉；痰少质黏，口渴，舌红苔剥，脉细数，为气阴两虚，减姜半夏，加沙参、太子参；兼外感风热者，加金银花、连翘。

（7）据变证转方：痰热郁肺日久，兼见面色紫黯，口唇青紫，舌质紫暗或有瘀斑，说明转为痰热瘀肺证，可采用通塞颗粒方（葶苈子、地龙、制大黄、川贝母、炙麻黄、赤芍、生晒参、麦门冬等）。

4. 痰湿壅肺

（1）抓主症：咳嗽，喘息，痰多，痰白黏，口黏腻，舌苔白、腻，脉滑。

（2）察次症：气短，痰多泡沫，痰易咳出，胸闷，胃脘痞满，纳呆，食少。

（3）审舌脉：舌淡，苔白腻，脉滑。

（4）择治法：燥湿化痰，宣肺降气。

（5）选方用药思路：本证为肺虚脾弱，痰浊内生，上干于肺，肺气壅塞，失于宣降之痰湿壅肺证，故选用二陈汤合三子养亲汤。方中半夏、陈皮燥湿化痰；茯苓、甘草和中运脾；苏子、白芥子、莱菔子化痰降逆平喘。

（6）据兼症化裁：痰多咳喘，胸闷不得卧者，加葶苈子、麻黄、厚朴；脾虚便溏者，加党参、白术；大便秘结者，加枳实、焦槟榔；形寒肢冷者，加细辛、干姜；脘腹胀闷、泛恶、纳呆者，加瓜蒌皮、豆蔻仁、枳实、法半夏、焦三仙等芳化痰浊，和胃降逆；外感风热者，加金银花、连翘；外寒风寒者，加麻黄、荆芥、防风。若痰浊夹瘀，兼见面唇晦黯，舌质紫暗，舌下青筋显露，苔浊腻者，可用涤痰汤，加桃仁、红花、丹参、地龙、赤芍、水蛭等，或配用桂枝茯苓丸涤痰祛瘀。

5. 痰蒙神窍

（1）抓主症：喘息气促，神志恍惚、嗜睡、昏迷、谵妄。

（2）察次症：喉中痰鸣、肢体瘛疭甚则抽搐，咳痰黏稠或黄黏不爽。

（3）审舌脉：舌质暗红，苔白腻或黄腻，脉细滑数。

（4）择治法：豁痰开窍。

（5）选方用药思路：本证为痰浊上蒙神窍，故选用涤痰汤。方中半夏、茯苓、橘红、胆南星涤痰熄风；竹茹、枳实、甘草清热化痰；石菖蒲开窍化痰；人参扶正防脱。

（6）据兼症化裁：舌苔白腻有寒象者，加用苏合香丸，姜汤或温开水送服；痰热内盛，身热，烦躁，谵语，神昏，舌红苔黄者，加黄芩、桑白皮、竹沥、天竺黄、浙贝母清热化痰；伴肝风内动，抽搐者，开窍可用紫雪，加用钩藤、全蝎、羚羊角粉凉肝熄风；热结大肠，腑气不通者，酌加大黄、芒硝通腑泻热；热伤血络，皮肤黏膜出血、咯血、便血色鲜者，配水牛角、生地黄、紫珠草、牡丹皮，或合用犀角地黄汤清热凉血止血；瘀血明显，唇甲发绀者，加桃仁、红花、丹参、水蛭等活血通脉。

（二）稳定期

1. 肺脾气虚

（1）抓主症：咳嗽、喘息，气短，动则加重，纳呆，乏力，易感冒。

（2）察次症：神疲，食少，脘腹胀满，便溏，自汗，恶风。

（3）审舌脉：舌质淡，舌苔白，舌体胖，脉细弱。

（4）择治法：补肺健脾，降气化痰。

（5）选方用药思路：本证肺虚气失所主，脾虚中气不足，故选用六君子汤合补肺汤。方中用党参、白术、茯苓、甘草健脾益气；半夏、陈皮理气燥湿化痰；人参补益肺气；五味子敛肺平喘；熟地黄补阴，紫菀、桑白皮化痰清利肺气。

（6）据兼症化裁：咳嗽痰多，舌苔白腻者，加法半夏、白蔻仁；咳痰稀薄，畏风寒者，加干姜、细辛；纳差、食少明显者，加神曲、炒麦芽；脘腹胀闷，减黄芪，加木香、莱菔子、白蔻仁；大便溏者，减紫菀、杏仁，加葛根、泽泻、芡实；自汗甚者，加浮小麦、煅牡蛎。

2. 肺肾气虚

（1）抓主症：喘息，气短，动则加重，神疲，乏力，腰膝酸软，易感冒。

（2）察次症：自汗，恶风，胸闷，面目浮肿，耳鸣，夜尿多，咳而遗溺，舌体胖大。

（3）审舌脉：舌苔淡白，质胖，脉沉细。

（4）择治法：补肾益肺，纳气定喘。

（5）选方用药思路：本证为肺肾两虚，肺不主气，肾不纳气，故选用补肺汤合参蛤散。方中黄芪、人参、茯苓、甘草补益肺脾之气；蛤蚧、五味子补肺纳肾；干姜、半夏温肺化饮；厚朴、陈皮行气消痰，降逆平喘。

（6）据兼症化裁：若喘逆，肾虚不纳气，加磁石、沉香、紫石英纳气平喘；肺虚有寒，怕冷，舌质淡者，加细辛、桂枝温阳散寒；兼阴伤，低热，舌红苔少者，加生地黄、麦门冬、知母、玉竹养阴清热；气虚瘀阻，面唇青紫，舌紫暗者，加当归、丹参、桃仁、红花、地龙活血通脉；若心气虚明显，心动悸，脉结代者，可合用炙甘草汤补益心气，温阳复脉；若见面色苍白，冷汗淋漓，四肢厥冷，血压下降，脉微欲绝等喘脱危象者，急加参附汤送服蛤蚧粉或黑锡丹补气纳肾，回阳固脱。另生脉、参麦、参附注射液也可酌情选用。

3. 阳虚水泛

（1）抓主症：喘息，气短，咳喘不能平卧，咳痰清稀，胸满气憋，舌胖，苔白滑。

（2）察次症：面浮，下肢肿，甚或一身悉肿，脘痞腹胀，或腹满有水，尿少，心悸，面唇青紫，舌质黯，脉沉虚数或结代。

（3）审舌脉：舌胖质黯，苔白滑，脉沉虚数或结代。

（4）择治法：温阳健脾，化饮利水。

（5）选方用药思路：本证为肺脾肾阳气衰微，气不化水，水邪泛溢，故选用真武汤合五苓散。前方温阳利水，用于脾肾阳虚之水肿；后方通阳化气利水，配合真武汤可加强利尿消肿的作用。方中用附子、桂枝温阳化气以行水；茯苓、白术、猪苓、泽泻、生姜健脾利水；白芍敛阴和阳。

（6）据兼症化裁：血瘀甚，发绀明显者，可加红花、赤芍、泽兰、益母草、北五加皮行瘀利水；水肿势剧，上渍心肺，心悸喘满，倚息不得卧，咳吐白色泡沫痰涎者，加沉香、牵牛子、椒目、葶苈子行气逐水。

（三）兼证（血瘀）

（1）抓主症：胸闷不舒口唇青紫。

（2）察次症：胸闷痛，面色紫黯。

（3）审舌脉：舌质紫暗、瘀斑，脉沉、涩。

（4）择治法：活血化瘀。

（5）选方用药思路：本证为瘀血内阻，故选用桃红四物汤。方中桃仁、红花、赤芍活血散瘀，川芎行气活血，莪术破血行气。

（6）据兼症化裁：根据所兼症候的不同，临床上可增减上述药物。

七、中成药选用

（1）珍贝定喘丸：功效：理气化痰，镇咳平喘，补气温肾。主治：肺肾气虚型。适用于久病咳喘、痰多为主者。用法：含服或温开水送服，每次6粒，每日3次，口服。

（2）鲜竹沥口服液：功效：清热化痰。主治：痰热郁肺型。适用于肺胀咳嗽痰黄、难以咯出者。用法：每次10ml，每日3次，口服。

（3）蛇胆川贝液：功效：清热润肺，止咳化痰。主治：痰热郁肺型。适用于风热及肺热咳嗽，痰黄量多，气促者。用法：每次10ml，每日2～3次，口服。

（4）桂龙咳喘宁胶囊：功效：止咳化痰，降气平喘。主治：痰湿壅肺型。适用于外感风寒，痰湿壅肺引起的咳嗽、气喘、痰涎壅盛。用法：每次5粒，每日3次，口服。

（5）气管炎丸：功效：散寒镇咳，祛痰定喘。主治：风寒袭肺型。适用于外感风寒咳喘、喉中发痒、痰涎壅盛者。用法：每次30粒，每日2次，口服。

（6）安达平口服液：功效：养阴敛肺，镇咳祛痰。主治：肺脾气虚型。适用于久咳不愈，甚则肺胀者。用法：每次15ml，每日3次，口服。

（7）玄麦甘桔胶囊：功效：清热滋阴，祛痰利咽。主治：肺肾阴虚型。适用于咳嗽痰黏，口鼻干燥，咽喉肿痛者。用法：每次3～4粒，每日3次，口服。

（8）生脉胶囊：功效：益气复脉，养阴生津。主治：肺脾气虚型。适用于肺胀虚喘，心悸气短，脉微自汗者。用法：每次3粒，每日3次，口服。

（9）橘红痰咳煎膏：功效：理气祛痰，润肺止咳。主治：痰湿壅肺型。适用于咳声重浊，痰多，色白或带灰色者。用法：每次15ml，每日3次，口服。

（10）金水宝胶囊：功效：补益肺肾，秘精益气。主治：肺肾气虚型。适用于肺胀虚喘日久，神疲乏力，不寐，健忘，腰膝酸软。用法：每次3粒，每日3次，口服。

（11）百令胶囊：功效：补虚损，益精气，保肺益肾，止咳化痰。主治：肺肾气虚型。适用于肺胀见咳嗽、气喘、腰背酸痛者。用法：每次4粒，每日3次，口服。

（12）天黄猴枣散：功效：清热化痰。主治：痰热壅肺型。适用于咳嗽痰黄量多者。用法：每次1支，每日3次，口服。

（13）痰热清注射液：功效：清热、化痰、解毒。主治：痰热壅肺型。适用于咳嗽、气喘、痰多色黄者。用法：每次20～40ml加入5%葡萄糖注射液或0.9%氯化钠注射液250～500ml静脉滴注，每日1次。

（14）参脉注射液：功效：益气固脱，养阴生津，生脉。主治：肺脾气虚型。适用于咳喘日久，干咳无痰，口鼻咽干者。用法：每次20～60ml加入5%葡萄糖注射液250ml静脉滴注，每日1次。

（15）清开灵注射液：功效：清热解毒，化痰通络，醒神开窍。主治：痰蒙神窍型。适用于痰热盛极，热病神昏、神智不清等症。用法：每次20～40ml加入5%葡萄糖注射液200ml或生理盐水注射液100ml静脉滴注，每日1次。

八、单方验方

（1）雪羹汤：荸荠、海蜇头（洗去盐分）60～120g，煮汤，每日2～3次分服。功能清化痰热。治疗痰热咳嗽，痰黄黏稠者。

（2）矮地茶 30g，水煎服，每日 1 次，服 20～30 日。功能清肺化痰。用于肺热咳嗽。

（3）珍珠层粉 60g，青黛少许，麻油调服，分 8 次服，每日 2 次。用于肺热咳嗽气急有口舌生疮者。

（4）将侧伯果壳（干）加水适量，煮两次，除去药渣，将药液配成 1∶1 浓度。每日 2 次服用，每次 30ml（相当于生药 60g/d），连服 15 日为 1 个疗程。用于咳嗽咳痰、气喘者。

（5）地龙：研粉，每服 3～6g，每日 3 次。用于热喘、实喘。

（6）生梨 1 个，洗净，连皮切碎，加冰糖顿水服。或用大生梨 1 个，切去盖，挖去心，加入川贝母 3g，仍盖上，以竹签插定，放碗内隔水蒸 2 小时，喝汤吃梨，每日 1 个。功能润肺化痰。用于肺燥咳嗽，咳痰量少，咳痰不爽者。

（7）猪胆汁：烘干研粉，每日 3～6g，每日 3 次。用于痰热实喘。

（8）用姜汁、梨汁、白萝卜汁各 30ml，鸡蛋清 1 个共蒸，服用，每日 2 次。可治久咳不愈。

（9）用猪肺 1 具，五味子 30g，诃子 10g，将猪肺洗净与药同煮至极烂，去药，食肺及汤，分数次吃。可用久咳不愈。

（10）五指毛桃根 30g，毛将军（即山白芷）15g，百部 9g，上药制成合剂 30ml，为 1 日量，每日 3 次，每次服 10ml，10 日为 1 个疗程，中间停药 3 日。用治老年慢性咳喘不愈。

（11）紫河车粉，每次 1.5～3g，每日 2 次。用于治疗虚喘。

（12）红人参 3g，五味子 20 粒（一次量），研末，每日 2 次。用于气虚之喘。

（13）葶苈子末 3～6g，每日 3 次，饭后服，用于肺胀、心悸、气喘。

（14）万年青根 12～15g，红枣 5 枚，煎服，用于喘、心悸、水肿。

（15）水蛭粉一次 1g，每日 3 次，口服，用于肺胀、喘绀、面色晦暗、胁下积块、舌质紫暗。

（16）大黄粉一次 1.5g，每日 3 次，用于心悸、气喘合并呕血、便结者。

九、中医特色技术

（一）针刺

急性加重期取天突、风池、合谷、天泽、肺俞、风门。寒邪犯肺者，加外关、列缺；邪热壅肺者，加鱼际、大椎。每次选 2～4 个穴，每日 1 次。稳定期，取穴肺俞、脾俞、足三里、丰隆。脾虚者，加内关、膻中、阴陵泉、中脘；肾虚者，加肾俞、膏肓俞、太溪、定喘。每次选 2～4 穴，每日 1 次，留针 30 分钟。通过针刺以健脾益肺、调补肺肾、化痰平喘。

（二）穴位注射疗法

（1）核酪注射液：主穴：肺俞、定喘；配穴：肾俞、丰隆、曲池，脾虚甚者加脾俞，喘甚者加天突。气血两虚者加足三里，每周 2 次，5～7 次为 1 个疗程，每次每穴注射核酪注射液 2ml，每次需要药量 4ml，可以调气血，扶正培元。

（2）胎盘注射液：取双侧肺俞穴，分别注入胎盘注射液 2ml，每日 1 次，15 日为 1 个疗程。适用于反复咳嗽、体质虚弱者。

（3）补骨脂注射液：取双侧肺俞穴，分别注入补骨脂注射液 2ml，每日 1 次，15 日为 1

个疗程。适用于喘咳日久、腰酸乏力、痰色稀白、小便清长者。

（三）电针疗法

取孔最、定喘、内关、鱼际等穴，用毫针刺，得气后接电疗仪，先用密波，5 分钟后改用疏密波，10 分钟电弱刺激量渐增到中等刺激。每日或隔日 1 次，10 次为 1 个疗程，适用于各型慢性阻塞性肺疾病患者。

（四）艾灸疗法

取穴：肺俞、风门、天突、足三里；或大椎、膏肓、膻中、气海。两组穴位交替使用，用艾条温和灸法，每日 1 次，每穴灸 20 分钟，20 日为 1 个疗程。适用于稳定期患者表现为虚寒证者。

（五）穴位按摩

常用桂椒（肉桂 5g，白胡椒 9g，共研极细末），用四层纱布包好，酒精适量浸渍散药使之微湿润，取少许作按摩用。取穴：①肺俞（双）、膻中；②大椎、天突。每日 1 组，交替按摩。上药可供 1 人用 10～15 日。初伏开始，连续按摩 3 个月；每穴不超过 0.5 分钟；皮肤出现小水泡时，涂甲紫数次即愈。适用于稳定期患者预防反复发作者。

（六）耳针

取肺、脾、肾、气管、平喘（对屏尖）、三焦、神门（对屏尖），严格消毒后，用耳穴埋豆或埋针。

（七）耳穴贴压疗法

以王不留行籽贴压耳穴。选穴：肺、肾、心、气管、平喘、皮质下，3 日更换 1 次，两侧交替使用，7 次为 1 个疗程。

（八）拔罐疗法

取穴背部 1～12 胸椎两侧足太阳膀胱经第 1 侧线上，两侧各拔火罐 5～6 只，到皮肤瘀血为度，隔 2～3 日拔罐 1 次。具有温肺散寒作用，可用于肺肾不足反复因寒冷诱发者。

（九）熏洗法

组成：石菖蒲、麻黄、葱白、生姜、艾叶各适量。治法上药共研粗末，入锅内炒热后，用纱布包裹之，备用。用法：取药袋趁热在胸背部由上向下反复熨之，凉后再炒再用，每次热熨 10～15 分钟，每日 1 次。功用：温肺散邪，降逆止咳。主治慢性阻塞性肺疾病患者风寒咳嗽，或痰饮咳嗽。

（十）熏咳法

组成：款冬花（适量）。治法：蜜拌，晾干，将药放入有嘴壶中点燃烧之，吹熄后，盖住壶口，备用。用法：将壶嘴对准患者，口吸烟之。若胸中发闷，抬起头，以指掩壶嘴，稍定再吸烟之。每次 3～5 分钟，每日 1 次。功能：降逆、化痰、止咳。主治慢性阻塞性肺疾病患者慢性久咳者。

（十一）推拿疗法

处方：开天门、分推坎宫、揉太阳、揉天突、推肺经、运内八卦、分推膻中、揉乳旁、揉乳根、揉肺俞、分推肩胛骨、按弦走搓摩、拿风池、拿肩井。

方解：开天门、分推坎宫、揉太阳、拿风池、拿肩井，具有疏风解表作用；揉天突、运内八卦、分推膻中、按弦走搓摩，具有宽中理气、化痰止咳作用；推肺经、揉肺俞、分推肩胛骨，具有宣肺理气作用。

（十二）冬病夏治穴位贴敷

敷穴化痰散（黑龙江中医药大学附属第一医院院内制剂，制剂号：黑 Z-ZJ-0699-2011），药物组成：将白芥子、延胡索、甘遂、细辛、生半夏、冰片、胆矾、生附子、花椒、樟脑共为末，姜汁调至泥状。在夏季三伏中，分三次调敷天突、肺俞、膏肓、定喘、百劳等穴，1～2小时去之，每10日敷1次。

十、预防调护

（一）预防

慢性阻塞性肺疾病的预防主要是避免发病的危险因素、急性加重的诱发因素及增强机体免疫力。吸烟仍然被认为是慢性阻塞性肺疾病最为重要的危险因素，其他危险因素包括职业粉尘和化学烟雾，燃烧燃料所致的室内空气污染，厨房通风不佳等，排除这些危险因素是预防和控制慢性阻塞性肺疾病的最重要的措施。戒烟是最简单易行的措施，在疾病的任何阶段戒烟都有益于防止本病的发生和发展。积极防治婴幼儿和儿童期的呼吸系统感染，预防过敏反应，可能有助于减少以后本病的发生。适当锻炼、家庭氧疗、提高机体免疫力，是避免急性加重的重要措施。接种流感疫苗、肺炎链球菌疫苗等对防止本病患者反复感染可能有益，提高高危人群慢性阻塞性肺疾病认知度的健康教育，对于有慢性阻塞性肺疾病高危的人群，应定期进行肺功能检测，以期早诊断、早治疗。

（二）调护

1. 生活调护

（1）戒烟，加强劳动保护，改善环境卫生。

（2）防寒保暖，及时治疗。气候变化而受凉感冒是引起慢性阻塞性肺疾病急性发作最常见的诱因，及时治疗感冒，以及根治鼻炎、咽喉炎、慢性扁桃体炎等上呼吸道感染对预防本病发作有重要意义。另外，流感季节患者应避免去空气污浊，人群聚集的地方，保持室内空气流通，保持适当的温度及湿度。

（3）加强体育锻炼，提高抗病能力。慢性阻塞性肺疾病患者治疗中一个重要的目标是保持良好的肺功能，只有保持良好的肺功能才能使患者有较好的活动能力和良好的生活质量。因此呼吸功能锻炼非常重要。患者可通过做呼吸瑜伽、呼吸操、深慢腹式阻力呼吸功能锻炼、唱歌、吹口哨、吹笛子等进行肺功能锻炼。耐寒能力的降低可以导致慢性阻塞性肺疾病患者出现反复的上呼吸道感染，因此耐寒能力对于慢性阻塞性肺疾病患者显得同样很重要。患者可采取从夏天开始用冷水洗脸；适当户外活动等方式锻炼耐寒能力。

2. 饮食调养

慢性阻塞性肺疾病患者饮食宜清淡，应选择营养丰富易消化吸收的食物，要有规律，少食多餐，配合中药食疗，更能调脾肺肾，扶正固本，提高机体抗病能力。

3. 精神调理

慢性阻塞性肺疾病患者长期受疾病折磨，病情反复发作，迁延不愈并进行性加重，自理能力逐渐丧失、行动受限、生活质量下降，常常对治疗失去信心，表现为失望、抑郁、焦虑、烦躁等负性心理反应。因此在生活和饮食调理基础上，还必须进行精神调摄，使患者心情稳定，帮助患者树立战胜疾病的信心，保持乐观积极向上的心态，积极配合医护人员的治疗及康复训练。目前慢病管理模式在慢性阻塞性肺疾病管理方面日趋成熟，通过制订并实施医生、护士、患者、家庭及社会共同参与的慢性阻塞性肺疾病综合慢病管理的干预方案，能帮助患者了解疾病，加强沟通，增强信心。如果患者出现严重的心理障碍，应当进行相关心理咨询，及时调节心理状态。

十一、各家发挥

（一）周仲瑛认为慢性阻塞性肺疾病急性发作期治疗重在缓解标急

1. 祛邪

久病咳喘，肺虚卫外不固，外邪每易反复乘袭，诱使急性发作。对外邪的辨证，既应该区别其寒热属性，分风寒、风热治疗，更要注意其内外和谐，同气相求，互为关联影响。如寒痰（饮）蕴肺者易为风寒所乘，表现外寒内饮证，治当解表散寒、温肺化饮，方如小青龙汤；痰热郁肺，易为风热所伤，治当解表清里、清肺化痰，方如越婢加半夏汤、麻杏石甘汤；若外寒束表，肺热内郁，克寒包火，又当加重辛散解表药的药味和用量，如小青龙汤加石膏汤；若寒邪入里化热，则当清肺化痰，如桑白皮汤，必须注意外邪的病理性质，每与内在宿邪及体质相关，阳虚寒痰蕴肺者，外邪易从寒化而表现为内外皆寒，甚至因机体对外邪的反应能力低下，虽为感受邪热，亦有仍见邪从寒化者；阴虚痰热郁肺者，外邪又亦从热化，表现为表里皆热。易于反复感邪的病理根由是正虚，或耗气、或伤阴，若气虚可配党参、黄芪、太子参，阴虚可配沙参、麦门冬、知母。做到祛邪不忘扶正，但又忌敛邪。

2. 涤痰

在感受外邪，诱致本病急性发作时，每因外邪引动肺中伏痰而致痰浊壅阻气道，肺气不利，痰涌气闭，导致窒息危候，此时痰的性质黏稠浊腻难化难消，已属顽痰、老痰一类，故涤痰利肺最为当务之急。如能及时祛除气道的胶痰，通过吐利荡涤排出，则窒塞之势自可逆转。方如六安煎、三子养亲汤、葶苈泻肺汤。药如半夏、白芥子、桔梗、莱菔子、葶苈子、海浮石、礞石、泽漆、皂荚等，并伍沉香、旋覆花、苏子、陈皮、厚朴顺气以导痰。寒痰加干姜、细辛，热痰加知母、黄芩、竹沥，肺热腑实可加大黄、风化硝。

3. 化瘀

久病咳喘，痰浊潴留，肺气不利，治节失司，心血营运不畅，而致肺病及心，瘀血阻碍肺气，瘀滞心脉，表现"久病入络"，痰瘀互结同病的病理变化。《丹溪心法·咳嗽》曰："肺胀而咳，或左或右不得眠，此痰夹瘀血碍气而病。"提示了因痰致瘀的特点，故不仅要痰瘀同治，且重在治瘀。若痰瘀壅阻肺气，喘而气逆痰涌，胸部憋闷、胁肋胀痛，面黯，唇甲青紫，苔浊质紫暗，脉细滑者，当化痰祛瘀，用杏苏二陈汤合加味旋覆花汤。如痰瘀壅肺，肺失吸清呼浊之职，浊邪害清，上蒙神机，以致神情淡漠，恍惚，烦躁，昏昧，面黯，唇紫，喘促气逆，痰黏难咯，舌苔浊腻色紫，脉滑细数，治当涤痰泄浊，化痰开窍，用涤痰汤合通窍活血汤。如痰涎壅阻气机，脉络不通，气化失宣，津液失于输化，则可导致血瘀水停，身肿足浮，腹满，喘急咳逆，心慌动悸，颈动脉动甚，面唇、爪甲、舌质黯紫，脉来参伍不调，表现肺心同病之候，治疗又当重在化瘀利水。

周仲瑛认为慢性阻塞性肺疾病急性发作期以邪实为主，治疗重在缓解标急。外解表邪，内祛痰瘀，且应杂合以治，方能切合病情。若由喘致脱，邪实正虚，又当补肺纳肾、益气固脱。此时本虚已为当务之急，虽曰扶固本，实际已是治标之计。

（二）焦树德治喘须掌握两纲六证三原则

1.两纲

喘证，由于体质、病因、年龄、环境等不同，临床表现也有所不同，基本上可归纳为虚、实两大纲。

实喘"邪气盛则实"，实喘特点为呼吸有力，胸满气粗，声高息涌，膨膨然若不能容，欲长呼以为快，两胁满胀，张口抬肩。舌苔厚腻或黄或白，脉数有力。

虚喘"精气夺则虚"，虚喘的特点为呼吸短促难续，气怯声低，慌慌然若气欲断，欲深吸以为快，精神倦怠。舌苔薄白，脉弱或虚大无力。

2.六证

（1）寒实证：临床特点是每遇受凉及冬季容易发病，或病情加重，痰白而稀，喜暖喜热饮。舌苔白，脉象滑或迟缓。治宜温宣肃降。方用自拟麻杏苏茶汤。用药：麻黄 3～9g，杏仁 10g，苏子 10g，桔梗 6g，茶叶 6～10g，干姜 3～5g，诃子 3g，炙甘草 3g。

（2）热实证：临床特点是气喘声粗，痰黄，口渴，恶热喜凉，每遇受热或夏季病情加重，舌苔黄，脉数。治宜清宣肺热，降气豁痰。方用新拟麻杏蒌石汤。用药：麻黄 2～6g，杏仁 10g，桑白皮 10g，槟榔 10g，金沸草 10g，地骨皮 10g，瓜蒌 20～50g，生石膏 20～60g，葶苈子 6～10g，生甘草 3g。

（3）痰实证：临床特点是胸闷，痰稠，咯吐不爽，甚则痰鸣有声，痰多气道不利而气喘，脉滑，舌苔腻。治宜祛痰平喘。方用自拟麻杏二三汤。用药：麻黄 3～6g，杏仁 10g，法半夏 10g，莱菔子 10g，苏子 10g，橘红 13g，茯苓 12g，炙甘草 3g，白芥子 3～6g。

（4）肺虚证：临床特点是气短而喘，气怯声低，易受感冒，面白，脉虚或濡。治宜补肺益气平喘。方用新拟麻杏补肺汤。用药：麻黄 3g，杏仁 12g，黄芪 9g，党参 6g，陈皮 6g，五味子 5g，熟地黄 12g，紫菀 12g，桑白皮 10g，苏子 10g。

（5）脾虚证：临床特点是面黄，肢倦，气短，少食，舌胖苔白，脉象濡滑。治宜健脾化痰平喘。方用新拟麻杏六君子汤。用药：麻黄 3～5g，杏仁 10g，党参 10g，陈皮 10g，法半夏 10g，谷芽 10g，白术 6g，茯苓 10g，炙甘草 5g，焦三仙各 9g。

（6）肾虚证：临床特点是呼吸困难，腰痛，肢酸，动则气喘，舌苔多白，脉象尺弱。治宜益肾纳气平喘。方用新拟麻杏都气丸。用药：麻黄 3～5g，杏仁 10g，山茱萸 10g，焦神曲 10g，熟地黄 20g，磁石 20g，山药 10～20g，茯苓 9～12g，泽泻 6～9g，牡丹皮 3～9g，五味子 5～10g，蛤蚧尾粉 1g（冲服）。

3. 三原则

（1）在喘证发作时，要以祛邪为主，多从实证论治，以除其标。

（2）在喘证不发作时，要以扶正为主，多从虚证论治，以固其本。

（3）喘证而兼哮者，要注意加用祛痰药。

（三）吴银根治疗肺胀紧扣咳、痰、喘、炎四要点

吴银根认为慢性阻塞性肺疾病临床表现为咳嗽、咳痰及活动后呼吸困难，而西医学更加重视炎症在整个疾病过程中所起的作用。故而诊治时应紧扣咳、痰、喘、炎四要点展开。

（1）咳：治咳以表里为纲，一曰外感，一曰内伤。

外感之咳在于外感寒邪，治寒之方无不出仲景之法，同时应使用具有肃降作用的药物。宣肃并用，使邪有出路，并应掌握祛邪务尽务速，使不留寒而又顾护正气的分寸。

内伤之咳以有痰无痰之分。无痰之干咳或为阴虚火旺，或为肝火上炎，或为风燥，随证施治。有痰之咳，治当祛痰，痰去则咳亦止。

（2）痰：痰为水饮所聚，而水饮之所生多又因于湿，始微渐显，散而弥漫，聚则成痰，故有痰必有湿。治痰必治湿，治湿必燥湿。而诸般燥湿化痰药中首推半夏、南星，或用其生品效更佳。

（3）喘：喘即气短气促。临证治喘，其兼见咳嗽者与单纯气喘者当分而治之。兼咳者必当先治其咳，并酌加敛肺之药。若不兼夹他证，则辨脏腑而治之。

（4）炎：炎症当属西医学之概念，而今也成为中医临床过程中不可避免的问题。西医治疗感染性的炎症用抗生素，而中医习惯辨为火热，多用清热解毒药。但若机械地把抗生素理解为寒凉药，把清热解毒药看成抗生素显然是不可取的。炎症不全是中医火热的表现。归根到底炎症和抗生素是不具有中医学属性的，所以临床对待炎症还应从西医学的角度去理解，在西医学的理论指导下合理选用药物。

（四）梁乃津以标本缓急论治肺胀

梁乃津认为，慢性阻塞性肺疾病的发生，虽然表现为一派肺系症状，但实与脾、肾密切相关。若平素饮食不节、贪凉饮冷，损伤胃气而致脾虚，脾运失司，水湿停滞，影响正常气机升降而致肺气虚，先天肾气不足或后天消伐而致肾虚，而肺气根于肾，肾虚则影响肺而虚，肺气一虚，卫外失职，六淫之邪，特别是风寒、风热每易反复袭肺，或邪盛正虚，或迁延失治，导致虚者更虚，实者更实，而易诱发本病的发作。肺气肃降受扰上逆而为咳，升降失常则为喘；脾虚运迟，津液停积而化为痰浊，风痰相扰，阻塞气道，出现痰多气闷，气促喘鸣等症。病久络脉瘀阻，导致疾病难愈。

对于本病的治疗，梁乃津认为，发作时以控制症状为主，缓解时以培正固本为重；控制症状又以祛风消痰为先，培正固本则以培补元气为要。梁乃津治本病很重视驱散外邪，使肺气得以舒展，恢复正常升降。常用方药有三拗汤（麻黄、北杏仁、甘草）、防风、苏梗、薄荷、青蒿、蝉蜕等。其次是除痰，祛除痰液是治疗本病关键的一环。但本病多见虚实夹杂、寒热互错情况，在遣方用药上注意除痰勿伤正，扶正勿助痰，勿过寒过热。若从寒化，多用三子养亲汤、陈夏六君汤、制南星、橘红丸等，以温肺化饮、健脾除痰；如饮郁化热，痰热郁肺，则用桑白皮汤（桑白皮、黄芩、黄连、山栀子、浙贝母、北杏仁、苏子、法半夏）、葶苈大枣

泻肺汤、鱼腥草、青天葵、天竺黄、冬瓜仁等，以清热肃肺、祛痰平喘。治疗过程中可适当加活血化瘀药，如桃仁、当归等疏通脉络。缓解期的治疗除了益肺健脾外，梁乃津认为更重要的是培补肾阳，临证时多见肾阳虚症状，畏寒肢凉，腰酸尿频等，故在对症基础上酌加补骨脂、紫河车、杜仲、肉苁蓉、核桃肉、巴戟天等，使肾阳振复，肺气有根。

（五）六经辨证在肺胀治疗中的应用

肺胀初期表现为太阳病证，可从太阳论治，予麻黄汤、桂枝汤；若肺胀患者表现为咳嗽、胸胁苦满、气短、焦虑、烦躁、纳差，乃少阳枢机不利，柴胡汤类方可调节肺之宣发肃降；肺胀患者病情日久，脾胃功能低下，运化乏力，或外感温热之邪，津液亏损，皆可导致肺胀合并大便难，以承气汤类方治疗，腑气得通，肺气壅塞自减；患者气血阴阳不足，正气由盛转衰，病邪由阳入阴转为少阴病则阴阳俱虚，以阳虚为主，治疗可扶正祛邪，治以真武汤、黄连阿胶汤；肺胀后期，患者表现为太阴证，寒气最重，当以四逆汤类方药温之；肺胀之厥阴病阶段，寒热错杂，症状繁多，适用乌梅丸。运用六经辨证，有助于提高中医药治疗肺胀的临床疗效。

1. 肺胀与太阳病

太阳主一身之表，为六经之藩篱，其气敷布于体表，直接起到卫护肌表、抵御外邪的作用。《内经》认为，肺合皮毛，形寒饮冷则为咳喘，《本草纲目》曰："风寒之邪，皆由皮毛而入，皮毛者，肺之合也，肺主卫气，包罗一身，天之象也，是证虽属乎太阳，而肺实受邪气，其证时兼面赤怫郁，咳嗽有痰，喘而胸满诸证，非肺病乎？盖皮毛外闭，则邪热内攻，而肺气愤郁。"太阳与肺共主表，太阳病最多见于肺系疾病。太阳之为病，脉浮，头项僵痛而恶寒，为疾病初期阶段，病尚表浅，正气不虚，及时攻邪，无传变之虞。表实者为太阳伤寒，适用麻黄汤；表虚者为太阳中风，适用桂枝汤。太阳为寒水之脏，气化而敷布周身，肺气失宣，津液停而为饮，壅塞于肺，可予小青龙汤。咳嗽、咯痰迁延不愈，加之感受外邪，可形成肺胀。如若能在太阳病阶段，治之得法，可截断病势。

2. 肺胀与少阳病

《素问·阴阳离合论》中曰"少阳主枢"，具有升发气机、舒畅气血之功。少阳之为病，口苦，咽干，目眩，其病因为"血弱气尽，腠理开，邪气因入，与正气相搏，结于胁下，正邪分争"，主症即"往来寒热，胸胁苦满，默默不欲饮食，心烦喜呕"。少阳作为一个功能系统与气血津液密切相关，气血津液亏虚为少阳发病基础，而少阳病使气血津液输布、运行不利而致脏腑经络失养且形成气郁、火郁、水湿痰郁等病理产物，病理产物随气逆乱，内扰脏腑，外干形体，而致各种病证。气机升降出入平衡者，无病之纲领，生死之枢机。肺胀患者病史较长，部分患者表现为血弱气尽，胸胁苦闷，易于烦躁、焦虑，食欲下降，因病致郁，气机不畅，而外无表证，内无实邪。肺胀患者外无表证，内无壅实之邪，皆可从少阳论治。少阳病主要治则是和解少阳，调畅气机，恢复脏腑功能。柴胡汤类方是少阳病的代表方，具有和解之功，用于治疗半表半里证。肺胀患者表现为咳嗽、胸胁苦满、气短、焦虑、烦躁、纳差，乃少阳枢机不利，肝气不升，肺气不得肃降。柴胡汤具有和解少阳枢机、疏泄肝胆、调和脾胃、疏利三焦作用，可用于治疗肺胀。

3. 肺胀与阳明病

《素问·逆调论》曰："不得卧而息有音者，是阳明之逆矣。"《伤寒论》曰："阳明之为病，胃家实也。"阳明为多气多血之经，其本气为燥，治不得法，气血损伤，必将转为阴病。肺胀患者病情日久，脾胃功能低下，运化乏力，或外感温热之邪，津液亏损，皆可导致大便难。合理采用通利大肠之法将有助于改善肺胀患者痰阻络瘀、肺气不宣的病理状态，减少肺胀反复急性发作，并可改善患者生活质量。麻杏石甘汤证、白虎汤证、葛根芩连汤证化热则均转为承气汤证，承气汤非为结粪而生，专为祛邪而设。病入阳明，当下不下，待正气亏虚，身体更虚，错失急下存阴的机会。肺胀患者合并大便难很常见，这是合并阳明证，应针对阳明病，予以合理通下，壅滞得除，肺气得降，喘咳自减。

4. 肺胀与少阴病

《伤寒论》曰："少阴之为病，脉微细，但欲寐也"；"少阴病，六七日，息高者，死"，此时病入少阴，阴阳俱不足，抗病能力减弱，治疗不当，阴阳离亡。脉微细是言其阴阳俱不足，阳气不足为多见，但欲寐是精神不振。少阴病也有寒热虚实之变，肺胀后期多合并肺源性心脏病、呼吸衰竭，病情危急，症状繁多，多数还是以虚证为主要表现。久病咳喘，肺肾两虚，心亦受累，复为风寒所伤，外感引动内饮宿疾，饮邪迫肺凌心，犯脾伤肾，故运用麻黄附子细辛汤治疗肺胀。肺胀患者多是本虚标实，寒化者多，热化者少，从少阴论治可提高临床疗效。伤寒少阴病常用方剂有滋阴清热之黄连阿胶汤，温阳利水之真武汤，温经发汗之麻黄附子甘草、麻黄附子细辛汤，急下存阴之承气汤类方等，均可根据病情进行应用。

5. 肺胀与太阴病

《内经》称太阴为"三阴"、"至阴"，其阴气最盛。《伤寒论》第 273 条曰："太阴之为病，腹满而吐，食不下，自利益甚，时腹自痛。"所谓"实则阳明，虚则太阴"，太阴系肺脾二经，主津液代谢，其功能的正常发挥，依赖于肺脾二气的温煦作用。《灵枢·胀论》曰："厥气在下，营卫留止，寒气逆上，真邪相攻，两气相搏，乃合为胀也。"阴阳失调，营卫稽留，加之寒气上逆，真邪相搏，廓胸胁，胀皮肤，形成肺胀。肺胀的形成和加重与受寒密切相关。太阴病为里阴证，阳气不足，阴寒较重，当以附子、干姜等回阳救逆；肺胀后期，患者可表现为四肢厥冷，食不下，口不渴，当属伤寒太阴病，应当予以四逆汤类方药温之。

6. 肺胀与厥阴病

厥阴为三阴之枢，主肝，以藏血养阴为主。肺主一身之表，肝主一身之里。五气之感，皆从肺入，七情之病必于肝起，厥阴提纲之病机，非"肝家郁"莫属。肺气宣降失职，肾虚纳气无权，复因饮邪壅郁蕴热，肺肾更受其困，本虚标实，化生诸症，并运用乌梅丸治疗肺胀取得很好疗效。肺胀之厥阴病阶段，阴阳俱不足，症状繁多，可伴有"消渴，气上撞心，心中疼热，饥而不欲食……下之利不止"等错杂证。如肺胀之气郁从少阳论治不效，并见少阳之火化，可从厥阴论治。乌梅丸有酸甘敛阴、甘温化阳的作用，寒热并用，柔肝养肝，可用来治疗肺胀之厥阴病的久咳。

第三节　支气管哮喘

支气管哮喘是由多种细胞和细胞组分参与其发病的慢性气道炎症性疾病，临床上表现为反复发作的喘息、气急、胸闷、咳嗽等症状。这种慢性炎症与气道高反应性的发生和发展有关，哮喘的发病是遗传和环境两方面因素共同作用的结果，常在夜间和（或）清晨发作加剧，大多数患者可经药物治疗得到控制。

支气管哮喘属于中医学"哮证"范畴，又有"哮喘"、"哮吼"、"呷嗽"、"齁喘"等名称。

一、临床诊断要点与鉴别诊断

（一）诊断标准

（1）反复发作喘息、气急、胸闷、咳嗽等，多与接触变应原、冷空气、物理、化学性刺激及上呼吸道感染、运动等有关。

（2）双肺可闻及散在或弥漫性，以呼气相为主的哮鸣音，呼气相延长。

（3）上述症状和体征可经治疗后缓解或自行缓解。

（4）除外其他疾病所引起的喘息、气急、胸闷或咳嗽。

（5）临床表现不典型者（如无明显喘息或体征），可根据条件做以下检查，如任一结果阳性，可辅助诊断为支气管哮喘：①简易峰流速仪测定最大呼气流量（peak expiratory flow，PEF）昼夜变异率>20%；②支气管舒张试验阳性：一秒钟用力呼气容积（FEV_1）较用药前增加≥12%，且 FEV_1 的绝对值增加≥200ml；③支气管激发试验或运动试验阳性。

符合（1）～（4）条或（4）、（5）条者，可以诊断为支气管哮喘。

（二）鉴别诊断

1. 左心衰竭引起的心源性呼吸困难

心源性哮喘多见于老年人，常有高血压、冠状动脉硬化、二尖瓣狭窄或慢性肾炎等病史，发作以夜间阵发性多见。症状为胸闷，呼吸急促而困难，有咳嗽及哮鸣音，严重者有发绀，面色灰暗，冷汗，精神紧张而恐惧，与哮喘急性发作相似。患者除有哮鸣音外，常咯大量稀薄水样或泡沫状痰或可能为粉红色泡沫痰，并有典型的肺底湿啰音，心脏向左扩大，心脏瓣膜杂音，心音可不规律甚至有奔马律。胸部 X 线检查示心影可能扩大，二尖瓣狭窄的患者，左心耳经常扩大。肺部有肺水肿征象，血管阴影模糊。由于肺水肿，叶间隔变大，叶间隔线可下移至基底肺叶，对鉴别有帮助。

2. 慢性阻塞性肺疾病

慢性阻塞性肺疾病多见于中老年人，有慢性咳嗽史，喘息常年存在，有加重期。患者多有长期吸烟或接触有害气体的病史，有肺气肿体征，两肺或可闻及湿啰音。但有时临床上将慢性阻塞性肺疾病与哮喘严格区分十分困难，如用支气管舒张剂、口服或吸入激素作治疗性诊断可能有所帮助，而这两种疾病也可同时存在。

3. 变态反应性肺浸润

这是一组肺嗜酸细胞浸润的疾病，包括单纯性嗜酸细胞性肺炎、迁延性嗜酸细胞肺炎、哮喘性嗜酸细胞肺炎、热带性肺嗜酸细胞增多症及肺坏死性血管炎等病都可列入本组疾病，它们都可能有哮喘症状，特别是哮喘性嗜酸细胞性肺炎尤为明显。该病可见于任何年龄，大多数与下呼吸道细菌感染有关。患者对曲霉菌呈过敏状态，故又名过敏性支气管肺曲霉病。患者常有发热，胸部 X 线检查可见多发性、此起彼伏的淡薄斑片浸润阴影，可自行消失或反复再发。肺组织活检有助于鉴别。

4. 气管、主支气管肺癌

由于癌肿压迫或侵犯气管或主支气管，使上呼吸道管腔狭窄或不完全阻塞，出现咳嗽或喘息，甚至伴哮鸣音。但患者通常无哮喘发作史，咯痰可带血，喘息症状多呈吸气性呼吸困难，或哮鸣音为局限性，平喘药物治疗无效。只要考虑到本病，进一步做胸部 X 线检查、胸部 CT、痰细胞学检查及纤维支气管镜检查就不难鉴别。

二、中医辨病诊断

（一）诊断依据

（1）常有过敏史或家族史，常因气候突变、饮食不当、情志失调、劳累过度等因诱发。

（2）呈反复发作性。

（3）发作前多有鼻痒、喷嚏、咳嗽、胸闷等先兆。发作时喉中哮鸣有声，呼吸困难，甚则张口抬肩，不能平卧，或口唇指甲紫绀，数分钟或数小时缓解。平时如常人，或可有易疲劳、纳差等。病程日久，反复发作，常有哮鸣，甚至大发作持续不缓解，出现喘脱。

（二）类证鉴别

哮证和喘证都有呼吸急促、呼吸困难的表现，金代、元代以前，两者属于促门，《医学正传·哮喘》将哮与喘分为二证。哮指声响言，为喉中有哮鸣音，是一种反复发作的疾病；喘指气息言，为呼吸气促困难，是多种急慢性疾病的一个症状。《医学正传·哮喘》指出："哮以声响名，喘以气息言，夫喘促喉间如水鸡声者谓之哮，气促而连续不能以息者为之喘。"此外，鉴于哮必兼喘，喘未必兼哮，哮病久延可发展成为经常性的痰喘，而将哮列入喘证范围。

此外，部分慢性咳嗽，经久反复，发展而成咳喘、支饮，虽然也有痰鸣气喘的症状，但多逐渐进展而加重，病势时轻时剧，与哮喘之反复间歇发作，突然发病，迅速缓解，哮喉声重而咳轻，均有显著的不同，临床不难识别。

三、审析病因病机

（一）"夙根"内伏是哮喘发作的病理基础

"夙根"就是我们平时所指的"病根"，也有医家称其为"宿根"。所谓"夙根"从字义上是指某些二年生或多年生草本植物的根，在茎叶枯萎之后可以继续存活，到第二年春天重新萌芽，这样的根就被称作"夙根"。哮喘"夙根"说是指哮喘发作之后，经过治疗，病情缓解或症状消失，但如果再遇到某些诱发因素，哮喘可再次发作。哮喘之所以反复发作，经年不愈，究其原因在于宿痰内伏。外邪侵袭、饮食不当、情志失调，可引动伏痰，痰阻气道，肺失宣降，气机升降不利，引动停积之痰，致使气息喘促，喉间痰鸣，发为哮喘。《症因脉治·哮病》所说："哮病之因，痰饮留伏，结成巢臼，潜伏于内，偶有七情之犯，饮食之伤，或外有时令之风寒束其肌表，则哮喘之症作矣。"现代医学研究亦证明，支气管哮喘患者在缓解期依然存在气道慢性炎症和气道高反应，而这种慢性炎症也是哮喘发病的重要因素。

哮病日久，痰浊内伏，痰浊阻滞气机，气机不畅则血脉亦不畅，可致血滞成瘀；或痰浊郁而化热，煎熬血液亦可成瘀。因此，哮病发作时常出现舌暗、舌紫、口唇青紫等症状。正如《血证论》中曰："盖人身气道，不可阻滞……内有瘀血，气道阻塞，不得升降而喘。"气滞、血瘀、痰浊互为因果，此为哮病反复发作，缠绵难愈之原因所在。

（二）本虚为重

哮证发病的内因及宿根的产生，根本原因都是脏腑功能失调。肺脾肾三脏对津液的运化失常是生成痰的主要因素。肺主气，朝百脉，布散津液，肺虚则津液运行失常，痰浊内生，肺虚则卫阳不固，机体易受外邪侵袭而引发哮病；脾主运化，脾虚津液运化失常不能转输精微，反而积湿生痰，痰饮伏留体内，形成宿痰；肾虚不能蒸化水液，以致阳虚水泛成痰，伏藏于肺，成为发病的"夙根"，肾虚摄纳失常，气不归根，气机不畅，痰气互阻，哮病发作。

总之，本病病变主要在肺，继则影响脾、肾，哮病病程演变过程中，常见因虚致实、由实转虚或虚实夹杂等，临证时既要把握哮病的总体病机，又要明确每个证的病机乃至具体症状所对应的内在病机。

四、明确辨证要点

（一）辨虚实

本病属邪实正虚，发作时以邪实为主，未发时以正虚为主。邪实主要以风邪侵袭、风寒外束、风热侵袭、痰浊内生、瘀血阻滞、气机不利等为主。实证多为新病，喘哮气粗声高，呼吸深长，呼出为快，脉象有力等症状。虚证多为久病，喘哮气怯声低，呼吸短促难续，吸气不利，脉沉细或细数，体质虚弱。缓解期偏于本虚，以正虚为主。早期多属气虚，也可呈气阴两虚，由肺及脾肾；晚期气虚及阳，以脾、肾为主，也有阴虚或阴阳两虚者。

（二）分寒热

实证分寒热两证，需分清痰之寒热，以及是否兼有表证的不同。病因于寒，素体阳虚，痰从寒化，属寒痰为患，则发为寒哮。表现为胸膈满闷，咳不甚，痰少，咳吐不爽，形寒怕冷，受寒易发；病源于热，素体阳盛，痰从热化，属痰热为患，则发为热哮。常见气粗，呛咳阵作、咳痰色黄黏稠，烦闷，汗出，面赤，口苦口渴等症状。小儿、青少年阳气偏盛者，多见热哮，但若病情延绵至成年或者老年，阳气虚衰，可以寒化，转为寒哮。另外，因南北方气候、地域差异，北方寒冷地区寒哮多见，南方炎热热哮较为多见。临证时应注意寒热的相兼和转化，寒包热证，寒痰化热，热痰化寒，以及热证转从寒化等情况。

（三）辨脏腑

脏腑虚证有肺虚、脾虚、肾虚之异。肺气虚者，症见自汗畏风，少气乏力；脾气虚者，症见食少便溏，痰多；肾气虚者，症见腰酸耳鸣，动则喘乏。此外，还应审其阴阳气血之偏虚，详加辨别，分清主次。

五、确立治疗方略

《丹溪治法心要·喘》曰："未发以扶正气为要，已发以攻邪为主。"故"发时治标，平时治本"是本病的治疗原则。发作期以豁痰利气祛邪为主，寒痰当温化，热痰当清化，表邪明显者兼以解表；缓解期以扶正固本为主，正虚邪实者，当标本兼顾。

六、辨证论治

（一）发作期

1. 寒哮

（1）抓主症：呼吸急促，喉中哮鸣有声，胸膈满闷如窒，咳不甚，痰少咳吐不爽，痰黏色白。

（2）察次症：口不渴，或渴喜热饮，天冷或遇寒而发，形寒怕冷，或有恶寒，喷嚏，流涕等。

（3）审舌脉：舌苔白滑，脉弦紧或浮紧。

（4）择治法：温肺散寒，化痰平喘。

（5）选方用药思路：本证为外有风寒表证，内有痰饮郁结，应选用射干麻黄汤。方用射干、麻黄宣肺平喘，豁痰利咽；细辛、半夏、生姜温肺蠲饮降逆；紫菀、款冬花、甘草化痰止咳；五味子收敛肺气；大枣和中。

（6）据兼症化裁：若恶寒发热，无汗，喘咳，痰多而稀，此为风寒束表，水饮内停之证，应选用小青龙汤，解表化痰，温肺平喘；若痰涌喘逆不能平卧者，加葶苈子、紫苏子、杏仁泻肺降逆平喘；若痰稠胶固难出，哮喘持续难平者，加猪牙皂、白芥子豁痰利窍以平喘。

（7）据变证转方：若哮喘甚剧，恶寒背冷，痰白呈泡沫样，舌苔白而水滑，脉弦紧有力，体无虚象，属典型寒实证者，可服紫金丹；若病久阳虚，发作频繁，发时喉中痰鸣如鼾，声低，气短不足以息，咯痰清稀，面色苍白，汗出肢冷，舌淡苔白，脉沉细者，当标本同治，温阳补虚，降气化痰，用苏子降气汤，酌配黄芪、山萸肉、紫石英、沉香、诃子等；阳虚者，伍以附子、补骨脂、钟乳石等温补肾阳。

2. 热哮

（1）抓主症：气粗息涌，喉中痰鸣如吼，胸高胁胀，张口抬肩，咳呛阵作，咯痰色黄或白，黏浊稠厚，排吐不利。

（2）察次症：烦闷不安，汗出，面赤，口苦，口渴喜饮。

（3）审舌脉：舌质红，苔黄腻，脉弦数或滑数

（4）择治法：清热宣肺，化痰定喘。

（5）选方用药思路：本证为痰热壅肺，肺失清肃，故选用定喘汤。方用麻黄、杏仁宣降肺气以平喘；黄芩、桑白皮清肺热而止咳平喘；半夏、款冬花、紫苏子化痰止咳，降逆平喘；白果敛肺气以定喘，且可防麻黄过于耗散之弊；甘草和中，调和诸药。

（6）据兼症化裁：若痰稠胶黏，酌加知母、浙贝母、海蛤粉、瓜蒌、胆南星之类以清化热痰；气息喘促，加葶苈子、地龙泻肺清热平喘；内热壅盛，加石膏、金银花、鱼腥草以清热；大便秘结，加大黄、芒硝通腑利肺；表寒里热，加桂枝、生姜兼治表寒。

（7）据变证转方：若病久热盛伤阴，痰热不净，虚实夹杂，气急难续，咳呛痰少质黏，口燥咽干，烦热颧红，舌红少苔，脉细数者，又当养阴清热，敛肺化痰，可用麦门冬汤；偏于肺阴不足者，酌加沙参、冬虫夏草、五味子、川贝母；肾虚气逆，酌配地黄、山萸肉、胡

桃肉、紫石英、诃子等补肾纳气定喘。

若哮病发作时寒与热俱不显著，但哮鸣喘咳甚剧，胸高气满，但坐不得卧，痰涎壅盛，喉如曳锯，咯痰黏腻难出，舌苔厚浊，脉滑实者，此为痰阻气壅、痰气壅盛之实证，当涤痰除壅，降气利窍以平喘逆，用三子养亲汤加葶苈子、厚朴、杏仁，另吞皂荚丸以利气涤痰，必要时可加大黄、芒硝以通腑泻实。

若久病正虚，发作时邪少虚多，肺肾两亏，痰浊壅盛，甚至出现张口抬肩，鼻煽气促，面青，汗出，肢冷，脉浮大无根等喘脱危候者，当补肺纳肾，扶正固脱，给予回阳急救汤合生脉饮。

（二）缓解期

1. 肺虚

（1）抓主症：气短声低，动则尤甚，喉中有轻度哮鸣声，咳痰清稀色白。

（2）察次症：面色㿠白，常自汗畏风，易感冒，每因劳倦、气候变化等诱发哮病。

（3）审舌脉：舌淡苔白，脉细弱或虚大。

（4）择治法：补肺固卫。

（5）选方用药思路：本证为哮证日久，肺气虚弱，表虚不固，故选玉屏风散。方中黄芪益气固表；白术健脾补肺；防风亦名"屏风"，《本草纲目·防风》说："防者，御也……屏风者，防风隐语也。"可见，防风有屏蔽御邪之功效。李东垣说："防风能制黄芪，黄芪得防风其功愈大，乃相畏而相使者也。"

（6）据兼症化裁：若怕冷畏风明显，加桂枝、白芍、生姜、大枣调和营卫；阳虚甚者，加附子助黄芪温阳益气；若气阴两虚，咳呛，痰少质黏，口咽干，舌质红者，可用生脉散加北沙参、玉竹、黄芪等益气养阴。

2. 脾虚

（1）抓主症：平素痰多气短，每因饮食不当则易诱发哮病。

（2）察次症：倦怠无力，面色萎黄，食少便溏，或食油腻易腹泻。

（3）审舌脉：舌质淡，苔薄腻或白滑，脉细弱。

（4）择治法：益气健脾，燥湿化痰。

（5）选方用药思路：本证为脾虚运化无权，痰湿内蕴，故选用六君子汤。方中党参、茯苓、白术、甘草补气健脾；陈皮、半夏理气化痰。

（6）据兼症化裁：若形寒肢冷便溏者，可加干姜、桂枝以温脾化饮，甚者加附子以振奋脾阳；脾肺两虚者，可与玉屏风散配合应用。

3. 肾虚

（1）抓主症：平素短气息促，动则尤甚，吸气不利，或喉中有轻度哮鸣，劳累后易诱发哮病。

（2）察次症：心慌，腰膝酸软，脑转耳鸣，或畏寒肢冷，面色苍白，舌淡苔白，质胖嫩，脉象沉细。或颧红，烦热，汗出黏手。

（3）审舌脉：舌红苔少，脉细数。

（4）择治法：补肾摄纳。

（5）选方用药思路：本证属肾虚不能纳气，故选金匮肾气丸或七味都气丸，辨其阴阳进行化裁。前方偏于温肾助阳，后方偏于益肾纳气。

（6）据兼症化裁：阳虚明显者，肾气丸加补骨脂、淫羊藿、鹿角片；阴虚明显者，七味都气丸加麦门冬、当归、龟胶；肾虚不能纳气者，加胡桃肉、冬虫夏草、紫石英等，喘甚时予人参蛤蚧散；有痰者，酌加紫苏子、半夏、橘红、贝母等以化痰止咳；若平时无明显症状，可用平补肺肾之剂，如党参、黄芪、五味子、胡桃肉、冬虫夏草、紫河车之类，并可酌配化痰之品。

七、中成药选用

（1）痰热清注射液：功效：清热、化痰、解毒。主治：风温肺热病痰热阻肺证。用法：一般每次 20ml，重症患者每次可用 40ml，加入 5%葡萄糖注射液或 9%氯化钠注射液 250～500ml 静脉滴注，控制滴数每分钟不超过 60 滴，每日 1 次。

（2）参麦注射液：功效：益气固脱，养阴生津，生脉。主治：脾气亏虚证。用法：每次 20～100ml，用 5%葡萄糖注射液 250～500ml 稀释后静脉滴注，每日 1 次。

（3）蛤蚧定喘丸：功效：滋阴清肺，止咳定喘。主治：年老哮喘，气短发热，胸满郁闷，自汗盗汗，不思饮食。用法：水蜜丸每次 5～6g，小蜜丸每次 9g，大蜜丸每次 1 丸，每日 2 次，口服。

八、单方验方

（1）地龙焙干，研粉，装入胶囊，每次 3g，每日 2 次，用于热哮。

（2）曼陀罗叶制成卷烟，发作时点燃，可缓解哮喘。

（3）皂角 15g 煎水，浸白芥子 30g，12 小时后焙干，每次 1～1.5g，每日 3 次，用于哮喘发作时痰涌气逆之证。

（4）银柴胡 10g，防风 10g，乌梅 5g，五味子 10g，生甘草 5g，煮水代茶饮。用于哮喘缓解期，过敏体质者。

（5）丝瓜花 10g，蜂蜜 15g。把丝瓜花放入杯内，用沸水冲泡，加盖浸泡 10 分钟，倒入蜂蜜搅匀即成，每日 3 次，代茶饮用。适用于哮喘缓解期，体质偏于阴虚者。

（6）玉涎丹：蛞蝓 20 条，浙贝母 15g。蛞蝓洗净，再将贝母研为粉末，以适量象贝母拌研蛞蝓，制成绿豆大药丸，其用量每日 2 次，每次吞服 1.5g，连续 1～3 个月。本品具有清热化痰定喘的功效，可用于热哮。

（7）清肺定喘汤：炙麻黄 10g，五味子 10g，杏仁 15g，乌梅 15g，生石膏 30g，金银花 30g，甘草 10g，防己 10g，桑白皮 15g，地龙 15g，葶苈子 15g，连翘 15g，白芍 10g，赤芍 10g。用于哮喘发作期。

九、中医特色技术

（一）冬病夏治穴位贴敷

最早描述穴位贴敷治疗哮病可追溯于《张氏医通》，其曰："冷哮灸肺俞、膏肓、天突，有应有不应，夏日三伏中用白芥子涂法，往往获效……涂后麻蜇疼痛，切勿便去，候三炷香，方可去之。十日后涂一次，如此三次，病根去矣。"此为后世穴位贴敷治疗哮病的理论基础。

敷穴化痰散（黑龙江中医药大学附属第一医院院内制剂，制剂号：黑 Z-ZJ-0699-2011），药物组成：将白芥子、延胡索、甘遂、细辛、生半夏、冰片、胆矾、生附子、花椒、樟脑共为末，姜汁调至泥状。在夏季三伏中，分三次贴敷天突、肺俞、膏肓、定喘、百劳等穴，1～2 小时去之，每 10 日敷 1 次。

（二）针灸

发作期取定喘、天突、内关穴；咳嗽痰多加孔最、丰隆，每次选用 1～2 个腧穴，用重刺激，留针 30 分钟，每隔 5～10 分钟捻针一次，每日或间日治疗 1 次，背部可加拔火罐；缓解期取大椎、肺俞、足三里；肾虚加肾俞、关元；脾虚加中脘、脾俞，每次选用 2～3 个腧穴，用较轻刺激，间日治疗 1 次。在发作前的季节针灸，可作预防性治疗，有减少发作或减轻症状的效果。

十、预防调护

（1）预防方面，注重宿根的形成及诱因的作用，故应注意气候影响，做好防寒保暖，防止外邪诱发。避免接触刺激性气体及易致过敏的灰尘、花粉、食物、药物和其他可疑异物。宜戒烟酒，饮食宜清淡而富营养，忌生冷、肥甘、辛辣、海膻发物等，以免伤脾生痰。防止过度疲劳和情志刺激。

（2）鼓励患者根据个人身体情况，选择太极拳、内养功、八段锦、散步或慢跑、呼吸体操等方法长期锻炼，增强体质，预防感冒。

（3）在调摄方面，哮病发作时，尚应密切观察哮鸣、喘息、咳嗽、咯痰等病情的变化，哮鸣咳嗽痰多、痰声漉漉或痰黏难咯者，用拍背、雾化吸入等法，助痰排出。对喘息哮鸣，心中悸动者，应限制活动，防止喘脱。

十一、各家发挥

（一）从寒论治

刘建秋发现"寒哮居多"。因北方气候寒冷，患者往往因季节交替，感寒而发病。且饮为阴邪，易耗伤阳气，日久损伤肺阳，阳虚不能卫外，更易感邪。因此，临证时应执仲景"当以温药和之"之法，采用温阳益气、化痰平喘法。药物：淫羊藿 15g，附子 10g，黄芪 10g，太子参 10g，款冬花 10g，清半夏 10g，五味子 10g，炙麻黄 10g。此方标本兼治，特别适合北方地区最为常见的素体阳虚，感寒发作哮喘患者，临证时加减化裁，疗效确切。

（二）从热论治

针对哮喘痰热壅肺、肺失清肃、肺气上逆的病机而采用清肺化痰法。热哮是由清代林珮琴在《类证治裁·哮证》中提出来的，他采用桑白皮汤或白虎汤加黄芩、枳实、瓜蒌霜，具清肺化痰的功效。他提出了"热哮当暑月火盛痰喘者，用桑白皮汤，或白虎汤加黄芩、枳实、瓜蒌霜"。清代方任渊在其著作《哮喘论治》不仅指出了清肺化痰的治法而且还列举了方药，云："大都病在肺胃，从外感而来，或寒热无汗，或不热有汗，咳嗽痰浓，便溺短赤，舌苔厚，脉数浮滑不空，乃风温痰热壅于肺胃，不得降化也，宜宣通肺络，清降胃气。有汗则葶、杏、桔、贝、芩、翘、石膏等剂，无汗则麻、杏、石、甘、桑、贝、桔、橘之类。"无疑，清肺化痰法的提出丰富和发展了古代哮喘的治法。

（三）从寒包热论治

针对哮喘痰热伏于内，外感风寒，肺气上逆，痰气交阻的病机而采用散寒清肺法。金元四大家之一的著名医家朱丹溪首先提出了哮喘"寒包热"的病机和其相应治法。他在《丹溪治法心要·哮第二十一》中指出："治哮必须薄滋味专主乎痰……不可全用凉药，必带表散，此寒包热也。半夏、枳壳炒、桔梗、片黄芩、炒紫苏、麻黄、杏仁、甘草，天寒加桂。一法小胃丹以二陈汤去甘草，加苍术、黄芩作汤送下，看虚实用之。"之后，后世医家多效仿此治法，明代楼英《医学纲目·哮喘证治》云："哮喘遇冷而发者。有二证……其二属寒包热，治法乃仲景、丹溪用越婢加半夏汤等发表诸方……"又如，明代龚信《古今医鉴·哮吼》指出"治法必用薄滋味，不可纯用寒凉，须常带表散。定喘汤，五虎二陈汤、导痰小胃丹"。此法至今仍为临床所常用。

（四）从虚论治

中医认为哮病其证本虚标实。正如《沈氏尊生书》中所述："喘因虽多，而其原未有不由虚者……"本虚主要表现为肺脾肾三脏之亏损。肺虚则气无所主，宣肃失常，气不化津，津聚为痰，痰浊内蕴，同时肺卫失固，外邪更易侵入引发哮病；脾虚则气血津液失运，积湿成痰，上扰于肺，咳喘复作；肾虚则气失摄纳，温化失常，水泛成痰，上迫于肺，喘哮不愈。

清代医家高鼓峰认为若哮喘频发当考虑虚证，在《医家心法》中云："如每月一二发，弱证之渐也，六君子汤以培土生金，六味丸以滋水养金。此攻补二法也。"叶天士在《临证指南·哮》中指出"更有痰哮、咸哮、醋哮、食生冷及幼稚天哮诸证，大概以温通肺脏，下摄肾真为主。久发中虚，又必补益中气。其辛散苦寒，豁痰破气，在所不用"。叶氏客观提出哮喘病程较长多因中气不足，此时应以补益中气为主，辛散苦寒、豁痰破气之品都不宜应用。金元四大家之一朱丹溪在《丹溪心法》中提出"未发以扶正气为主，既发以攻邪气为急"，精辟地概括了哮喘发作期和缓解期的治疗法则。明代医家张介宾也提出了相类似的治疗原则并且作出了更进一步的阐述"未发时以扶正气为主，既发时以攻邪为主，扶正气者须辨阴阳，阴虚者补其阴，阳虚者补其阳"。关于未病先防，这里除了上面提到的培补正气法以外还需要强调的是明代楼英在《医学纲目·哮喘证治》中说："夫二属寒包热，治法乃仲景丹溪用越婢加半夏汤等发表诸方，及预于八九月未寒之时，先用大承气汤下其热，至冬寒时无热可包，自不发者是也。"此外也有很多医家赞同此观点，如明代王肯堂、李士才、何梦瑶等，但此法在当代尚未引起重视，应加强这一方面的研究。

王会仍老中医指出哮病反复发作易伤及人体气血阴阳，导致肺脾肾三脏虚损，同时三脏的亏损，又容易复感外邪，引起哮病再次发作。治疗上以补益三脏为主。善以玉屏风散、补中益气汤、肾气丸等加减变换。张念志肯定了肺气虚在哮病发病过程中的主导地位，因此补益肺气至关重要；同时脾气亏虚不容忽视，益气健脾是基本治法；另外，肾气虚，摄纳失常是发病关键，补肾纳气为根本大法。

吴银根教授认为哮证之病理因素以痰为主，但哮证之主因仍为阳虚寒盛，从哮证患者体质及病因病机两方可知：哮喘患者多素体禀赋不足，肾阳亏虚，阴寒内生，外感寒邪，更伤阳气，故哮喘日久、反复发作的患者多有面色晦暗、畏寒肢冷等阳虚表现，阳虚寒盛贯穿于哮证发病的始终。健脾温肾，扶正补虚是治疗的根本。吴教授临证时，多投黄芪、党参扶正补虚、益气健脾。健脾之法多宗东垣《脾胃论》，常选用党参、黄芪、苍术、茯苓、白术等益气健脾，并注重升阳气、降阴火（降火、化湿、理气、消导）之品的运用，常随证配合使用黄连、黄芩、柴胡、莱菔子、防风、藿香等药物。温阳补肾之法源于景岳命门学说，选用仙茅、淫羊藿、补骨脂、巴戟天、菟丝子、益智仁、附子、桂枝等药物温补肾阳，纳气平喘，振奋阳气。

针对哮喘邪气犹在、正气已虚、虚实夹杂的病机而采用此法，主要用于哮喘经久不愈、反复发作，邪实和正虚并存的虚实夹杂证。明代医家张介宾主张哮喘久发者应攻补兼施，他在《景岳全书·哮证治》中提出"然发久者，气无不虚，故于消散中宜酌加温补，或于温补中宜量加消散，此等证候，当倦倦以元气为念，必使元气渐充，庶可望其渐愈。若攻之太过，未有不致日甚而危者"。清代程杏轩《医述·哮》在其附方中说："立方本旨，以二陈治痰，栀子、淡豆豉、当归养血，熟地黄滋阴，金沸咸能润下，海石咸以消痰，重以镇下。熟地黄五钱，当归一钱，茯苓、橘红、半夏、金沸草、麦门冬各钱半，甘草五分，黑山栀一钱，淡豆豉一钱，海石二钱。"可见该方运用的是攻补兼施的方法。清代沈金鳌在《沈氏尊生书》中指出："诸逆冲上，皆缘壮火食气，销烁肺金。真阴虚，故火益旺，其症多自小腹下火起而上，左尺大而虚，非四物阴血之剂可疗。下焦龙火，亦非寒凉可降。挟其痰者，乃水挟木火而上。非竹沥、枳实、半夏能消，必当补泻兼行，则水自升，火自降，痰自消。"实践证明祛邪兼补肺、健脾、益肾的方法较单纯的祛邪法可明显提高临床疗效。

（五）从风论治哮喘

哮喘遇外感引触后易反复发作，发时起病急骤，缓时一如常人，且常常伴有鼻痒、喷嚏、流涕、眼痒、喉痒、皮肤瘙痒等并发症，这些发病特点均符合"风为百病之长、易袭阳位、善行数变"的病理特点。近年来，更多的学者强调"风邪"在哮病发病中的影响力。对于风邪入侵引起气机不畅，气道痉挛为主要病机的哮证，采用祛风解痉、祛痰宣闭之法。此法由晁恩祥等于1991年首次提出。晁恩祥依据哮病患者及家族中有哮喘、湿疹、荨麻疹等病史；多发春冬，有明显季节性；发病突然，发作前多有鼻、咽发痒，喷嚏、胸闷等先兆症状，而后气道挛急，患者突感胸闷窒息，哮喘迅即发作，发作时痰鸣气喘的特点，认为其与风邪"善行而数变"的性质相似，提出"风盛痰阻，气道挛急"是哮病发作时的主要病机，并以此制订了有祛风解痉、祛痰作用的黄龙平喘汤。药物组成：麻黄、杏仁、地龙、白果、紫苏子、白芍、石菖蒲等。"风哮"理论及祛风解痉、祛痰宣闭法治疗哮喘，因其疗效显著，逐渐得到众多医家认可。韩树人根据"内外风"之别，运用解表疏风之荆防等药物治疗外风，而对于内风，解表疏风药效轻盈，难以深达，可选用僵蚕、全蝎、蛤蚧等血肉有情之品。

（六）从痰论治

针对哮喘痰饮内伏、气为痰壅、痰为气阻、肺失宣降的病机而采用降气豁痰法。明代孙一奎在《赤水全珠全集·哮喘辩》中曰："哮发之原有三：有因惊风之后而得者，由治惊不调气，故痰不尽彻去，有感风寒而得者，有食咸酸呛喉而得者。然皆不外乎利肺、调气、豁痰六字也。"清代林珮琴《类证治裁·哮证》曰："痰壅气急者，四磨饮、苏子降气汤。气降痰自清。"由此可见二位医家尤为重视降气豁痰法在哮喘中的运用。

焦树德创制的麻杏二三汤。本方由二陈汤、三子养亲汤加减而成，常用于治疗老人气逆咳喘痰多，舌苔白腻，脉滑者。原方由炙麻黄、杏仁、化州橘红、半夏、茯苓、莱菔子、紫苏子、白芥子、诃子、甘草、茶叶组成。全方化痰与调气并重，兼以健脾，共奏祛邪之功。

本方在临床上得到推广和应用，如秦艳虹总结麻杏二三汤化裁特别适用于小儿哮喘。

（七）从瘀论治

哮病日久，痰浊内伏，痰浊阻滞气机，气机不畅则血脉亦不畅，可致血滞成瘀；或痰浊郁而化热，煎熬血液亦可成瘀。清代名医唐容川开创了痰瘀同治的先河，清代唐容川《血证论》云："盖人身气道，不可有壅滞，内有瘀血，则阻碍气道，不得升降……须知痰水之壅，由瘀血使然，但去瘀血则痰水自消。"现代医学亦认为活血化瘀能促进血行加快，减少阻塞，从而起到很好的平喘作用。洪广祥教授提出："经验证明，在理气祛痰之品中，加用活血化瘀药，常可提高平喘效果。这是因为活血药可助理气祛痰药以达气血畅行、肺络宣通的目的。"吴银根教授在辨治哮病时注重化痰祛瘀药的运用。常用于祛顽痰的药对有泽漆和鬼箭羽、天南星和半夏等；吴银根还喜用蛤蚧和全蝎等血肉有情的虫类药，因其具有走窜之性，可搜剔肺络中的顽痰伏瘀。赖新生教授治疗哮病时强调活血化瘀、行气祛痰，常用药有桃红、丹参、赤芍、紫菀、款冬、百部、前胡、杏仁、浙贝母、枇杷叶、法半夏等。可见合理施行活血化瘀法，有利于哮病的治疗，活血化瘀之法已经成为治疗哮病的重要方法。

（八）从郁论治

肝主疏泄主情志，情志的异常是哮病的诱发因素之一。自《素问·经脉别论》就有"有所堕恐，喘出于肝"、"有所惊恐，喘出于肺"的描述，肝从左升，肺从右降，在生理上两者相互协调，调畅全身气机。在病理上两者又互相影响，可出现木火刑金、肝郁气逆等改变。陈武山等在论述名老中医钱今阳治疗哮病的治疗经验时提出钱老重视肝在哮病发病中的作用，多在治哮常用方法的基础上加用清肝、疏肝、养肝的药物，并创立清肝平喘汤、疏肝平喘汤和养肝平喘汤，在临床上具有很大的指导意义。

（王　珏）

第四节　支气管扩张

支气管扩张是指支气管及其周围肺组织的慢性炎症损坏管壁，以致形成不可逆的支气管扩张与变形。本症有先天性和继发性两种，继发性较为多见，且多见于儿童和青年。临床症状有慢性咳嗽，咳大量脓痰和反复咯血。本病过去颇为多见，在呼吸系统疾病中，其发病率仅次于肺结核。自从广泛应用抗生素以来，已明显减少。

支气管扩张症在中医学中无相应病名，按其发病的不同程度和阶段，可归纳为中医"咳嗽"、"肺痈"、"咯血"范畴。

一、临床诊断要点及鉴别诊断

（一）诊断标准

（1）慢性咳嗽、咳大量脓性痰、间断咯血、反复肺部感染，或仅表现为反复咯血。

（2）幼年时曾患麻疹肺炎、百日咳、支气管肺炎或有慢性鼻炎、副鼻窦炎等。

（3）常在下胸部及背部听到局限性粗、中度湿啰音，干咳，排痰后啰音可暂时减少或消失，以后又复出现，可有杵状指（趾）。

（4）胸部 X 线检查常显示患侧下部肺野纹理增多、紊乱，或有不规则环状透亮阴影或卷发样阴影。

（5）支气管造影、胸部 CT 检查、纤维支气管镜检查发现有支气管扩张改变。

说明：诊断除依靠病史和临床表现外，胸部 X 线检查有重要意义，如果符合诊断标准（1）～（4）项可作出临床诊断。有条件时可作纤维支气管镜、胸部 CT 检查以进一步明确，支气管造影术可以确定，且可明确支气管扩张的部位、性质和范围，为考虑手术切除提供重要的资料。但若临床表现非常明确，或不宜手术者，则不必作支气管造影。

（二）鉴别诊断

1. 慢性支气管炎

慢性支气管炎多发生于中年以上的患者，咳嗽、咳痰与支气管扩张相似，但本病咳嗽、咳痰症状多见于冬、春季节较明显，且痰量少，多为白色，咯血者相对少见，胸透或所拍胸部 X 线检查多见肺纹理增强，常并发肺气肿，无支气管扩张 X 线特征，胸部 CT 检查无支气管扩张特征更容易鉴别。

2. 肺结核

本病常有咳嗽、咳痰，时有咯血，但多为干咳无痰或少痰，而且伴有结核性全身中毒症状，如午后潮热、盗汗、消瘦；阳性体征多见于上肺，胸部 X 线检查有结核特征，"OT" 试验 1∶2000，多呈强阳性；现在临床多采用结核菌素纯蛋白衍化物试验（即 PPD 测定），呈阳性反应，痰中可找到结核杆菌。有时肺结核可以继发支气管扩张，两病并存，胸部 CT 检查更容易鉴别。

3. 肺脓肿

本病起病急，高热、胸痛、咳嗽、咳大量脓性痰，胸部 X 线检查可见浓密炎症阴影，肺中有空洞伴液平面，积极抗感染治疗，炎症可以完全消失，合并厌氧菌感染时咳腥臭脓痰。

4. 肺囊脓肿继发感染

本病与支气管扩张相似，有咳嗽、咳痰等特征，但胸部 X 线检查显示圆形液性腔，周围无炎症反应，常无明显毒性症状。液体排空后形成气性囊肿，囊壁薄，周围无突变。

5. 弥漫性泛细支气管炎

弥漫性泛细支气管炎有慢性咳嗽，咳痰，活动时呼吸困难及慢性鼻窦炎，胸部 X 线检查和胸部 CT 检查上有弥漫分布的边界不太清楚的小结节，类风湿因子、抗核抗体、冷凝集试验可呈阳性。肺功能呈阻塞性通气障碍。确诊需病理学证实。大环内酯类抗生素持续治疗 2 个月以上有显效。

二、中医辨病诊断

诊断依据

（1）童年有麻疹后继发肺炎，或百日咳或支气管肺炎迁延不愈的病史，成人有肺结核病史。

（2）体征早期不明显，病变严重或继发感染时，可闻及湿啰音或哮鸣音，常伴有杵状指（趾）。

（3）胸部 X 线、胸部 CT、支气管造影检查可明确诊断。

三、审析病因病机

（一）反复感邪

外感风寒或风热燥邪，肺气失于宣降，咳嗽时作，尤其是反复多次感邪，以致痰浊郁火内蕴于肺，肺气上逆作咳。或邪伤肺络，血溢气道，引起咯血。

（二）情志失调

郁怒忧思太过，心肝火旺，邪火犯肺，肺火清肃，发生咳嗽气逆，或邪伤肺络，可出现咳嗽、咯血。邪热炼液成痰，阻于肺络，常可咳吐脓性浊痰。

（三）饮食不慎

多因过食肥甘厚味或辛辣之品，积湿生热酿痰，蕴结中焦，上逆犯肺，痰热内郁，出现咳嗽、咳吐黏痰。肺络受损，则见咯血。

（四）久病肺虚

慢性咳嗽日久不愈，肺气渐损，气不化津，津凝成痰；或有哮喘、肺痨病史，或风温迁延，肺气肺阴耗伤，痰湿痰热内蕴，肺失宣降，咳嗽、咳痰时作；若肺脾气虚，气不摄血，血不循经而妄行，从肺络溢出形成咯血。

以上病因中，外感、情志和饮食因素，既可是原发病因，亦可成为支气管扩张发病的诱因。

支气管扩张属于肺系病变。肺主气，司呼吸，其性喜润恶燥，易受内外之邪侵袭，称为"娇脏"。由于外感、内伤及久病等病因，导致脏腑功能失调，产生"痰"、"火"等致病因素，蕴阻于肺，影响其宣发肃降功能，形成本病。痰的产生，或因外感风寒、风热，未能及时表散，肺气失宣，津凝为痰；或因情志失调，肝火灼津为痰；或因饮食肥甘，酿生痰热。痰热、痰浊蕴结于肺，肺失肃降，则见咳嗽，咳痰黄浊；如痰热入于血分，与瘀血搏结，则可蕴酿成痈，表现咳痰有腥臭味，或脓血相兼。

四、明确辨证要点

（一）辨虚实

实证多为急性发作，以咳嗽、咯血为主要表现，伴身热，烦渴，胸痛，痰黄等，正气尚不虚弱，以邪气犯肺为主。虚证多为慢性迁延，病程较长，以慢性咳嗽，痰多为主证，伴有气短，疲劳，时有痰中带血，口干咽燥等症，以正气亏虚为主，兼有余邪未尽。实证应辨外邪袭肺、痰热蕴肺和肝火犯肺之不同，外邪袭肺者，多见恶寒发热，咳嗽痰黄，痰中带血，咽痛头痛；痰热蕴肺者，身热烦渴，咳痰黄稠，或有臭味，咯血鲜红；肝火犯肺者，咳痰中带血或咳吐纯血，胸胁疼痛，身热烦渴，烦躁面赤。虚证应辨肺肾阴虚（火旺）和肺脾气虚之不同。肺肾阴虚者，干咳痰少，痰中带血或反复咯血，潮热，颧红，腰痛；肺脾气虚者，咳而气短，痰中带血，或见出血，神疲，纳差，心悸。

（二）辨痰

应从痰色、痰量等方面进行辨别，本病反复发作，咳嗽、咳痰均长期存在。如咳嗽轻，咳痰量少，痰色不黄，为肺热不重；如咳痰量多，质稠色黄或黄绿，为痰热壅盛；如咳嗽痰少，痰黏稠难以咳出，或干咳无痰者，为阴虚肺燥。

（三）辨血

应从血的色泽、质地量的多少辨别。血色鲜红、量多，质地黏稠者为热证、实证；血色黯红、量少，或夹有血块，为有瘀血。

（四）辨舌

舌质红或绛红，苔黄或苔黄质腻均为痰热；舌质红少苔或无苔为阴虚火旺；舌质淡红而苔少或无苔则为气阴两虚。

五、确立治疗方略

痰热毒邪损伤肺络，肺气上逆，迫血妄行，久则气虚血瘀是本病的主要病机，故其治疗大法是在急性发作期，以清肺化痰、降气、凉血止血为其基本治疗大法。缓解期，则以养阴润肺、益气化瘀为主，助以清热化痰之法。

由于本病多数有反复咯血，故止血常是其治疗的重心，一般而言，对于支气管扩张咯血，采用平肝降气止血法较为重要，支气管扩张咯血四季皆有，但由于季节不同，时令主气各异，且因患者素体阴阳属性各有所偏，虽同为咯血，但临床脉证表现不同，因而其治法亦不同，而其治疗也不相同。在治疗上根据气、血、热三者的关系选方用药，热偏盛者以清肺泻热，使邪去热清，妄行之血可不止而自止；偏阴虚火旺者宜滋阴降火，阴复火降则血宁；气逆肝旺者治宜平肝降气，以使气降火降，血由气摄，咯血即止。

支气管扩张患者多以本虚标实为主，治疗当分清主次，分清以治标为主还是以治本为主，还是标本兼治。

六、辨证论治

（一）风热袭肺证

（1）抓主症：喉痒咳嗽，痰中带血或咯血鲜红，身热微恶寒。
（2）察次症：口干鼻燥，胸闷气急，咽痛喉痒。
（3）审舌脉：舌红少津，舌苔薄黄；脉浮而数。
（4）择治法：清热宣肺，凉血止血。
（5）选方用药思路：本证为热邪犯表，卫气被郁，肺失清肃，方用银翘散加减。常用药中金银花、连翘、淡竹叶清热透邪，牛蒡子、薄荷、枇杷叶疏风宣肺，芦根清热生津，山栀子、侧柏叶、仙鹤草凉血止血。诸药使用，有疏风清热宣肺之效，适用于支气管扩张之风热袭肺证。

（6）据兼症化裁：如风寒未净，恶寒鼻塞者，加荆芥、前胡、金沸草；如痰热壅肺而见发热，痰多，咳痰黄稠，加黄芩、鱼腥草，或合用千金苇茎汤；如表邪已解津伤较甚，干咳痰少带血，舌红少津，去薄荷，加天门冬、天花粉、玄参；如燥热犯肺，身热痰少，口鼻咽喉干燥，心烦，脉浮数，加桑叶、苦杏仁、南沙参、石膏。

（二）痰热壅肺证

（1）抓主症：咳嗽频剧，痰中带血，或咳鲜血，痰黄量多质稠，或咳脓血腥臭痰。
（2）察次症：身热口干，胸闷胸痛，便秘尿赤。
（3）审舌脉：舌红，舌苔黄腻，脉滑数。
（4）择治法：清热化痰，排脓止血。
（5）选方用药思路：本证为外邪犯肺，郁而化热，热伤肺津，炼液成痰，或素有宿疾，内蕴日久化热，痰与热结，壅阻于肺所致，方用清肺饮合千金苇茎汤加减。方中金银花、连翘清热解毒，冬瓜子、败酱草、桔梗化痰排脓，黄芩、甘草清肺泻热，枳壳宽胸理气，芦根清热生津、排脓解毒。合用则有清肺化痰排脓之效，可用于支气管扩张之痰热蕴肺证。

（6）据兼症化裁：如痰热较甚，胸闷，咳痰黄稠量多，加鱼腥草；如痰热相结，痰黏稠臭，或咳脓血痰，量较多，加金荞麦、黄连、葶苈子、桃仁；如热伤肺络，出血较多，去桔梗，加三七、血余炭、花蕊石。

（三）肝火犯肺证

（1）抓主症：呛咳气逆，痰黏量少难咳，痰中带血或咳吐鲜血。
（2）察次症：性躁易怒，胸胁胀痛，面红目赤。
（3）审舌脉：舌边红、苔薄黄、脉弦细数。
（4）择治法：清肝泻火，降气止血。
（5）选方用药思路：本证为肝经气火上逆犯肺，而使肺失清肃，方用泻白散合黛蛤散加减。方中桑白皮、地骨皮清肺泻热，牡丹皮、山栀子、白芍清肝泻火，青黛、海蛤壳清肺而止咳，生地黄、仙鹤草、白及凉血收敛。合用有清泻肝肺，凉血止血之效，适用于支气管扩张之肝火犯肺证。

（6）据兼症化裁：如肝气上逆，加代赭石、降香泻降肝气；如肝络不和，胁痛胸闷，加川楝子、丝瓜络；如腑实热结，大便秘结，舌苔黄燥，加大黄、瓜蒌；如肝火动血，血热妄行，咯血量多势急，加水牛角片、赤芍、三七、白茅根。

（四）阴虚火旺证

（1）抓主症：干咳日久，痰少，痰中带血或反复咯血，血色鲜红。
（2）察次症：颧红目赤，烦热盗汗，腰膝酸软。
（3）审舌脉：舌红而干，舌苔少或剥，脉细而数。
（4）择治法：滋阴降火，清肺止血。
（5）选方用药思路：本证为阴液大伤，阴虚阳亢，则虚热虚火内生，方用百合固金汤加减。方中生地黄、熟地黄、麦门冬、白及滋养肺肾之阴，百合、玄参养阴润肺清热，南沙参、贝母、甘草润肺止咳，当归养血活血，仙鹤草、白芍止血。诸药共起滋阴降火止血之效，用于支气管扩张之阴虚火旺证。

（6）据兼症化裁：如火旺较甚，身热明显，颧红，加胡黄连、黄芩；如痰热蕴肺，咳嗽痰黏色黄，胸闷，加天花粉、知母、马兜铃；如咯血量多，虚火灼络者，加紫珠草、酒制大黄、花蕊石、血余炭等。

（五）肺脾气虚证

（1）抓主症：咳而气短，痰中夹血或咳吐纯血或兼出血。
（2）察次症：神疲乏力，食少便溏，头晕心悸。
（3）审舌脉：舌质淡，脉细弱
（4）择治法：益气摄血，健脾化痰。
（5）选方用药思路：本证为肺气虚损，宣降失职，气逆于上，方用拯阳理劳汤加减。方中黄芪、党参补气摄血，茯苓、白术、甘草健脾补气，当归、阿胶养血止血，陈皮理气和中，仙鹤草、白及、大枣养血止血化瘀。诸药使用，补益肺脾之气，用于支气管扩张之肺脾气虚证。

（6）据兼症化裁：如痰湿内蕴，胸闷，痰多质黏，苔腻，加半夏、枳壳、莱菔子；如脾虚运化失健，脘痞，纳少，乏力，加砂仁、麦芽、炙鸡内金；如肺肾气虚，喘促，动则尤甚，咳而无力，加五味子、紫石英、补骨脂、肉桂；如咯血较多，气不固摄，加人参、三七、附子、肉桂。

（六）气阴两虚证

（1）抓主症：咳嗽痰黏，咯血量少或痰中带血，气短乏力。
（2）察次症：咽干口渴。
（3）审舌脉：舌红少津或舌有齿印，苔少或剥，脉弦细数。
（4）择治法：益气养阴，化痰止血。
（5）选方用药思路：本证为阴血亏耗，血行瘀滞，方用沙参麦冬汤合参苓白术散加减。方中白术、茯苓、山药益气补肺，沙参、麦门冬、玉竹养阴清热，天花粉、芦根清热生津排痰，仙鹤草、白芍、阿胶养血止血，浙贝母清肺化痰，合用则能养阴益气，用于支气管扩张迁延不已之气阴两虚证。

（6）据兼症化裁：如肝肾阴虚，腰膝酸软，足心发热，加女贞子、旱莲草；如痰热未清，咳嗽痰黄，胸闷，苔腻，加陈皮、枇杷叶、瓜蒌皮、鱼腥草；如咯血较多，头晕心慌，加诃子、花蕊石、五味子。

七、中成药选用

（1）紫地宁血散：功效：清热凉血，收敛止血。主治：支气管扩张属热伤肺络。适用于支气管扩张急性期引起的咯血。用法：每次4g，每日3次，口服。
（2）云南白药：功效：化瘀止血，活血止痛，解毒消肿。主治：支气管扩张属痰浊阻肺。适用于支气管扩张迁延期，用法：每次0.5～1g，每日4次，口服。

（3）玉露保肺丸：功效：滋阴清热，润肺止嗽。主治：支气管扩张属阴虚火旺。适用于阴虚火旺型支气管扩张。用法：每次 1 丸，每日 3 次，口服。

（4）除痰止嗽丸：功效：清肺降火，除痰止嗽。主治：支气管扩张属肺热痰盛。适用于支气管扩张之咳嗽咳脓痰者。用法：每次 1 丸，每日 2 次，口服。

八、单方验方

（1）支扩咳痰方：鱼腥草、金银花、冬瓜子、生薏苡仁各 30g，桔梗 15g，黄连、甘草各 5g，黄芩、浙贝母、桃仁各 10g，水煎服，每日 1~2 剂。若邪热盛者另将黄连 10~15g 研末装入胶囊，于每日内分 4 次吞服。本方适用于反复咳嗽、吐脓痰者。

（2）支扩成方：三七、蒲黄炭、苦杏仁、款冬花、川贝母、橘白、橘络、阿胶、党参各 15g，海蛤粉、南天竺、百合、白术、牡蛎各 30g，糯米 10g，白及 120g。上药研末成散剂或制成片剂。本方对咳吐脓痰、咯血均有效，发病前或发病时均可服用。每日 10~15g，分 2 次服用。

（3）地榆：将地榆制成汤剂或片剂备用。汤剂：取干地榆 3kg 加水煮 2 次过滤，浓缩至 12000ml。成人每次 30ml，每日 4 次，儿童酌减。片剂：取地榆水煎成浸膏压片每片含地榆生药 1.5g。每次 5 片，每日 4 次，待咯血停止后，继续用 2~3 日。本方适用于咯血的患者。

（4）镇冲止血方：汤剂治标，药用代赭石 60g（先煎），生地黄、太子参各 30g，百合、白芍各 15g，桑白皮 12g，阿胶、侧柏叶炭各 10g，藕节 7 枚。并随症加减。水煎服，每日 1 剂。丸剂治本，药用代赭石 90g，生地黄、阿胶、紫河车各 60g，太子参、桑白皮、沙参、麦门冬、百合、白及、海浮石各 30g，三七、诃子、川贝母各 20g。研末蜜丸，每次 10g，每日 2 次，一般 1 个月为 1 个疗程，病情重者要连服 2~3 个疗程。

（5）321 止血粉：大蓟、白及、大黄，按 3：2：1 比例，共研细粉，过目 80 筛，每次 4g，每日 3 次。主治支扩咯血及上消化道出血。

（6）紫菜煮熟饮汤（不必加油盐）治疗肺痈吐血。

（7）用鸡子 1 个，三七 3g，藕汁 1 小杯，陈酒半杯，炖熟食用，治疗咯血，此方力简效宏而无留瘀之弊。

九、中医特色技术

（一）外敷散

取肉桂末 3g，硫黄 18g，冰片 9g，用大蒜汁（或生姜汁）调诸药成干糊状，敷双侧涌泉穴（用塑料布或纱布包好，固定）。本方功可引血下行。此外，本方药内服的同时配以本法治疗，常可明显增强止血的效果。亦可仅用大蒜捣泥状，外敷涌泉穴，方法同上。

（二）穴位注射

用鱼腥草注射液。选肺经郄穴孔最，取仰卧位，伸直上肢，于孔最穴处行常规皮肤消毒后，用备有 5 号短针头的注射器抽取鱼腥草注射液 2~4ml（1~2mg），快速垂直刺入穴位约 0.5cm，然后缓缓向深部刺入约 1cm，回抽无血，将药液徐徐注入。取双侧穴位同时注射，每日 2 次，每次每穴用药液 2ml，3 日为 1 个疗程。咯血止后，改为每日 1 次，剂量同上，双侧穴位注射，或左右穴位隔日交替注射，巩固治疗 2～3 日。

（三）针刺

取肺俞、巨骨、尺泽为主穴；配穴取列缺、孔最、太渊等。每次针 3～5 穴，平补平泻，留针 5～10 分钟。针灸对咯血有一定的效果，尤其是少、中量咯血，且简便易行。

（四）大黄粉

大黄粉每次 3g，每日 3～4 次，功可清热凉血止血。

十、预防调护

（一）预防

支气管扩张是常见的慢性呼吸系统疾病，因此在预防方面应重视原发病的治疗。还要防治感冒，尤其对老年人、久病体虚的患者，应注意以下几点：

（1）注意适应天气变化：支气管扩张是常见的慢性呼吸系统疾病，多为虚实夹杂，每因天气变化而复发，气温的反差变化，寒热空气交替刺激对病情的诱发有明显的影响。故每当天气变化时要及时保暖，避免感冒，防治外邪入侵而发病。

（2）增强体质，适当锻炼："正气内存，邪不可干"，体质的增强，机体的免疫力提高，能抵抗外邪之患，故适当做一些能力所及的运动，如太极拳、慢跑、打球等其他常见的运动。

（3）对于已患病患者，应防止或减少呼吸道感染的发生，保持呼吸道通畅和痰液引流，合理使用抗生素。病灶位置局限，反复咯血，内科治疗效果差者应尽早手术切除治疗。

（二）调理

1. 生活调理

（1）注意天气变化，天寒加衣，做好保暖措施，预防感冒的发生。

（2）凡近期内咳喘突然加剧，痰色变黄，舌质变红，虽无发热恶寒表证，亦要考虑复感外邪病情加重的可能，应及时诊治，阻断病势的发展。

2. 饮食调理

原则上应以清淡质素、富有营养的食物为主，宜食用有润肺生津化痰的水果和蔬菜。如橘子、梨、枇杷果等，忌烟，忌酒，慎食或禁食辛辣等有刺激的食品，忌食辛燥之发物，如韭菜、海虾等。

（1）瓜蒌白及乌鸦汤：乌鸦 1 只，瓜蒌实 15g，白及 12g，加清水适量，武火煮沸后，文火煮 1～2 小时，调味即可，随量饮用。治疗支气管扩张之咯血属阴亏有热者，咳嗽难愈，痰少难咳，甚则咳吐鲜血，体弱形瘦，手足心热，潮热盗汗，舌红少苔，脉细。

（2）桃仁人参炖鹧鸪：鹧鸪 1 只，胡桃仁 24g，人参 6g。全部用料一同放入炖锅中，加水适量，炖锅加盖，文火开水炖 2～3 小时，调味即可，随量饮用。适用于支气管扩张之肺脾两虚型，形瘦气短，精神疲乏，咳嗽气喘，动则尤甚，呼多吸少，腰酸肢冷，汗出尿频，脉虚弱。

（3）蜜百合：取干净新鲜百合，加炼熟的蜂蜜（百合 100g，蜂蜜 300～500ml）与开水适量，搅拌均匀稍于锅内焖之，再以微火烧至不粘手，取出放凉，即成百合蜜，每日食 3～5 次。百合清肺养脾、清心安神，对阴虚痰中带血者较为适宜。

（4）百合粥：取百合 60g，大米 250g，洗净大米、百合，加水适量，先置武火烧至煮沸，再改以文火煨熬，等煮烂时加入白糖或盐即成，每日食 3～5 次，食百合喝粥。润肺止咳、清心安神，适用于肺痨久咳，咳痰带血者。

（5）红烧龟肉：取龟 1 只（250～500g），洗净切块，去头、足及内脏，用菜油反复翻炒，再加生姜、酱油、冰糖等调料及适量清水，以文火煨炖至龟肉熟烂即成。滋阴补血，适用于阴虚或血虚患者所出现的咯血。

（6）柿霜糖：取柿霜 15g，白砂糖 15g，加水少许，至文火上熔炼至稠，稍凉后切成小块即成，每次 1 块，每日 3 次。润肺健脾，化痰止咳，适用于肺热咯血，经常服用疗效较好。

（7）松子仁糖：取白砂糖 500g，加水少许，至文火上熬至能挑起糖丝，趁热投入松子仁 250g 搅拌均匀，稍凉后切成块即可。每次 1 块，每日 3 次。润肺健脾，止血止嗽，适用于肺脾两虚之咳血。

（8）猪肺三汁汤：将猪肺煮熟，配以梨汁、藕汁、莱菔汁服用，用治咯血，以常服用者效果更加。

3. 精神调护

避免精神刺激及劳倦过度，因忧思恼怒过度，肝气郁结化火，上逆犯肺；或劳倦太过导致心、脾、肾气阴的损伤，患者最好参加一些有意义的健身活动以利于增强体质，增加抗病能力。临床上可见支气管扩张患者多伴有焦虑抑郁、情绪不宁、易哭善怒等表现，此属于"郁病"范畴。导致支气管扩张患者合并有郁病的病因主要有久病忧愁思虑，脾失健运，水湿内停，凝结成痰，形成痰郁；病情反复加重，忧思郁怒，肝失条达，气机不畅，气失疏泄，肝气郁结，形成气郁；气郁日久，血行不畅，形成血郁；气郁日久化火，可形成火郁。长期对病情担忧，忧虑不解，或出现咯血受惊吓恐惧，肾精受损，水不涵木，肝失所养，气机不畅，导致肝气郁结。因此支气管扩张患者合并的郁病以虚证起病为主。对于这些患者，我们在药物治疗上要兼顾郁病的治疗，还要进行心理精神开导，以提高其生活质量。

十一、各家发挥

（一）曹世宏主张支气管扩张从瘀论治

"瘀血不去，新血妄生"，瘀血既是致病因素，又是病理产物，与痰热等致病因素相互搏结，相互影响，痰热夹瘀，互羁肺管气道，每可使病情反复。而反复咯血患者，病灶易遗宿瘀。因此，以瘀论治已成为治疗支气管扩张的重要手段和方法。鉴于支气管扩张的自身病理特点，特别伴有咯血时，在活血化瘀药物的选择上应选用既可活血化瘀，又有清热或其他相关功效的药物，如大黄、桃仁、牡丹皮、茜草、当归、丹参、三七、白及、花蕊石、赤芍、郁金等，并根据临床辨证分型灵活加减运用：如痰热瘀阻者，治宜清热解毒、祛痰化瘀，方选苇茎汤、桔梗汤等化裁，酌加活血化瘀之品如当归、丹参等；如伴咯血者则选用制大黄、地榆、茜草等凉血化瘀止血；如火伤肺络者，治宜泻火凉血、化瘀止血，拟方犀角地黄汤、泻清丸、黛蛤散、清金汤等加减；如肺热阴虚者，治宜养阴润肺、化瘀和络，方选百合固金汤、沙参麦冬汤化裁；如肺胃实热者，治宜清泻肺胃、凉血化瘀止血，方选泻白散、清胃散、银翘栀黄汤、白虎汤等加减化裁；如气不摄血者，治宜益气养血、化瘀止血，方选归脾汤、八珍汤加减。

（二）洪广祥主张以"痰、瘀、热"为重心

洪广祥认为，支气管扩张的主要病理是痰瘀阻肺，郁而化热，"痰、瘀、热"是本病的病机重心。由于瘀血的形成，脉络阻塞，使气血运行障碍，致肺失宣降，往往加重咳嗽、胸闷等症，瘀血既是一种病理产物，又是一种致病因素，"瘀血不去则血不归经"，从而加重咯血。在这里痰热为本，瘀血为标，本着标本同治的原则，因不祛除肺经痰热则无以祛除瘀血的病因，不治疗瘀血则无以控制瘀血引起的病理变化，故宜标本兼顾，在清肺化痰的基础上加入三七、大蓟、小蓟、蒲黄等活血祛瘀止血之品，既能祛除离经之血，又能改善毛细血管供血，使血循经而不致溢于脉络之外，从而到达控制咯血的目的。

（三）郑守谦主张重在调气

郑守谦对血证用药编了总诀："血证必先调气，血随气亢而上溢者，桃核承气汤，苦寒以凉之；血随气陷而下渗者，补中益气，甘温以益之；又血自心来者补心丹，自脾来者，归脾汤，自肺来者生脉散，自肾来者肾气丸，此补血之大要也。"若从血病而求血药之属，则气虚血弱者人参补之，阳生阴长也。辅佐各品若桃仁、牡丹皮、血竭、童便为血滞所宜；蒲黄、藕节、阿胶、地榆、百草霜、棕榈炭、血余炭为血崩所宜；乳没、五灵脂、延胡索、三七为血痛所宜；炮姜、山楂炭、沉香、琥珀、桂皮为血寒所宜；虽属通套，然运用不出乎此耳。

（四）张琪主张重在益气化痰

张琪认为脾失健运，痰饮内生，上贮于肺，所谓"脾为生痰之源，肺为贮痰之器"。症见咳嗽痰多色白易于咳出，喉中痰声漉漉，脘闷呕恶，晨起较甚，间或纳呆便溏腹胀，舌苔厚腻，脉缓或濡，或有轻度浮肿。辨证应注意以下几点：①咳喘短气，胸满；②痰涎多而清稀、咳吐不爽；③头眩耳鸣，烦躁身热；④脉象弦迟细弱，或浮大无力，舌苔白滑或厚腻。其中①、②、④为主症，③则属假热，乃饮邪迫阳气外出之假象，间或有之，当从舌脉辨识，不可误作热证投以寒凉之剂。

（五）林穗芳主张支气管扩张久咳从瘀从津论

《内经》有"肺朝百脉"之论，古有"久病必瘀"之训。咳嗽之证虽责之于肺，然"五脏六腑皆令人咳，非独肺也"。此例病邪在上焦心肺，本病当属肺脾肾三脏受损。久病久咳肺脾肾俱虚，影响气血之运行，气滞血瘀，瘀阻肺络则咳而不已，气不得顺则胸痛气喘，故首当化瘀顺气以开门祛邪。云南白药为活血化瘀之圣药，可达釜底抽薪之功，邪祛正安咳止，当以固本为之。久咳多有反复应用多种抗生素未愈或过用燥湿化痰剂致阴分不足，肺津无，故咽干口燥，大便干结；若阴伤痰结致咳当应增液汤载痰，痰祛肺顺则咳止。

（王　珏）

第五节　肺　不　张

　　肺不张是由多种原因引起的肺组织萎陷或无气，以致失去呼吸功能。肺不张系指一个或多个肺段或肺叶的容量或含气量减少。由于肺泡内气体吸收，肺不张通常伴有受累区域的透光度降低，邻近结构（支气管、肺血管、肺间质）向不张区域聚集，有时可见肺泡腔实变，其他肺组织代偿性气肿。

　　肺不张属于中医学"肺痿"范畴，肺痿是指肺叶痿弱不用，在临床上多以胸痛、咳嗽、吐浊唾涎沫为主症，为肺脏慢性虚损性疾患。

一、临床诊断要点与鉴别诊断

（一）诊断标准

1. 症状

　　缓慢发生或小块肺不张时，一般无明显症状，正常肺组织能有效的代偿性膨胀，常见于右肺中叶不张。急性大面积肺不张则可出现呼吸困难、气紧、咳嗽、胸痛、心慌等，合并感染时可出现发热、畏寒、咳脓痰等。还可合并其原发病的表现，如支气管肺癌引起的肺不张常有刺激性咳嗽、咳血丝痰等症状，这些有助于肺不张的病因诊断。

2. 体征

　　急性大面积阻塞性肺不张可出现缺氧的体征，如口唇、甲床发绀。肺部体征可见患侧呼吸动度减小、胸廓塌陷；肋间隙变窄、触觉语颤减弱、气管向患侧移位；叩诊呈浊音；听诊呼吸音减弱或消失。压缩性肺不张则主要为其基础疾病的体征，如胸腔积液、积气、胸内占位的体征。小面积肺不张可无明显体征。上叶肺不张因邻近气管，有时可听到支气管肺泡呼吸音。此外，还可见原发病的体征，如支气管哮喘、炎症痰栓引起的肺不张可闻及干湿啰音。

3. 胸部 X 线检查

　　胸部 X 线检查是发现肺不张的主要手段，分为直接 X 线征象和间接 X 线征象。

　　（1）肺不张的直接 X 线征象：①密度增高：是必有的改变，不张的肺组织透亮度降低，呈均匀致密的密度增高影。若在肺不张的恢复期或合并有支气管扩张时，则密度不均匀，可见囊状透亮区。②体积缩小：肺不张时 X 线胸片可见不张的肺叶体积缩小，亚段以下的肺不张由于侧支通气，肺体积缩小不明显。③形态、轮廓或位置的改变：叶段性肺不张一般呈钝三角形，宽而钝的面朝向胸膜面，尖端指向肺门，有扇形、三角形、带状等。

　　（2）肺不张的间接 X 线征象：肺不张的间接 X 线征象与直接 X 线征象相伴出现，当某些肺不张直接 X 线征象隐蔽时，如左下肺叶不张，直接征象被心影所遮蔽，间接征象就很重要。主要表现有：①叶间裂向不张肺侧移位。②肺纹理分布异常：不张肺体积缩小，附近肺叶代偿性膨胀，血管纹理稀疏，向不张的肺叶弓形移位。③肺门影缩小，向不张的肺叶移位，或与肺不张的致密影像融合。④纵隔、心脏、气管向患侧移位，尤其是全肺不张时明显。有时健侧肺疝向患侧，而出现纵隔疝。⑤患侧膈肌升高，胸廓缩小，肋间隙变窄。

4. 支气管镜检查

　　支气管镜检查是肺不张最有价值的诊断手段之一，可用于大部分病例。多数情况下可在镜下直接看到阻塞性病变并取活检，如果使用硬质支气管镜，则可扩张狭窄部位并取出外源性异物或内源性的结石。如异物或支气管结石被肉芽组织包绕，则在镜下不易明确诊断。支气管腺癌表面通常覆盖有一层正常的上皮组织，如果肿瘤无蒂，易被误认为腔内的压迫性病变。支气管类癌血管丰富活检时易出血，此时应留待开胸手术时切除，而不应盲目活检，有时支气管肺癌表面也可覆盖一层肉芽组织，镜下活检只能取到炎症组织时如果阻塞的支气管尚存细小的缝隙，也可通过深部刷检取得肿瘤学证据。对于支气管外的压迫性病变支气管黏膜的活检偶尔可发现与基础病变有关的组织学异常。对于黏液栓引起的阻塞性肺不张，纤维支气管镜下抽吸既是诊断性的也是治疗性的。

5. 淋巴结活检与胸腔外活检

如果肺不张由支气管肺癌或淋巴瘤所致，斜角肌下与纵隔淋巴结活检对诊断甚有帮助，而纤维支气管镜活检常为阴性。如果有明确的肺门或纵隔增大，淋巴结活检常有阳性发现，如果放射学改变只有远端的肺组织萎陷，则难以取得阳性结果。结节病、结核、真菌感染引起肺不张时，斜角肌下和纵隔淋巴结活检偶有阳性发现，胸腔外活检（肝脏、骨骼、骨髓周围淋巴结）对某些疾病如结节病、感染性肉芽肿淋巴瘤和转移性支气管肺癌有时能提供诊断帮助肺不张本身诊断并不困难，依据胸部 X 线表现，一般均可做出正确诊断，关键在于查找肺不张的病因。肺不张的病因诊断比发现肺不张更为重要，它对进一步的治疗有决定性作用，需要结合临床症状、体征、胸部 X 线检查等综合判断。

（二）鉴别诊断

1. 胸腔积液

结核性胸膜炎导致的胸腔积液多见于青年人，常有发热。中老年人出现胸腔积液，应提高警惕，可能是恶性病变。炎性积液多为渗出性，常伴有胸痛及发热。由心力衰竭所致胸腔积液为漏出液。肝脓肿所伴右侧胸腔积液可为反应性胸膜炎，亦可为脓胸。积液量少于 0.3 升时症状多不明显；若超过 0.5 升，患者可感到胸闷。医生在给患者进行体格检查时，会发现局部叩击呈浊音，呼吸的声音减低。积液量多时，两层胸膜隔开，不再随呼吸摩擦，胸痛亦渐缓解，但呼吸困难会逐渐加剧。若积液进一步增大，使纵隔脏器受压，患者会出现明显的心悸及呼吸困难。

2. 肺实变

肺实变是指任何原因致肺泡腔内积聚浆液、纤维蛋白和细胞成分等，使肺泡含气量减少、肺质地致密化的一种病变。肺体积一般并不发生变化（不缩小），可略微增大。肺实变时气管推向健侧，无横膈上抬。肺实变是指终末细支气管以远的含气腔隙内的空气被病理性液体、细胞或组织所替代。急性病容，口唇疱疹，多见于大叶性肺炎；口唇发绀，呼吸窘迫，提示急性呼吸窘迫综合征；面部蝶形红斑提示系统性红斑狼疮；指间关节畸形可能为类风湿关节炎；心浊音界扩大，肺动脉瓣听诊区第二心音亢进，可见于肺梗死；心动过速、奔马律、两肺广泛湿啰音可见于心源性肺水肿。

3. 肺纤维化

肺纤维化多在 40～50 岁发病，男性多发于女性。呼吸困难是肺纤维化最常见症状。轻度肺纤维化时，呼吸困难常在剧烈活动时出现，因此常常被忽视或误诊为其他疾病。当肺纤维化进展时，在静息时也发生呼吸困难，严重的肺纤维化患者可出现进行性呼吸困难。其他症状有干咳、乏力。部分患者有杵状指（趾）和发绀。肺组织纤维化的严重后果，导致正常肺组织结构改变，功能丧失。当大量没有气体交换功能的纤维化组织代替肺泡，导致氧不能进入血液。患者呼吸不畅，缺氧、酸中毒、丧失劳动力，严重者最后可致死亡。

二、中医辨病诊断

（一）诊断依据

（1）临床以咳吐浊唾涎沫为症状。唾呈细沫稠黏，或白如雪，或带白丝，咳嗽，或不咳，气息短，或动则气喘。
（2）常伴有面色㿠白，或青苍，形体瘦削，神疲，头晕，或时有寒热等全身证候。
（3）有多种慢性肺系疾病史，久病体虚。

（二）类证鉴别

（1）肺痿与肺痨：肺痨症状为咳嗽、咳血、潮热、盗汗等，与肺痿有别。肺痨后期可以转为肺痿重症。
（2）肺痿与肺痈：肺痿以咳吐浊唾涎沫为症状，而肺痈以咳而胸痛，吐痰腥臭，甚则咳吐脓血为症状。虽然多为肺中有热，但肺痈属实，肺痿属虚；肺痈失治久延，可以转为肺痿。

三、审析病因病机

（一）外邪郁肺

机体营卫失调，外邪侵犯，稽留不去，形成肺失宣肃，胸阳不展，肺血受阻，致肺气郁痹。

（二）痰浊阻肺

体内阳虚，津液不归正化，痰浊内生，壅遏于肺，气机不畅；或痰浊内伏，复感外邪，肺失宣肃，内外合邪阻塞气道。

（三）跌扑外伤

突遭外伤，损及胸胁，形成局部血瘀气滞，阻塞于肺。

（四）局部肿块

肺脏或上焦肿瘤，阻塞气道，导致气机不畅，并可形成局部热壅、痰聚、血瘀，使其症状逐渐加重。

（五）久病损肺

痰热久嗽，热灼阴伤，或肺痨久嗽，虚热内灼而耗伤阴津，或肺痈余毒未清，灼伤肺阴，或消渴而津液耗伤，或热病之后，邪热伤津，导致津液大亏致使热壅上焦，消灼肺津，最终变生涎沫，肺燥阴竭，肺失濡养而日渐枯萎。

（六）误治津伤

因医者误治，滥用汗、吐、下等治法，重亡津液，肺津大亏，肺失濡养，发为肺痿。因此，肺不张的发病机理总源于上述病因导致的脏腑虚损，津气严重耗伤以致的肺叶枯萎，萎弱不用。

四、明确辨证要点

（一）辨虚寒与虚热

本病主要辨虚热与虚寒。虚热证易火逆上气，症见咳吐浊唾涎沫，其质黏稠，不易咯出，胶黏长丝不断，或痰中带有血丝，或咳甚而咯血，其色鲜红，咽干而燥，渴喜凉饮，形体消瘦，皮毛干枯，舌红质干，脉象虚数。虚寒证常见上不制下，小便频数或遗尿虚寒证，症见咳吐涎沫，其质清稀量多，口不渴，形寒气短，小便数或遗尿，舌质淡润，脉象虚弱。

（二）辨兼证

兼肾阴亏损者，可同时有潮热盗汗，手足心热，腰膝酸软，遗精尿频等症。兼心阴不足者，可见心悸虚烦，健忘少寐，失眠易惊，多梦纷扰等症。兼肾气不足者，可同时有腰腿无力，阳痿早泄，咳则遗溺，心悸气喘，动则加重，气不得续等症。兼脾气虚弱者，可同时有全身乏力，四肢沉重，纳少腹胀，大便稀溏等症。

五、确立治疗方略

治疗总以补肺生津为原则。虚热者，治当生津清热，以润其枯；虚寒者，治当温肺益气而摄涎沫。临床上虽以虚热者多见，但若久延伤气，亦可转为虚寒证。所以肺不张（肺痿）的治疗应时刻注意保护津液，重视调理脾胃。因脾胃为后天本，肺金之母，培土有助于生金；而肾为气之根，司摄纳，温肾可以助肺纳气，补上制下。

六、辨证论治

（一）虚热证

（1）抓主症：咳吐浊唾涎沫，其质较黏稠，或咯痰带血，咳声不扬，甚则音哑，气急喘促。

（2）察次症：口渴咽燥，午后潮热，形体消瘦，皮毛干枯。

（3）审舌脉：舌红而干，脉虚数。

（4）择治法：滋阴清热，润肺生津。

（5）选方用药思路：本证属于肺阴亏耗，虚火内炽，燥热伤津，损伤肺络，故选麦门冬汤合清燥救肺汤加减。前方偏于滋阴清热，后方偏于滋肺生津。麦门冬既养肺胃之阴又清肺胃虚热，半夏降逆下气，人参益气生津，甘草、大枣益气养胃，桑叶清宣肺燥，石膏清泻肺热，胡麻仁养阴润肺，杏仁、枇杷叶苦降肺气，贝母、瓜蒌润燥化痰，生地黄清热生津。

（6）据兼症化裁：若火盛，出现虚烦、咳呛、呕逆者，则去大枣，加竹茹、竹叶清热和胃降逆；若咳吐浊黏痰，口干欲饮，则可加天花粉、知母、川贝母清热化痰；若潮热加银柴胡、地骨皮以清虚热，退骨蒸；若津伤甚者加沙参、玉竹以养肺津。

（二）虚寒证

（1）抓主症：咳吐涎沫，其质清稀量多，不渴，短气不足以息。
（2）察次症：头眩，神疲，乏力，食少，形寒，小便数，或遗尿。
（3）审舌脉：舌质淡，脉虚弱。
（4）择治法：温肺益气。
（5）选方用药思路：本证属于肺气虚寒，气不化津，肺虚及脾，肺脾气虚。故选甘草干姜汤或生姜甘草汤加减。此方药可温肺益气。生姜温肺止咳，人参益气生津，甘草既益气补中又润肺止咳，半夏降逆下气，薤白既理气宽胸又通阳散结，紫菀、款冬花润肺下气，黄芪补气固表，白术健脾益气。

（6）据兼症化裁：若肺虚失约，唾沫多而尿频者加煨益智；若肾虚不能纳气，喘息、短气者，可配钟乳石、五味子，另吞蛤蚧粉。

（三）气阴两伤证

（1）抓主症：咳吐浊唾涎沫，其质黏稠，不易咯出，痰带血丝或咯血，其色鲜红。
（2）察次症：口干咽燥，形体消瘦，皮毛干枯。
（3）审舌脉：舌红质干，脉象虚数。
（4）择治法：清热生津，益气养阴。
（5）选方用药思路：本证属于肺病日久，耗气伤阴，肺热津枯，肺失濡养。故选竹叶石膏汤加减。此方药可益气生津润燥。石膏清热生津、除烦止渴，人参、麦门冬补气养阴生津；半夏降逆和胃，其性虽温，但与清热生津之品相伍，则温燥之性去而降逆之用存，且有助于输转津液，使人参、麦门冬补而不滞，竹叶清热除烦，粳米、甘草，养胃和中。

（6）据兼症化裁：若正盛邪实，里热内炽，选用石膏、知母之重剂；若热不甚可去石膏易大枣，即麦门冬汤。

（四）气虚痰壅证

（1）抓主症：咳吐浊唾稠黏白痰，量多，胸闷气逆，形体消瘦。
（2）察次症：神疲乏力，皮毛干枯。
（3）审舌脉：舌苔白腻或黄腻，脉象滑或细数。
（4）择治法：清热化痰、降逆化浊。
（5）选方用药思路：本证属于久病及脾，脾运失职，聚湿生痰，日久化热。故选清金化痰汤加减。此方药可清热化痰，益气降浊。方中橘红理气化痰，使气顺则痰降；茯苓健脾利湿，湿去则痰自消；瓜蒌仁、贝母、桔梗清热涤痰，宽胸开结；麦门冬、知母养阴清热，润肺止咳；黄芩、栀子、桑白皮清泻肺火，甘草补土而和中。故全方有化痰止咳，清热润肺之功。适用于痰浊不化，蕴而化热之证。

（6）据兼症化裁：痰热甚，加竹沥、天竺黄、竹茹；痰黄如脓，加鱼腥草、薏苡仁、冬瓜子清热化痰解毒；痰盛，胸满咳逆，便秘，加葶苈子、大黄泻肺逐痰；痰热伤津加沙参、天门冬、天花粉养阴生津。

（五）气虚血瘀证

（1）抓主症：形体消瘦，倦怠无力，气短喘促，咳吐浊唾稠黏痰，或痰中带血。

（2）察次症：胸闷背痛，唇舌俱暗。

（3）审舌脉：舌下脉络粗瘀，舌苔色黄，脉象细涩。

（4）择治法：益气养阴，活血化瘀。

（5）选方用药思路：本证属于痰饮日久不愈，机体脏腑阴阳失调，气阴不足，血流不畅，运行受阻。故选方用生脉散合血府逐瘀汤加减。此方药可益气养阴，活血化瘀。人参大补元气，麦门冬清热生津、润肺止咳，五味子收敛肺气，桃仁破血行滞，红花活血祛瘀止痛，赤芍、川芎活血祛瘀，牛膝入血分，能祛瘀血，通血脉，并引瘀血下行，使血不郁于胸中。生地黄清热凉血、滋阴养血，合当归养血，使祛瘀不伤正。桔梗、枳壳宽胸行气，柴胡疏肝理气。

（6）据兼症化裁：如瘀血闭阻较重，可加乳香、没药、丹参、降香等，如伴自汗乏力，气短脉弱，可用人参养荣汤。

七、中成药选用

（1）百花定喘丸：功效：清热化痰，止嗽定喘。主治：肺痿病属痰热证。适用于肺不张痰热证所致痰热咳喘，胸满不畅，咽干口渴。用法：每次1丸，每日2次，口服。

（2）蛤蚧定喘丸：功效滋阴清肺，止咳平喘。主治：肺痿病属肺肾两虚之阴虚肺热证。适用于肺不张肺肾两虚之阴虚肺热证所致的虚劳咳喘，气短烦热，胸满郁闷，自汗盗汗。用法：每次9g，每日2次，口服。

（3）蛇胆半夏片：功效：祛风化痰，和胃下气。主治：肺痿病属痰壅上逆证。适用于肺不张痰壅上逆证所致呕吐咳嗽，痰多气喘。用法：每次2~4片，每日3~4次，口服。

八、单方验方

（1）紫河车粉，处方：紫河车1具。功能主治：肺肾两虚之喘息短气。用法用量：研末，每次3g，每日1~2次。

（2）姜汁雪梨百花膏，处方：生姜一两，雪梨。功能主治：滋阴降火。主肺痿声哑，气急哮喘，久嗽。用法用量：共捣汁，去滓，加蜜四两，共煎1滚，入瓷瓶内封固，不拘时服。注意：忌萝卜。

（3）鹿子丸，处方：嫩鹿茸（去毛，酥炙微黄）、大附子（炮，去皮脐）、盐花各等份。制法：上为末，枣肉为丸。功能主治：肺痿。用法用量：每服30丸，空心好酒送下。

（4）薏苡方用于肺不张，咳吐脓血，薏苡仁十两，捣破，加水三升煎成一升，以酒少许送服。

（5）防己方，用汉防己二钱，加浆水一碗，煎至七成，细细饮服。

（6）咳嗽肺痿症见咳逆短气、胸中有声、吐脓痰，有臭味等。用淡竹沥一合服下。每日服3、5次，以愈为度。

（7）肺痿吐血，用黄明胶（炙干）、桑叶（阴干）各二两，研为末。每服三钱，生地黄汁调下。

九、中医特色疗法

（1）中药穴位贴敷：平衡阴阳、调护表里。适用于易感冒、咳嗽频繁的患者。推荐穴位：肺俞、膏肓俞、膈俞、天突等。

（2）艾灸疗法：温通经络、行气活血。适用于阳气不足，阴寒内盛的患者。推荐穴位：肺俞、膏肓俞、大椎、足三里、气海等。

（3）中药沐足：行气活血、温阳通络。适合于四末青紫，瘀血较重的患者。

（4）拔火罐：祛湿逐寒、消瘀散结。适用于阳气不足，阴寒内盛的患者。主要选择背部太阳经及肺经循行路线运用闪罐、走罐、留罐等多种手法治疗。

十、预防调护

（一）预防

预防的重点在于积极治疗咳喘等肺部疾患，防止其向肺痿转变，同时根据个人情况，加强体育锻炼；慎起居，生活规律，视气候随时增减衣服。时邪流行时，尽量减少外出，避免接触患者。本病治疗时间长，要劝说患者安心养病，不可急躁。注意耐寒锻炼，适应气候变化，增强肺卫功能。戒烟，减少对呼吸道刺激，以利肺气恢复。饮食清淡，忌寒凉油腻。居处要清洁，避免烟尘刺激。

（二）转归

肺痿属内伤虚证，病情较重且迁延难愈，如治疗正确，调理适宜，病情稳定改善，可带病延年，或可获愈。如治疗不当，或不注意调摄，则病情恶化，以至不治。若见张口短气，喉哑声嘶，咯血，皮肤干枯，脉沉涩而急或细数无神者，预后多不良。

十一、各家发挥

（一）益气养阴，益肺脾肾，通补肺络之法

刘建秋认为肺不张病机多属本虚标实，正气不足，加之反复感受外邪，以致肺气损伤，日久伤及正气，出现气阴两虚，甚至逐渐加重以致肺脾两虚或肺肾两虚，或因肺脾肾相互影响，如脾失健运致痰浊中阻，上贮于肺，或肾阴虚火旺上灼肺金。故肺不张病久往往耗伤气阴，最终致肺肾两虚、肺脾两虚的病机改变。因此，肺不张后期临床常见喘促气短，气怯声低，喉有鼾声等临床症状。刘建秋临证根据本病病机特点，主张使用益气养阴法治疗，兼顾补益脾肺之气，滋养肺肾之阴，以调理阴阳，通畅气血，恢复脏腑功能。因此，益气养阴，益肺脾肾，通补肺络之法实乃治疗肺不张迁延病程中的基本法则。临床常以四君子汤和生脉散加减治疗，药用太子参、白术、茯苓、百合、麦门冬、沙参、陈皮、半夏、浙贝母、熟地黄、山茱萸、补骨脂、蛤蚧等。刘建秋教授研读经方，认为《金匮要略》中的"虚热肺痿"是肺不张中常见的证型。导致虚热肺痿的原因很多，《金匮要略》记载"或从汗出，或从呕吐，或从消渴，小便利数，或从便难，又被快药下利，重亡津液，故得之"，最终致阴虚则生内热，肺叶枯萎不用，从而形成本病。临床常见喘咳上逆，咽干口燥，痰黏量少难咳，胸闷气短，口干欲饮。在治疗时当以滋阴清热、润肺生津、降逆肺气之法。常用麦门冬汤，药用麦门冬、半夏、人参、甘草、粳米、大枣等以养阴润肺，清虚热，下气化痰，又配伍养胃益气，气能生津，津液充沛，方证相应，虚火自敛。刘建秋基于经方，又不拘泥于经方，因症状迥异而加减药物，如热甚口渴者，常加黄芩、蒲公英；热伤气津，口干喑哑者，加玄参、生地黄；痰少难咯或夹血丝者，加黛蛤散、三七等。

（二）益气养阴，活血化瘀之法

曲妮妮认为肺不张是呼吸系统的疑难疾病，中医学尚未见有本病的明确记载，各家大多将其归属为"肺痹"、"肺痿"、"喘证"、"短气"、"咳嗽"、"痰饮"等疾病范畴。曲妮妮认为本病发病是由肺痹到肺痿的过程，肺肾亏虚、肺络瘀阻是本病的基本病机特点，益气养阴、活血化瘀的治疗思想应贯穿始终。但在不同时期其病机特点有所偏重，治疗也应区别对待。一般来讲，本病存在着由肺痹—肺痿的临床演变过程，此即因实致虚。但"至虚之处，便是留邪之地"，肺痿病变又常见到肺络瘀阻之征，此即因虚致实。此病常见痹中有痿（因实致虚）、痿中有痹（因虚致实）的复杂病理状态，临证当详审明辨。肺不张病程较长，在不同阶段有不同的病机特点，治疗本病时重视分期辨治。因为肺不张病程较长，为本虚标实之证，曲妮妮强调此病越早治疗越好，晚期患者疗效不佳。疾病早期或急性期，早期的病机是以邪实为主，因此治疗方法以祛邪为主，兼以扶正，在祛瘀化痰、降逆行气中寓以益气润肺；中晚期的病机是以肺脏受损累及脾肾俱虚，气阴耗损严重，肺叶萎弱，因此治疗方法以补虚为要，强调肺脾肾兼治。

（三）益气养阴，调补肺肾，纳气平喘之法

晁恩祥认为因中医无肺不张之说，所以在总结、吸收前人经验的基础上，根据多年临床观察，提出肺不张按中医肺痿论治的观点。肺痿的主症应为咳喘、气短、口唾涎沫，三者可并现、可或缺，且属难治。临床表现以喘息气短为主，可有咳嗽，或干咳，或咯黏稠或泡沫痰，可有杵状指（趾）、发绀、舌下静脉迂曲等。因此晁恩祥认为该病常由外邪犯肺、肺气受损、耗气伤阴、日久及肾，以致肾不纳气，动则气喘。或因风邪犯肺，或因痰浊、瘀血阻络，而成本虚标实之证，本虚多为肺、肾，标实则多为风、痰、瘀。治疗时以养阴益气、调补肺肾、纳气平喘为法，兼以疏风宣肺、止咳化痰、祛瘀通络。晁恩祥治疗肺系疾患，注重抓主症，抓共性，抓主要病机，注重疾病演变规律，肺系病或咳、或痰、或喘，为其主症；肺失宣降为其共有病机；病位不离于肺，久病及肾，常关乎脾。故治疗时，宣肺止咳平喘，贯穿始终，为共性；或调补肺肾、或健脾、或疏风、或缓急、或祛痰、或化瘀，随症处之，不忘患者的个性差异，注重守方，系统治疗，常根据疾病演变规律，先安未受邪之地，阻断疾病发展，防止再发。肺脏宣发肃降失常则有咳、喘，不能通调水道，则津聚成痰，故肺系病，首重宣降。肺复宣降，则咳喘自平。肺系病的治疗，要在宣、散、收、敛中下功夫。"阴平阳

秘，精神乃治"，就是在矛盾中寻平衡。晁恩祥常用药物为太子参、麦门冬、五味子、杏仁、紫菀、枇杷叶、山茱萸、枸杞子、淫羊藿等。如风邪犯肺、肺气失宣者，加麻黄、苏子、蝉蜕等；如痰热者，加黄芩、瓜蒌、鱼腥草、金荞麦、虎杖等；如有瘀者，加葛根、丹参等；如动喘明显者，加蛤蚧、冬虫夏草等，或用百令胶囊。

（四）辨证与辨病相结合，以辨证为先之法

张纾难认为肺燥津伤或肺气虚冷为肺不张发生的根本原因，而感受热、寒、湿等外邪及情志失常、烦劳过度等亦可诱发本病，而瘀血不同程度上贯穿于疾病的各个阶段中。认为本病多以虚为本，或属本虚标实之候，其虚者有阴虚、气虚、阳虚之分，多责之于肺、脾、肾；其实者则多为瘀血、痰浊、热毒，临床上多见肺肾两虚、气阴不足、脉络瘀阻证。对于肺不张的治疗，张纾难认为要图早、图缓，辨证与辨病相结合，辨证为先。基于对肺痿基本病机的认识，并急则治其标，缓则治其本的治疗原则，注重从整体出发，个体化治疗，在急性发作期以祛邪为主，清热、散火、祛痰、燥湿、化瘀、解毒等以治标；在缓解期以补虚为主，益气养阴、调补肺肾、活血化瘀以治本。临床上以益气养阴、调补肺肾、活血化瘀为治疗的基本大法，处方基础药物：黄芪、太子参、麦门冬、五味子益气养阴，紫苏子、紫菀降气平喘，五味子、山茱萸纳气平喘，三七、牛膝活血化瘀，随证加减。

（五）注重调理脾胃，选用治痿独取阳明之法

阳明经为多气多血之经，为后天精微化生之源，五脏以胃为本，胃主受纳、腐熟水谷，为"水谷之海"，脾主运化，输布精微，为"气血生化之源"、"后天之本"。脾胃同属中焦，共同承担着化生气血的重任，所以说脾胃同为"气血生化之源"、"后天之本"。所谓独取阳明，是强调要重视对脾胃的调理，尤其对于肺热叶焦所致肺痿，因手太阴肺经起于中焦，主行气血，而气血的产生依赖于脾胃。李东垣认为"百病皆由脾胃衰而生"，脾胃健则化源充足，气血津液旺盛，全身的脏腑经络依赖阳明化生的气血以濡养；若脾胃虚弱，则气血难以资生，肺失濡养，久而成痿。肺属金，土能生金，脾与肺的相生关系决定了它们在生理上相互作用，在病理上相互影响。若脾虚失于运化，则会致肺虚失于通调，则痰饮内生。因此当肺脏有病时，会影响到脾，所以便产生了"补土生金"之法。《石室秘录》云："治肺之法，正治甚难，当转以治脾，脾气有养，则土自生金。""治痿独取阳明"正是培土生金、补母养子、充实卫气、资生后天之法。张仲景常用麦门冬汤来治疗肺痿病，此方正是培土生金的代表方，是"治痿独取阳明"的具体体现。

（王　珏）

第四章 弥漫性间质性肺疾病

第一节 概 述

弥漫性间质性肺疾病（diffuse parenchymal lung disease，DPLD 或 interstitial lung disease，ILD）是一组主要累及肺间质、肺泡和（或）细支气管的肺部弥漫性疾病，它包括 200 多个病种。这类疾病具有一些共同的临床、呼吸病理生理学和胸部影像学特征。表现为渐进性劳力性气促、限制性通气功能障碍伴弥散功能降低、低氧血症和影像学上的双肺弥漫性病变。病程多缓慢进展，逐渐丧失肺泡-毛细血管功能单位，最终发展为弥漫性肺纤维化和蜂窝肺，导致呼吸功能衰竭而死亡。

弥漫性间质性肺疾病临床上病症有很多，包括已知原因的 ILD、特发性间质性肺炎、肉芽肿性 ILD、罕见 ILD 四类，并将其归属于祖国医学"肺痹"、"肺痿"、"咳嗽"、"喘证"等范畴。

一、中医肺痹病概念及命名原则

肺痹为五脏痹证之一，主要症状为恶寒、发热、咳嗽、喘息、胸满、烦闷不安等。由外邪闭阻肺气或因"皮痹"日久不愈，病情发展所致。多由于肺气虚、外邪侵袭、肺络痹阻，邪内舍于肺，积气在胸，经络壅闭，气血凝滞，肺气痹阻发为肺痹。临床上分为外感和内伤两类，均以肺肾不足特别是肺虚为基础。

肺痹病很早就有记载，病名最早出自《内经》，《内经》中共有五篇论及本病。《素问·四时刺逆从论》曰："少阴有余病皮痹隐疹，不足病肺痹。"《素问·五藏生成》曰："喘而虚，名曰肺痹，寒热，得之醉而使内也。"《素问·玉机真藏论》曰："风寒客于人，使人毫毛毕直，皮肤闭而为热……弗治，病入舍于肺，名曰肺痹，发咳上气。"《素问·痹论》曰："风寒湿三气杂至，合而为痹……皮痹不已，复感于邪，内舍于肺。……凡痹之客五脏者，肺痹者，烦满喘而呕……淫气喘息，痹聚在肺……痹……其入脏者死。……荣卫之气亦令人痹乎?……逆其气则病，从其气则愈，不与风寒湿气合，故不为痹。"《灵枢·邪气藏府病形》曰："肺痹引胸背，起恶日光。"综合上述可知，《内经》所论肺痹主要是因少阴不足、房劳伤肾、营卫气逆、风寒湿邪入舍于肺而成，临床可见咳喘上气、烦满、胸背痛等症，预后不良。东汉《中藏经》曰："痹者，风寒暑湿之气中于人之脏腑之为也……风寒暑湿之邪……入于肺，则名气痹。……气痹者，愁忧思喜怒过多，则气结于上，久而不消则伤肺，肺伤则生气渐衰，则邪气愈胜。"由此而知，感受外邪，情志损伤，也会引发本病。明代《症因脉治》曰："肺痹之成因，或形寒饮冷，或形热饮热，肺为华盖，恶热恶寒，或悲哀动中，肺气受损，而肺痹之症作矣。"其指出了，外感寒热饮邪也会导致肺痹。清代《辨证录》"肺痹之成于气虚尽人而不知也……肺气受伤而风寒湿之邪遂填塞肺窍而成痹矣"说明了痹证经络壅闭气血凝滞之病机特点。在长期的治病过程中，各代医家对肺痹都有自己独到的见解，一部分从气血论治，一部分从三焦论治，其他部分从经络论治，即使论证不同，也能从各法中都见到显著疗效。

二、中医肺痹病审因候机思路

（一）常见症状

1. 呼吸困难

呼吸困难是最常见的首诊症状，多为隐袭性。在较剧烈活动时开始，渐进性加重，常伴浅快呼吸。很多患者伴有明显的易疲劳感。由于限制性通气功能障碍，表现为肺活量及肺总量的降低。在部分胸片及常规肺功能检查改变不明显的早期患者，常表现为浅快呼吸，过度通气和进行性低氧，可表现为呼吸性碱中毒、低氧血症，通常这种改变在运动过程中变得很明显。

2. 咳嗽

咳嗽症状较为常见，常表现为持续性干咳。咯血症状并不常见，出现咳血时提示出现并发症，如感染、肺栓塞、恶性肿瘤或肺血管炎。

3. 全身症状

患者可能感觉发热、乏力、消瘦、皮疹、肌肉关节疼痛、肿胀、口干、心烦意乱，主要由于结缔组织病、血管炎、结节病等所导致一系列全身性症状。皮疹、关节肿胀、变形等可能提示结缔组织疾病等。关于结缔组织病的相关问题还涉及雷诺现象症状、干燥症状（干眼和吞咽困难）、指端硬化和关节痛等症状。杵状指（趾）是一个比较常见的晚期征象，通常提示严重的肺脏结构破坏和肺功能受损。

（二）病因病机

本病病因主要为五个方面：六淫外邪袭肺，肺气受损；先天不足，禀赋薄弱；饮食损伤，脾胃受损；房劳过甚，损伤于肾；病久耗伤气津，肺叶萎弱；以上均会导致肺宣降失司，痰浊内生，气血循行受阻致气滞血瘀，脉络失通，痰瘀互结，久病气损及阴，阴损及阳，致气阴两虚、脾肾阳虚、阴阳俱损。

1. 感受外邪

肺气受损肺开窍于鼻而通于外，六淫之邪从口鼻而入侵人体，损伤肺气；皮毛为肺之合，外邪袭表，首先犯肺。肺气受损，气机不利，失于宣降，肺气壅塞。六淫之邪，常相合而为病，约而言之，不外风寒和燥热两端。临床所见肺纤维化患者，多以感受温热之邪为主，特点是邪势较重，来势较急，损害较甚。肺为娇脏，不耐火灼，一旦感受温热毒邪，易致肺之津气损伤。同时，暴感六淫之邪，肺气失畅，脉络涩滞而成瘀，此乃引发本病的重要原因。

2. 禀赋不足

肺气亏虚,先天禀赋不足,肺脏亏虚,气虚无力,吐纳失司。肺主气,司呼吸,正气充沛,肺行其职,则呼吸调和,吐纳自如;倘若肺气虚弱,不足以息,则呼吸失常,宣降失司而发为咳、喘。人之气血津液,资生于脾胃而散布于肺,肺气输布,灌溉脏腑,濡养百脉。肺气虚弱则气血津液不能正常输布,脏腑、血脉缺少濡养而发生病变。肺病日久,气损及阴,阴损及阳,而致气阴两虚或阴阳两虚;气为血之帅,气虚则血不行,久病气虚必致血瘀。肺病及脾,脾病及肾,肺脾肾虚,痰浊内生。水饮内停,因虚致实,虚实兼夹;水饮、痰浊久蓄体内,受阳气煎熬,或阴虚火旺,或肺有蓄热,结为痰火,胶结于肺,闭阻肺络,使肺宣降失常。

3. 饮食损伤

《素问·五藏生成》曰:"喘而虚,名曰肺痹。寒热,得之醉而使内也。"《症因脉治》云:"肺痹之成因,或形寒饮冷,或形热饮热。"说明饮食不节是肺痹的病因。而《灵枢·经脉》曰:"肺手太阴之脉,起于中焦,下络大肠,环循胃口,上膈属肺。"若饮食不节,内伤脾胃,中焦受伤,将导致肺气虚弱或者浊邪循经上行至肺,促成或加重肺痹。

4. 房劳伤肾

《类经》认为"其因醉以入房……肾虚子盗母气"。王冰注曰:"足少阴脉从肾上贯肝膈入肺中,故……不足病肺痹也。"说明房劳伤肾,肾虚而子盗母气,导致肺虚易感外邪而成肺痹。

5. 耗伤气津

肺叶萎弱久病邪毒侵袭或慢性虚损等均可致气阴耗损,阴虚则阳亢,燥热遂生。肺阴匮乏,燥热燔灼,使肺叶备受煎熬、失于濡养,日久肺体萎缩变性。

肺为"气之主"、"肺为血脏"、"肺为水之上源"、主通调水道,且与五脏关系密切,结合肺痹病的变化,认为"气运失常"、"血运失常"、"津液代谢失常"、"脏腑功能失调"贯穿弥漫性间质性肺病病程始终。陈士铎在《辨证录》中指出:"肺痹之成于气虚,尽人而不知也……肺气受伤,而风寒湿之邪遂填塞肺窍而成痹矣。"本句很好地概括了肺痹病因病机三要素,即"肺气虚、外邪侵袭、肺络痹阻"。总结为体虚为本,感邪、痰阻、血瘀为标,并且痰、瘀阻肺之络贯穿本病始终,其病位首先在肺,继则影响脾、肾,病重及心。

虚证为本病特征性病机之一,其中在疾病的最早期即可见到气短、乏力、懒言等气虚的表现,其成因多为感受外邪、吸入环境有毒之气或者素体正气不足所致,随着病程的进展,肺病及脾、肺病及肾,可见气阴两虚或者阴阳两虚的证候,甚则出现喘脱危候;痰在本病的发生发展过程中是关键因素,"五脏皆可生痰",肺脏自病,肺不布津,津聚成痰他脏致病亦可及肺,清代医家吴澄《不居集》曰:"盖肺主气,肺金受伤则气滞而为痰;脾主湿,脾土不运,则湿动而为痰;肾主水,肾火不足,则水泛而为痰。故痰之束也,无不在于肺;而痰之化也,无不在于脾;若论痰之本,又无不在于肾。故主此三法,以统痰之要也。"因此,在正气不足之时,肺、脾、肾三脏的水液代谢功能失常,即可导致痰浊内生。尤其是肺脾肾三脏通调水道功能失司则易于生痰。此中不仅有有形之痰,亦有无形之痰,痰瘀相互搏结,而成迁延之势;瘀血是血行不畅或迟缓而出现的病理产物,也是导致病机产生的根源。气虚推动无力则血瘀、气滞运行不畅则血瘀、痰阻肺络亦可血瘀,尤其是痰瘀俱为阴邪,是加重病情、推动疾病进展的始动因素。

(三)病理变化

肺痹病病理因素主要为痰浊、瘀血。病初由于肺体虚损,感受外邪,耗伤津液,津聚为痰，痰浊蕴肺，病久势深，肺气郁滞，血行不畅，肺络瘀阻；亦可因气虚推动无力导致瘀血产生，而成痰瘀互结之证。病理性质多属本虚标实。外感诱发时则偏于邪实，平时偏于本虚。疾病初期，因素体亏虚，外邪犯肺，入里伤络，耗气伤津，邪实本虚；中期病及于脾，痰瘀痹阻，多属虚实夹杂；后期病及于肾、心，气虚及阳，或阴阳两虚。肺肾亏虚、痰瘀阻络、肺失宣降为基本病理机制，本病发病老年人居多，年老体弱，脏腑功能及免疫防御能力下降，"邪之所凑，其气必虚"，所以肺肾亏虚为发病之本，正如《医门法律》言："肺痿者……总由肾中津液不输于肺，肺失所养，转枯转燥，然后成之。"本病气阴两亏多见，然素体阳虚或疾病晚期阴虚及阳亦可出现肺脾肾阳气虚，运化水湿不利，化痰生浊，上贮于肺，而成脾肾阳虚、寒湿阻络之证。痰瘀阻络为标实之证，或为痰热胶结，伤阴耗液，或为寒湿痰瘀阻遏胸阳。脾为生痰之源，脾阳不振，运化水湿不利而成痰湿，而痰湿之化热化寒则随患者体质而变化。肺主气，司呼吸，主宣发与肃降，故宣降失常是肺系病的基本病理变化，而肺气上逆则是这一病理变化的必然结果。本病发病及病情凶险，发展迅速，不在于外邪毒性之强弱，而在于本虚，与个人体质强弱、免疫功能状况及敏感性密切相关。

三、中医肺痹病的辨证思路

（一）辨病位

本病病位一般初起在肺，随疾病发展可渐及于脾、肾二脏，重者及心。单纯以干咳或咳吐涎沫为主症者，病在肺；如渐见动喘，腰膝酸软、耳鸣者，病在肺肾；兼见乏力懒言，食少腹胀便溏，肢重消瘦者，病在肺脾；如心悸胸闷、唇甲紫绀者，病在心肺。

（二）辨病性

肺痹病在发展过程中，主要辨明虚实，其次是寒热。肺痹病中医辨证较为复杂，不同阶段，有不同特点。早期以实证为主，以燥热伤肺、痰热壅肺之证多见。病情发展，伤及气阴或阴阳俱损。但是，无论早期或晚期，病证多有兼夹，虚实并现，本虚标实，而且血瘀之证见于各临床阶段，只是轻重程度不同。在寒热方面主要表现的是虚寒与虚热。病情发展最后以虚为主，因人体体质、病变部位不同，呈现的寒热情况也不同。咳唾涎沫，质清稀量多，口不渴，气短者，病性属虚寒；咳吐浊唾涎沫，质黏稠，不易咯出或痰中带血丝者，病性属虚热。

（三）辨证论治

肺痹应首辨虚实，治疗以"补虚泻实、标本兼顾"为总则。病变初期以感受邪气导致肺气郁闭为主，应当驱邪气的同时兼顾"微辛以开之，微苦以降之"理论原则。随着疾病的发展，痰浊瘀血在病程中起着重要作用，在治疗过程中要注重理气化痰、活血化瘀。同时，随着病情的发展，应针对具体病情，具体分析。疾病发展到后期致使肺脾肾三脏虚损，导致整体功能失调，全身症状明显，重者及心，危及生命。

1. 证治分类

根据四诊合参，八纲辨证，从虚实、寒热将肺痹病归纳总结。

（1）风热犯肺证

病机概要：风热犯肺，肺失清肃，故胸闷气急，干咳频作，口干口渴，咽痛；肺热蒸液成痰，故咳痰黏稠、色黄；风热犯肺，卫表失和，而见发热恶风、乏力汗出。

主要脉证：多为感受风热之邪，邪壅脉络，气机不畅所致。常表现为胸闷气急，干咳频作，或咳痰黏稠，色白或黄，乏力汗出，或发热恶风，口干口渴，咽痛，舌红或舌边尖红，苔薄黄，脉浮数。

治疗：疏风清肺、止咳化痰，用银翘散、桑菊饮加减。

（2）燥热伤肺证

病机概要：风燥伤肺，肺失清润，见干咳气急，动则尤甚；燥热伤津，则咳痰不爽，痰少，鼻咽干燥，口干；燥热伤肺，肺络受损，故见血丝痰。

主要脉证：干咳气急，动则尤甚，咳痰不爽，痰少或血丝痰，鼻咽干燥，口干，舌红或舌尖红，苔薄黄少津，脉细数。

治疗：清肺润燥、止咳化痰，用桑杏汤、清燥救肺汤加减。

（3）痰热壅肺证

病机概要：痰热壅肺，肺失清肃，故咳嗽憋喘，痰多稠黄，胸闷胀满；热伤肺络，见胸闷胀满；肺热内蕴，则烦热口干，发热，汗出，尿黄，便干。

主要脉证：咳嗽憋喘，痰多稠黄，烦热口干，或兼发热，汗出，胸闷胀满，尿黄，便干，舌质红，苔黄腻，脉滑数。

治疗：清肺止咳、化痰平喘，用泻白散、清金化痰汤加减。

（4）痰瘀痹阻证

病机概要：脾失健运，积湿成痰，痰浊阻肺，肃降失常，则出现气短喘甚，胸脘痞闷或隐痛，咳痰黏腻稠厚；气血运行不畅，瘀阻经络，唇甲紫绀，或杵状指（趾），面色晦暗，舌质紫暗，有瘀点或瘀斑。

主要脉证：气短喘甚，胸脘痞闷或隐痛，咳痰黏腻稠厚，难咳，唇甲紫绀，或杵状指（趾），面色晦暗，舌质紫暗，有瘀点或瘀斑，苔厚腻，脉沉弦或滑。

治疗：健脾化痰、活血通痹，用血府逐瘀汤、二陈汤加减。

（5）肺脾两虚证

病机概要：肺虚不能主气，气不化津，痰饮蕴肺，肺气上逆，故咳喘乏力，短气不足以息，咳唾涎沫，质清稀量多；气卫虚弱，不能充实腠理，则自汗怕风，常易感冒；脾虚健运无权，故纳呆食少或腹胀泄泻；中气不足，故倦怠乏力。

主要脉证：咳喘乏力，短气不足以息，咳唾涎沫，质清稀量多，自汗怕风，常易感冒，口不渴，倦怠乏力，纳呆食少或腹胀泄泻，舌淡，苔白或白腻，脉虚。

治疗：补肺健脾、化痰平喘，用补肺汤、六君子汤加减。

（6）肺肾两虚证

病机概要：痹病久发，精气亏乏，肺肾摄纳失常，气不归元，故见动则喘甚，频咳难续；精气亏乏，不能充养，见口咽干燥，腰膝酸软；或夹血丝，面红烦躁，五心烦热，舌红少津为阴虚之症；喘息气短，形寒肢冷，面青唇紫为阳虚之症。

主要脉证：动则喘甚，频咳难续，痰少，质黏难咳，或夹血丝，面红烦躁，口咽干燥，腰膝酸软，五心烦热，或喘息气短，形寒肢冷，面青唇紫，舌淡苔白或黑而润滑，脉微细或沉弱。

治疗：补肺益肾、化痰平喘，用补肺汤、六味地黄汤加减。

（7）阴阳俱虚证

病机概要：阴伤及阳，肺脾肾俱虚，肺虚气逆则呼吸困难，喘促气不得续或喘息低微，吸气不利；卫阳不固则汗出如油；病久于心则心慌烦躁，面青唇紫，舌质青黯。

主要脉证：呼吸困难，喘促气不得续或喘息低微，吸气不利，心慌烦躁，昏蒙，面青唇紫，四肢厥冷，汗出如油，舌质青黯，苔腻或滑，脉细数不清，或浮大无根。

治疗：回阳救逆、益气养阴，用参附汤、生脉散加减。

2. 兼证

（1）气血阴阳俱虚证：症见喘息进行性加重，呼多吸少，动则尤甚，咳吐涎沫，心悸气短，腰酸肢冷，五心烦热，咽干盗汗，面唇爪甲色淡或紫绀，舌暗红边有齿痕，苔白滑或少苔，脉细弱。治宜大补阴阳，益气生血，用归脾汤合肾气丸加减。

（2）气阴将竭欲脱证：症见喘息进行性加重，呼多吸少，动则尤甚，咳吐清稀涎沫，心悸胸闷，下肢浮肿，腰酸肢冷，咽干盗汗，唇甲紫绀，舌暗淡边有齿痕、苔白滑，脉沉细弱。治宜益气固脱，滋肾纳气，用参附龙牡救逆汤合都气丸加减。

3. 证治要点

（1）重视调补脾胃：脾胃为后天之本，补脾气以资助肺气，应避免滋腻碍胃，反而损伤脾胃。其中阴虚者，补养脾胃，以助津液上输养肺。阳虚者，益用补气温阳之品，温补脾气，进而脾气上承以温肺化饮。如有热象，禁用苦寒之品，避免过寒伤及脾胃。

（2）有痰阻征象者，应使用理气化痰药物，注意药量的掌握，避免过用后伤津耗气，反而加重病情。

（3）有瘀血征象者，应使用活血化瘀法，禁用破血之品。

4. 四诊枢要

中医学对肺痹病本质的认识是通过辨病、辨证、辨症、辨治四个方面来进行的，症是辨证、辨病的主要依据，病的本质一般规定着病的表现和证的变动。以症为靶，以证为基，从病、证、症、治四个方面体现中医整体观。首要辨病析源，肺痹者，总因外感风、寒、湿、热、毒邪，遏阻肺气，肺气失宣，升降不和，气血凝滞，痰浊内生，痹阻肺络，或急或慢成痹在肺。肺痹总以实为主，有气滞、血瘀、痰凝主次之别。随着疾病的进展，肺络痹阻日久，气、血、津不能正常输布濡养肺脏。再要辨虚实寒热明主次，临床辨证总于本虚标实中求之，以虚、痰、瘀三者为辨证要点。虚以气、血、阴、阳为纲，脏腑病位为目。痰有寒、热之别，寒痰有饮、痰、湿之异，热痰因感风、湿、燥之邪不同而兼症各异。寒饮者，咳吐清水痰涎，兼恶心呕吐；寒痰者，痰白清稀，兼畏寒肢冷；寒湿者，痰白质稠，兼头身困重。热痰因风邪者，兼有口渴咽痛，发热声哑；因湿邪者，兼有口干口苦，口中黏腻，脘腹胁肋胀满疼痛；因燥邪者，兼有鼻燥咽干，口干口渴，痰中夹血丝等。瘀血的形成或因脏腑之虚，行血无力，或因气滞痰凝，血行受阻，症见面色晦暗，口唇青紫，舌质紫暗或暗红、瘀斑。其次抓主兼症观疗效，抓主症、观次症、顾兼症、结合舌脉明辨证候，对症选方用药。同时重视以现代医学检查手段作为中医四诊的延伸，将其有机地与中医辨证结合起来，进行微观辨证。最后选方用药，根据上述辨证分析，选用相应治疗功效的药物，如肺虚，选用补气滋阴养肺之品；有痰，选用理气化痰之品；有瘀，选用活血化瘀之品。还要依据舌脉，宏观微观结合辨证论治。

（四）现代医学主要诊断方法

1. 影像学检查

绝大多数 ILD 患者胸部 X 线检查显示弥漫性浸润性阴影，但胸部 X 线检查正常也不能除外 ILD。胸部高分辨率 CT 更能细致地显示肺实质异常的程度和性质，能发现胸部 X 线检查不能显示的病变，是诊断 ILD 的重要工具。胸部 CT 常表现为弥漫性结节影、磨玻璃样变、肺泡实变、小叶间隔增厚、胸膜下线、网格影伴囊腔形成或蜂窝状改变，常伴牵拉性支气管扩张或肺结构改变。

2. 肺功能

ILD 患者以限制性通气功能障碍和气体交换障碍为特征，限制性通气功能障碍表现为肺容量包括肺总量、肺活量和残气量均减少，顺应性降低，一秒钟用力呼气容积/用力肺活量正常或增加。气体交换障碍表现为一氧化碳弥散量减少，肺泡-动脉氧分差增加和低氧血症。

3. 实验室检查

常规检查包括血细胞分析、尿液分析、生物化学及肝肾功能、红细胞沉降率等。还包括结缔组织疾病相关的自身抗体如抗核抗体、类风湿因子等。酌情进行巨细胞病毒或肺孢子菌、肿瘤系列等检查，这些检查对 ILD 的病因或伴随疾病具有提示作用。

4. 支气管镜检查

纤维支气管镜检查并进行支气管肺泡灌洗或经支气管肺活检对于了解弥漫性肺部渗出性病变的性质，鉴别 ILD 具有一定的帮助。如果正常支气管肺泡灌洗液细胞学分析显示淋巴细胞、嗜酸性粒细胞或中性粒细胞增加，各具有特定的临床意义。是否进行支气管镜检查，需要权衡这些检查是否有利于诊断 ILD 的类型，患者的心肺状况、出血倾向，以及患者的意愿。

5. 外科肺活检

外科肺活检包括开胸肺活检和电视辅助胸腔镜活检。具有典型临床影像表现的特发性肺纤维化（idiopathic pulmonary fibrosis，IPF）病例及诊断明确病例除外，外科肺活检对于确定临床病理类型是必要的。

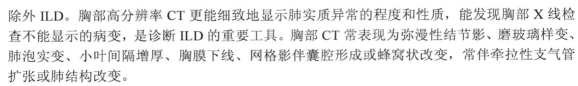

四、中医肺痹病的治疗大法

（一）内治法

肺痹病病位发展顺序大致归纳为：肺→肺脾→肺脾肾→五脏，病邪由表入里、由浅入深、由本脏伤及他脏、病位由单一脏腑向复合脏腑发展，涉及上、中、下三焦。因此在治疗上从肺、脾胃、肾来说明肺痹病的治疗、中医整体观念、辨证论治出发，为治疗肺痹病的治疗提供理论指导。

1. 治肺

肺为娇脏，地位最高，肺的宣发，气津的输布，如同雾露灌溉滋润草木，受脏腑上朝清阳之气，清宣肃降之令疏利百脉，通调水道，一旦受六淫七情所伤，则脏气不和，呼吸之息不得宣畅，郁成痹。叶天士在《幼科要略》中提出"治肺痹以轻开上"，给肺痹的治疗制订了规范。他说："清邪在上，必用轻清气药，如苦寒治中下，上结更闭。"后来吴鞠通在此基础上，演绎成"治上焦如羽，非轻不举"的法则。肺为娇脏，不耐寒热，清虚而处高位，若患者病情较轻，或者患者素体强壮，遵循"治上焦如羽，非轻不举"的原则。主张轻苦微辛，不用重浊之品，选择微辛以开达，微苦以宣降，适宜肺金轻清娇脏之治。选用轻清气药麻黄、蔓荆子、桔梗、荆芥、紫苏叶之类宣肺解表，选用紫菀、玄参、太子参、五味子等轻清、辛甘平润之品。

2. 治脾胃

脾属土，肺属金，土能生金，脾与肺为相生母子关系，脾为肺之。脾肺母子关系决定两者在生理上相互为用，病理上相互影响。脾有病时，会影响肺，为"母病及子"；肺有病时，也会波及到脾，为"子盗母气"。临床上有"虚则补其母"的"补土生金"之法。《灵枢•经脉》言："肺手太阴之脉，起于中焦，下络大肠。"肺、脾两经同属太阴经，肺之经气源于脾，有"同气相求，同声相应"之义。脾胃乃气血生化之源，气血的运行需赖于肺气推动，必先上注于肺脏，才能流注于十二经脉营养五脏六腑、四肢百骸。《灵枢•营卫生会》言："人受气于谷，谷入于胃，以传于肺，五脏六腑皆以受气。"中焦脾胃为气机升降出入的要塞，上焦肺气宣肃得益于中焦脾胃的斡旋，脾脏的运化升清可辅助肺气宣发，而胃之和降又有助于肺气肃降，因此，呼吸之气的升降出入，依赖于中、上二焦功能上相互协调。两者共同调节水液的运行，中焦脾胃能把水谷津液通过运化输布于上焦，经心、肺二脏共同输布，滋养六脏，滋润肌腠皮毛。若中焦脾胃失于运化，水液内停，则成痰饮，影响上焦清宣肃降输布功能，最终导致咳、喘、痰发生和加重。临床上在治疗肺系疾病时，通过调理中焦脾胃，有助于疾病的改善。培土生金，培土即保肺。论治可遵"治中焦如衡，非平不安"的原则，多选运脾输化、平升平降之品亦或选用麦门冬汤、甘草干姜汤辨证论治，以清养补益脾胃，土旺而肺气亦旺。

3. 治肾

肺主气司呼吸，肾藏精而纳气。"肺为气之主，肾为气之根"，机体正常的呼吸运动，虽以肺为主，但仍需肾的纳气作用来协调其运动。只有肾气旺盛，才能保证肺吸入的大自然清气在肃降作用下下纳于肾。肺属金，肾属水，金水相生，肺为肾之母，若肺阴充足，输精于肾，肾阴充盛，则能保证肾功能旺盛。同时肾阴为阴液之根本，若肾阴充足，循经上达于肺，助肺之宣降。"肺气之盛衰，全恃肾水充足，不使虚火炼金，则长保清宁之体"。肺肾二脏相互配合，共同完成呼吸运动。若肾气不足，摄纳无权，导致肺气亏虚，肃降失司，肺气逆于上，常出现气短喘促，呼吸表浅，呼多吸少等多种病理变化。临床上，下焦治法多遵"治下焦如权，非重不沉"之原则，予以重镇、厚重之品。根据"肾主纳气"、"肾为气之根"的原理，论治以补益肾脏为主。可选用熟附块、肉桂、巴戟天、杜仲、天门冬、何首乌、五味子、女贞子等补肾纳气药物，同时下焦论治虽以补益肾脏为主，但仍需顾护中焦脾胃。

（二）外治法

外治法是在中医总体上遵循中医辨证论治的原则，与内治法在病因、病机、辨证用药上起到相辅相成的作用，主要包括中医特色技术和辨证调护两个方面来治疗肺痹病。

1. 中医特色技术

（1）针刺疗法：有咳嗽、喘气者，可选用肺俞、气海、肾俞、足三里、太渊、定喘等穴，进针5分～1寸，留针5～10分钟。

（2）针刺手部平喘法：用26～28号1寸毫针，医生左手食指置于喘点（拇指指掌关节桡侧赤白肉际处）下掌面处，针尖向手心行快速捻转手法，令患者配合深呼吸并间断咳喘，直到咳喘缓解或消失。

（3）贴敷疗法：对咳喘严重者，可用白芥子、细辛、甘遂、白芷、川乌、草乌共研细末，用时取35g，以姜汁调成膏状分成7或8块（咳7喘8）摊于5cm×5cm方型纸上。急性期，第一日贴双大杼、肺俞、心俞及膻中，喘明显者加气海；第2日贴大杼、身柱、华盖、及双中府；第3日贴双鱼际、涌泉。缓解期，咳贴双肺俞、心俞及膻中，喘加气海。第1次贴6～

8 小时，第 2 次贴 4~6 小时，第 3 次贴 4 小时，3 次为 1 个疗程，疗程间隔 10~15 日。

（4）磁贴疗法：近端取天突、膻中、定喘、磁片 S 极向皮肤胶布固定，发热加大椎穴。远端取足三里或关元，磁片 N 极向皮肤，胶布固定，7 日为 1 个疗程。

（5）按摩疗法：揉膻中、肺俞穴各 50~100 次。背、肋部捏脊和按弦搓摩分别为 5 次和 50 次。每日 1 次，10 日为 1 个疗程，共 3 个疗程。

（6）中药沐足：行气活血、温阳通络。适合于四末青紫，瘀血较重的患者。

（7）拔火罐：祛湿逐寒、消瘀散结。适用于阳气不足，阴寒内盛的患者。主要选择背部太阳经及肺经循行路线运用闪罐、走罐、留罐等多种手法治疗。

2. 辨证调护

（1）生活调护：避风寒，注意保暖，合理服用食疗方提高免疫力，防治呼吸道感染。此外，患者保持心情舒畅，要劳逸结合，防止过度疲劳。弥漫性间质性肺疾病的护理首先要注意保暖，避免受寒，预防各种感染。注意气候变化，特别是冬春季节，气温变化剧烈，及时增减衣物，避免受寒后加重病情。

（2）居住环境：弥漫性间质性肺疾病患者要有舒适的居住环境。房间要安静，空气要清新、湿润、流通，避免烟雾、香水、空气清新剂等带有浓烈气味的刺激因素，也要避免吸入过冷、过干、过湿的空气。

（3）远离过敏源：弥漫性间质性肺疾病患者远离外源性过敏源，诸如：鸟类、动物（宠物或实验饲养者）、木材（红杉尘、软木加工）、蔗糖加工、蘑菇养殖、奶酪、酿酒加工、发霉稻草暴露、水源（热水管道、空调、湿化器、桑拿浴）及农业杀虫剂等。

（4）饮食指导：补充适量的蛋白质。因咳嗽、咳痰造成蛋白质的消耗，加之食欲不振，蛋白质吸收减少；补充多种维生素。如维生素 B 族可增进食欲、帮助消化，主要存在蔬菜中。维生素 C 族有增进对感染的抵抗力、增加红细胞和血小板、防止出血等作用，主要存在于水果中；选用富含营养又易消化的食物，忌食辛辣刺激性食物，及肥腻油炸食物。发热患者注意补充水分及维生素；因发热可使新陈代谢增加，体内的热能和营养、水分消耗增多；少食糖类和过咸的食品。因糖类易于发酵，其代谢过程易产生较多的二氧化碳，会增加肺部排气负担，且能助湿生痰。过咸食品可因水钠的潴留而使炎症渗出加重，易刺激呼吸道产生咳嗽等症状。

（5）用药指导：弥漫性间质性肺疾病目前来说还没有多么特异的治疗方法，一般可以采用激素加免疫抑制剂治疗。原则主要在于积极控制肺泡炎并使之逆转，进而防止发展为不可逆的肺纤维化，但迄今尚无特效疗法。糖皮质激素仍为首选药物，其次为免疫抑制剂等，这给予中医很大的发展空间。在疾病治疗发展上有很好的优势，并对于疾病的预防保健，延缓疾病有很好的临床疗效。

（王　珏）

第二节　特发性肺纤维化

特发性肺纤维化（idiopathic pulmonary fibrosis，IPF）是一种病因不明、慢性、进行性、纤维化性间质性肺疾病，好发于中老年人群，其影像学和（或）组织学特征性表现为普通型间质性肺炎（usual interstitial pneumonia，UIP），目前尚缺乏有效治疗药物。

将该病归属于中医"咳嗽"、"肺胀"、"喘证"、"气短"、"肺痿"、"肺痹"等范畴。其中

"咳嗽"、"气短"、"喘证"是直接根据其临床表现而命名,"肺胀"是病变晚期病名,而"肺痿"与"肺痹"则是根据该病的发病机制而论的。

一、临床诊断要点与鉴别诊断

(一)诊断标准

特发性肺纤维化主要的临床表现为干咳、进行性呼吸困难、活动后加重、发绀、杵状指等。

特发性肺纤维化诊断标准如下:①除外其他已知原因的间质性肺疾病(如家庭环境、职业环境暴露、结缔组织病、药物肺毒性损害);②识别高分辨率 CT 表现为普通型间质性肺炎型患者不需要外科肺活检;③识别高分辨率 CT 表现和外科肺活检组织病理学表现型符合结合了识别高分辨率 CT 和组织病理学表现的诊断标准。

(二)鉴别诊断

特发性肺纤维化的诊断需要排除其他原因的间质性肺疾病。普通型间质性肺炎是诊断特发性肺纤维化的金标准,但是普通型间质性肺炎也可见慢性过敏性肺炎、石棉沉着、弥漫性结缔组织病等。过敏性肺炎多有环境抗原暴露史(如饲养鹦鹉等),支气管肺泡灌洗液细胞分析显示淋巴细胞比例增加。石棉沉着病、硅沉着病或其他职业尘肺多有石棉、二氧化硅或其他粉尘接触史。弥漫性结缔组织病多有皮疹、全身多系统累及和自身抗体阳性病史。

二、中医辨病诊断

(一)诊断依据

目前,特发性肺纤维化可归属于中医学的肺痹、肺痿等范畴,本病在临床发展中早期邪毒阻络,肺为邪痹,气血不通,络脉痹阻,属肺痹范畴,以邪实为主;后期络虚不荣,气血不充,肺叶挛缩,丧失功能,属肺痿范畴,以本虚为主。临床表现为以咳吐浊唾涎沫等症状及进行性呼吸困难为特征的慢性虚损性病变。

(二)类证鉴别

1. 与肺痈鉴别

两者均可见咳嗽咳痰。肺痈由痰瘀热毒壅结于肺,所致血败肉腐,肺叶生疮,发生的脓疡的一种病症,以咳则胸痛,咳吐腥臭脓血痰为主症,发病急,病程短。而本病以咳吐浊唾涎沫等症状及进行性呼吸困难为特征,可有浊痰但不臭,且发病缓,病程长。肺痈失治久延,可以转为本病。

2. 与肺痨鉴别

肺痨以干咳,或咳中带血,或咳血痰为特征,常伴有潮热、盗汗、身体逐渐消瘦等症状,是由于体质虚弱,气血不足,痨虫侵肺致人体五脏阴阳气血亏损,阴虚火旺而发病,是具有传染性的慢性虚损疾患。

三、审析病因病机

（一）感受外邪

本病初期病变在肺，肺开窍于鼻，外合皮毛，主气司呼吸，主宣发肃降。外邪由口鼻、皮毛入侵，首先犯肺，肺宣降失常，上逆作咳。肺为娇脏，本不耐寒热，若反复感受外邪，再加之饮食不节、情志内伤或他脏疾病传变，反复损伤肺气，病情不断进展，致肺气日虚，肺病日久，子耗母气，致脾失转输，脾胃生成的水谷精津不能上灌四旁周身，痰饮内生，上贮于肺；"肺为水之源"，肺气久虚，水道不通，水精不布，津聚成痰，日久则痰饮深伏于肺。

（二）痰瘀互结

"气为血之帅"，"肺朝百脉"，肺气不利则血行不畅，肺络血脉瘀滞。病理因素之间相互影响，痰瘀并见，最终痰饮、血瘀错杂为患，瘀血与痰饮共同形成痹阻于肺络间的浊邪，进一步影响肺的宣降功能。

（三）肺肾两虚

肺司呼吸，肾主纳气，《难经·四难》云："呼出心与肺，吸入肝与肾。"《类证治裁》："肺为气之主，肾为气之根，肺主出气，肾主纳气，阴阳相交，呼吸乃和。"肺病日久必伤及肾气，则清气之吸入者少降，浊气之呼出者受阻，气无所司，壅塞于肺叶，肾不纳气则为喘促，动则尤甚。故本病的后期以肺肾两虚为主。

"肺痹"、"肺痿"，均属虚实夹杂之证，只是在肺间质纤维化发生发展的不同阶段的病机特点侧重不同，本病为致病因素侵入人体，留滞肺内，损伤肺脏，病情反复或日久迁延，最终累及于肾，造成肺肾俱虚。病初在气，久则气阴两虚，气虚不运，痰饮凝滞。总之，"虚、痰、瘀"是本病的病理关键，肺肾亏虚为病之本，气阴不足，气血不充，为"虚"的一面；痰瘀阻络为"实"的一面，气阴两虚加之痰瘀阻络，肺失濡润，痿弱不用。痰浊、瘀血既是病理产物又是病情加重的因素，久之虚者更虚，实者更实，交互错杂，恶性循环，渐进加重。

四、明确辨证要点

（一）辨虚实

本病属虚实错杂之疾患。正虚以元气大虚为主，并多兼阴虚血少为患，表现为气短喘促，声低气怯，自汗畏风，口渴欲饮，干咳夜重，无痰或伴痰少不利，身热心烦，饥不欲食。舌红少苔，脉细数。邪实以气滞、血瘀、痰阻为主，可伴有经络不通、关节疼痛等症状。

（二）辨脏腑

本病病位主要以肺为主，与脾肾密切相关。脾肺气虚者以气短，呼吸困难，自汗出，干咳，无痰或痰少不利，食后胃脘不舒，甚至心下痞满，恶心呕吐，肠鸣便溏。舌淡苔薄白，脉缓。肺脾肾虚则表现为气短，动则加重，胸憋咳嗽，痰白量多而黏稠，咳吐不利，食少纳呆，胃腹胀满，腰背酸困，下肢无力，夜尿频数而不利。舌紫暗，脉弦数。

（三）分寒热

虚热者是阴液不足，虚热内生而致，以咳吐浊唾涎沫，质较黏稠，或咳痰带血，咳声不扬，甚则音嘎，气急喘促为特点，伴有口渴咽燥，午后潮热，形体消瘦，皮毛干枯，舌红而干，脉虚数；虚寒者是因阳气耗伤，肺中寒冷，以咯吐涎沫，清稀量多，不渴，短气不足以息为特点，伴有头眩，神疲乏力，食少，形寒，小便数，或遗尿，舌质淡，脉虚弱。虚热日久，阴损及阳，可见气阴两虚，或出现寒热夹杂现象。

五、确立治疗方略

本病治疗原则为扶正祛邪，标本兼治。急性期以邪实为主，表证明显者，以祛邪为主；表证不明显者，根据痰、热、瘀、虚孰轻孰重进行辨证论治。慢性迁延期虚实夹杂，本虚为肺脾肾亏虚，标实为痰浊、血瘀凝结于肺，慢性迁延期以本虚为主，故治疗以扶正固本为主，适当加用化痰祛瘀通络之品。

六、辨证论治

（一）风寒犯肺型

（1）抓主症：咳嗽，喘息，咳声重浊，痰稀色白，咽痒鼻塞，胸膈满闷。
（2）察次症：恶寒，发热，头痛，流涕。
（3）审舌脉：苔薄白，脉浮。
（4）择治法：辛温解表、散寒通络。
（5）选方用药思路：本证为肺脏本虚之体，肺气不足，卫外不固，风寒束肺，而致肺失宣降，故选用止嗽散合玉屏风散加减。方用麻黄、荆芥、细辛宣肺散寒；紫菀、百部、款冬花温润止咳；杏仁、桔梗、白前、甘草、陈皮化痰利咽；五味子收敛肺气。
（6）据兼症化裁：痰黏胸闷，苔腻者，加半夏、厚朴燥湿化痰；表邪较重者，加防风、羌活解表祛邪；咽痒甚者，加牛蒡子、蝉蜕解毒利咽；寒饮伏肺，风寒束表者，用小青龙汤加减疏风散寒，温化寒饮。
（7）变证转方：表寒未解，里郁化热症见咳嗽音嘎，气急似喘咳痰黏稠，口渴心烦，或有身热者加生石膏、桑白皮、黄芩以解表清里，或用麻杏石甘汤。

（二）燥热（或风热）伤肺型

（1）抓主症：咳嗽，喘息，咳声高亢，痰稠色黄，咽燥声嘶，气燥胸闷。
（2）察次症：发热，口干，头痛，胸痛。
（3）审舌脉：舌红苔黄而干，脉细滑数。
（4）择治法：清热化痰，疏风润燥，润肺止咳。
（5）选方用药思路：本证为肺燥津伤之体，燥热（或风热）犯肺，津伤气耗，痰热互结，肺失宣降，故选用清燥救肺汤加减、沙参麦冬汤加减、桑菊饮合竹叶石膏汤加减、桑杏汤加减。方用蝉蜕、豆豉疏风解表；桑白皮、栀子、黄芩、知母、石膏清泄肺热；贝母、杏仁、瓜蒌、桔梗、枇杷叶、橘红清热化痰止咳；沙参、梨皮生津润燥。

（6）据兼症化裁：若津伤甚者加麦门冬、玉竹、天花粉生津润肺；肺胃火盛，呛咳频作者加芦根、竹叶清胃火；午后潮热者加银柴胡、地骨皮、白薇滋阴清热；痰中带血者加白及、白茅根清热凉血。

（三）痰热阻肺型

（1）抓主症：活动后呼吸困难，胸闷气短，动则气喘，咳嗽，咯少量白黏痰。
（2）察次症：面晦唇绀。
（3）审舌脉：舌紫暗，舌下静脉怒张，苔薄白腻，脉滑或涩迟。
（4）择治法：清热化痰，通肺络。
（5）选方用药思路：本证为痰热互结，肺失宣降，故选用多以千金苇茎汤加减。方用芦根清热消痈；冬瓜仁、桃仁、薏苡仁、桔梗清热化痰散结。
（6）据兼症化裁：身热甚，加石膏、知母、金银花清泄肺热；痰多黏稠，加海蛤粉、天竺黄、枇杷叶清热化痰；痰涌便秘喘不能卧，加葶苈子、大黄、青礞石涤痰通腑；口渴咽干，加天花粉、麦门冬、芦根养阴生津；痰有腥味，加金荞麦根、蒲公英、鱼腥草清热解毒，化痰泄浊；痰中带血者加白茅根、茜草、侧柏叶凉血止血。
（7）变证转方：痰热阻肺，肺气不利，久则血行不畅，肺络血脉瘀滞，致痰热瘀阻于肺，可用四逆散合苏子降气汤加减。

（四）痰热瘀阻型

（1）抓主症：活动后呼吸困难，胸闷气短，动则气喘，咳嗽，咯中等量以上的白黏痰或黄脓痰。
（2）察次症：时有发热，大便干结。
（3）审舌脉：舌红、苔黄腻，脉滑或细数。
（4）择治法：理气化痰行瘀、养阴清热。
（5）选方用药思路：本证为痰热瘀阻肺络，肺失清肃，故选用四逆散合苏子降气汤或三子养亲汤加减。方用紫苏子、白芥子、莱菔子、前胡化痰降气平喘；茯苓、白术、甘草健脾益气；丹参、当归、地龙、红花、水蛭活血祛瘀；石膏、枇杷叶、黄芩清热化痰。
（6）据兼症化裁：痰浊壅盛，气喘难平，加皂角、葶苈子涤痰除壅以平喘；便秘加大黄荡涤痰浊；脘腹胀闷，纳呆，加苍术、厚朴、蔻仁燥湿理气化痰；若平素胃脾虚弱者，可用六君子汤调理；若脾肾阳虚明显者还需温补脾肾；阴虚痰火者用养阴清肺汤合沙参麦冬汤加减。

（五）气阴两虚痰喘型

（1）抓主症：喘息气短，胸闷咳嗽，咯吐白痰。
（2）察次症：呼多吸少，动则喘憋气短加重。
（3）审舌脉：舌红且有裂纹，苔少或薄腻，脉细滑。
（4）择治法：补肺益肾，化痰通络平喘。
（5）选方用药思路：本证为肺肾气阴两虚，痰浊阻肺，故选用金水六君煎加减。方用熟地黄、山茱萸、胡桃肉补肾纳气；人参、麦门冬、五味子补益肺之气阴；茯苓、甘草益气健脾；半夏、陈皮理气化痰。

（6）据兼症化裁：肺气虚明显，加黄芪、白术补肺气；肺阴虚明显，加沙参、百合滋肺阴；肾阳虚明显，加补骨脂、淫羊藿、鹿角片、制附子、肉桂补肾阳；肾阴虚明显，加生地黄、天门冬滋肾阴；若痰热明显者用百合固金汤合漏芦连翘散加减；若痰瘀明显者用保肺饮加减；若兼肺肾虚衰，纳摄无权用生脉散合参蛤散加减、生脉饮合六味地黄丸加减、生脉散合天王补心丹加减。

（六）气阴两虚瘀喘型

（1）抓主症：咳吐少量白薄痰，难以咯出，喘息进行性加重，呼多吸少，动则气短喘憋尤甚。

（2）察次症：神倦纳呆，腰膝酸软，面唇紫绀。

（3）审舌脉：舌紫暗有齿痕，苔白，脉细涩或细滑。

（4）择治法：益气养阴，化痰通络。

（5）选方用药思路：本证为肺脾肾气阴两虚，痰瘀阻络，故选用保肺汤加减，百合固金汤合漏芦连翘散加减，生脉散合天王补心丹加减。方用党参、黄芪、山药、红枣、甘草健脾益气；麦门冬、五味子养阴敛肺；熟地黄、山茱萸、胡桃肉补肾纳气；百部、半夏、贝母固肺化痰；苏子、葶苈子降气平喘；桃仁、红花、丹参、延胡索、郁金、枳壳、桔梗活血化瘀，理气止痛。

（6）据兼症化裁：若阴虚内热者，加银柴胡、地骨皮、青蒿清虚热；盗汗者加乌梅、生牡蛎、浮小麦收敛止汗；口干咽燥者，加玉竹、百合滋补肺阴。

（七）阳虚水泛型

（1）抓主症：喘息进行性加重，呼多吸少，动则尤甚，咳吐清稀涎沫，心悸胸闷。

（2）察次症：下肢浮肿，腰酸肢冷，唇甲紫绀。

（3）审舌脉：舌暗淡，边有齿痕，苔白滑，脉沉细弱。

（4）择治法：温补阳气、化气行水。

（5）选方用药思路：本证为心、肺、脾、肾阳虚，瘀血水泛，故选用真武汤合补肺汤加减或真武汤合苓桂术甘汤加减。方用附子、桂枝、生姜温肾通阳；白术、茯苓、泽泻、猪苓、甘草健脾利水；白芍敛阴和阳。

（6）据兼症化裁：若血瘀甚，发绀明显者，加泽兰、红花、赤芍、益母草、北五加皮等化瘀利水；若水肿势剧者，喘息不得卧者，加沉香、葶苈子、椒目行气逐水。

（7）变证转方：阳虚日久，阴精生化不足，阳损及阴，致阴阳两虚，可用参附汤合参脉散加减。

（八）阴阳两虚型

（1）抓主症：喘息进行性加重，呼多吸少，动则尤甚，咳吐涎沫，心悸气短，口唇爪甲紫绀。

（2）察次症：腰酸肢冷，五心烦热，咽干盗汗。

（3）审舌脉：舌暗红，边有齿痕，苔白滑或少苔，脉细弱。

（4）择治法：回阳救阴，益气复脉，佐以活血化瘀。

（5）选方用药思路：本证为肺脾肾阴阳两虚，故选用参蛤散合右归饮或参附汤合参脉散加减。方用人参、黄芪、山药、五味子补脾肺之气；蛤蚧、熟地黄、枸杞子、吴茱萸、龟甲育阴精；当归、鹿角、紫河车滋补精血以助阳气。

（6）据兼症化裁：肾虚气逆喘息甚者，加冬虫夏草、紫石英等摄纳肾气；心慌者，加柏子仁、丹参、五味子宁心安神；便溏，可予参苓白术散培土生金；五更泄泻，予四神丸补肾固肠；阳痿遗精，加煅牡蛎、煅龙骨、金樱子、芡实固肾涩精；女子月经不调或闭经，加芍药、丹参、牡丹皮、益母草调冲任。

七、中成药选用

（1）养阴益肺通络丸：功效：养阴益肺、通络化瘀、化痰平喘。主治：特发性肺纤维化属肺气阴两虚、痰瘀毒损伤，适用于肺气阴两虚、痰瘀毒损伤肺络的特发性肺纤维化。用法：每次 6g，每日 3 次，口服。

（2）肺通口服液：功效：益气养阴、活血化瘀兼理痰。主治：特发性肺纤维化属气阴两虚兼痰瘀交阻。适用于气阴两虚兼痰瘀交阻型的特发性肺纤维化。用法：每次 20ml，每日 3次，口服。

（3）肺痿冲剂：功效：补益肺肾，理气化瘀。主治：特发性肺纤维化属肺肾两虚、气虚血瘀。适用于肺肾两虚、气虚血瘀型特发性肺纤维化。用法：每次 100ml，每日 2 次，冲服。

（4）参芪益气滴丸：功效：益气通脉、活血止痛。主治：特发性肺纤维化属气虚血瘀。适用于气虚血瘀型特发性肺纤维化。用法：每次 0.5g，每日 3 次，口服。

（5）复方鳖甲软肝片：功效：软坚散结，化瘀解毒，益气养血。主治：特发性肺纤维化属瘀血阻络、气血亏虚兼热毒未尽。适用于瘀血阻络、气血亏虚兼热毒未尽型特发性肺纤维化。用法：每次 2g，每日 3 次，口服。

八、单方验方

（1）川芎：川芎嗪 800mg/d，疗程为 3 个月，后改为口服川芎嗪片 100mg/d，疗程为 1年。川芎嗪可保护巨噬细胞膜性结构，抑制人成纤维细胞增殖，且能提高机体的免疫功能，在改善特发性肺纤维化症状及提高肺功能方面均有很好的效果。

（2）黄芪注射液：黄芪注射液 30ml 入 5% 的葡萄糖注射液静脉滴注，每日 1 次。单味黄芪具有补气功效，气行则血行，气行则津液不聚，用于肺纤维化的防治有很好的疗效。

（3）活血养阴通络方：黄芪 30g，紫丹参 15g，太子参、西洋参、当归、生地黄、熟地黄、麦门冬、莪术、川芎各 10g，生甘草、炙甘草各 5g。用以益气养阴、活血通络，攻补兼施。气阴两虚兼瘀血阻络型的肺纤维化。

（4）补肺化纤汤：熟地黄 25g，当归 15g，黄芪 25g，山茱萸 15g，冬虫夏草 10g，三棱10g，莪术 10g，水蛭 10g，丝瓜络 15g，炮山甲 10g，甘草 10g。用以补肺养肾，散瘀通络，主治肺肾两虚型。

九、中医特色技术

针灸治疗：取少商、商阳穴，行三棱针点刺方放血，左右交替，隔日 1 次；取太渊、膻中、气海、定喘穴，予毫针针刺，行补法，每日 1 次；取双侧肺俞、膏肓俞、肾俞麦粒灸，每穴 3 壮，每壮花生米大，每日 1 次，7 次为 1 个疗程，疗程间休息 2 日，共治疗 3 个月。补益肺肾、活血化瘀；善于治疗肺肾两虚兼有瘀血的肺纤维化。

十、预防调护

（1）预防方面，注意气候影响，做好防寒保暖，防止外邪诱发。保障休息：要有充足的睡眠，保证自身的规律性，让自己不受到外界侵扰。宜戒烟酒，禁食辛辣刺激、生冷的饮食。忌暴饮暴食。保持适当的体重和良好的营养防止过度疲劳和情志刺激。保持积极平和的心态面对疾病。对矿山、煤矿、铸造、化工、水泥等厂矿工人，接触农药、化肥、种植蘑菇的农民进行宣教，提高对本病的认识，做好防护工作也是十分重要的。

（2）鼓励患者根据个人身体情况，规律运动，避免过劳，也不要不活动。适当的运动锻炼可以帮助增加肺功能，因为肺纤维化患者有不同程度的呼吸功能下降，不能承受过大的运动量，应根据自己的病情耐受程度，采取适当的运动锻炼。通过规律训练，使肌肉变得更有力，更能对抗疲劳。

（3）在调摄方面，遵医嘱适当氧疗，补充氧能减少血管和右心的张力，减轻气短感受，改善睡眠等。定期随诊，及时发现药物的不良反应和病情变化，调整治疗方案。

十一、各家发挥

（一）从瘀血论治

肺纤维化患者久病致肺脾肾气虚，肺虚，津气大伤，失于濡养，气虚不能行血，导致血脉闭阻，影响肺主气司呼吸的生理功能，出现呼吸困难、咳嗽、咳痰等症状；脾胃气弱，无以生化、布散津液，痰瘀互结，阻滞气机，津液不能上输养肺，土不生金，肺失濡养；久病肺虚及肾，金不生水，肾气不足，气不生津，肺失濡养，"肺为气之主，肾为气之根"，生理病理上肺肾相依，关系密切，亦可发为肺纤维化。有学者认为肺纤维化病位在肺，"是正经之自病也"，病源于肾，津液重亡伤及肾，肾主津液功能受损，久病及肾，肾不纳气，脾为肺之母乃后天之本并与肺为同气，因此认为肺间质纤维化与肺脾肾三脏密切相关，且主要病机是肺脾肾气虚。故在治疗肺纤维化的过程中主张重用益气药物。正如《医学心悟》中说："久咳不已，必须补脾土以生肺金。"

（二）从阴虚论治

肺痿病变初起时可由肝火、胃火、心火灼伤肺之阴津，"致之因非一端"，或大汗，或大下，或胃火爆蒸而致津液耗竭遂成肺痿，病久损及后天之本脾胃，脾胃为气血生化之源，土虚无以生金；久病及肾，金水难以相生，终致肺燥津伤而成肺痿。有医家认为肺痿是由于肺阴虚、肺津匮乏和肺燥所造成。热在上焦，阴虚则内热，肺燥阴虚生热，肺热则灼津，故阴虚肺燥。正所谓"肺热叶焦，因而成痿"。阴虚、津虚和燥热，遂使肺气升多降少（阳升阴降），肺气不能平降则发为喘咳，甚至能出现倚息不能平卧、唇面爪甲青紫的危重证候，可出现咳喘虽甚，但无痰并伴口燥咽干。在治疗上宜滋阴润燥为急。

（三）从阳虚论治

肺痿多由于长期久咳或大病久病之后，损及肺脏生机，导致肺脏阳气开发失源，肺气虚寒，温润无能，不能布津，或为病至后期，肺病及脾，脾阳不足，运化不健，损及肾阳，气化不力，出现阳虚水泛，或阴损及阳、阴阳两虚，津液凝聚生湿化痰。痰饮久停则更耗伤肺脾阳，出现卫外不固，平素多见易感冒、四肢不温、咳唾痰涎、质清稀量多、口不渴、短气不足以息、神疲乏力、小便数或遗尿、舌质淡、脉虚数等阳虚典型症状。由此可见，这类疾病病机根本在于阳虚。有医家认为肺纤维化发生发展过程中重要病机之一为阳虚，寒凝血瘀，形成阳虚为本，痰瘀为标之证，以温阳为主治疗可温阳活血利水，温化痰饮，扶正以祛邪。

（四）从瘀血论治

肺间质纤维化在早期主要表现为肺络气行不畅，瘀血阻络，而肝主疏泄，调节一身的气机，肝气不舒，情志不畅气机失调则血行不畅，气郁日久而化热、化火，进而导致瘀血的形成。林珮琴《类证治裁》云："诸瘀……良由营卫先虚，腠理不密，风寒湿乘虚内袭，正气为邪所阻而不能宣行，因而留滞，气血凝滞，久而成瘀。"由此可知，无论是肝气不舒、还是外邪留滞都可加重瘀血的形成，瘀血日久伤及肺金而为"肺痿"。肺痿无论虚寒、虚热或寒热错杂，其病久必有瘀血。无论外邪伤肺还是内伤肺气，使肺之宣肃失职，痰瘀碍气而致肺痿难愈。《丹溪心法》亦云"散，此痰挟瘀血碍气而病"，指出本病是由于营气亏虚，卫阳不足，腠理不密，外邪乘虚侵犯导致气血凝滞不通，日久而成。

刘建秋认为由于本病临床表现为咳嗽，进行性加重的呼吸困难等。同时又具有慢性迁延或反复发作的特点，应属于中医"咳嗽"、"喘证"、"肺胀"、"肺疹"等范畴。提出本病的主要发病机制是气虚血瘀，痰热互结，痹阻肺络，病位在肺，而与肝、脾、肾、心关系密切，病性属本虚标实，肺肾气阴亏虚为本虚，外邪、痰浊、瘀血、热毒为标实，两者互相影响，互为因果。治以行气活血化瘀兼化痰。

（五）从痰饮论治

久咳久嗽致使肺脏阳气虚弱，升发无源，失其温化之能，日久病及脾肾，则津液凝聚不化，转为痰湿，故而其临床表现为短气不足以息、咯吐涎沫、神疲乏力，形寒肢冷、脉虚数等。痰邪为肺纤维化的病机之一，水湿痰饮同源异流，由外感六淫或疫疠之邪导致脏腑功能失调而产生痰湿，痰邪易与瘀、热、毒相互胶结，出现病情缠绵难愈，寒热虚实错杂。《临证指南医案肺痿》中记载："肺痿一症，概属津枯液燥，多由汗下伤正所致，肺热干凑，则清肃之令不行，水津四布失度，脾气虽散，津液上归于肺，而肺不但不能自滋其干，亦不能内洒陈于六腑，外输精于皮毛也。其津液留胸中，得热煎熬，变为涎沫。"由此可见肺、胃之阴受损，胃津不能上输，肺失濡养，则致肺燥津枯，肺痿乃成。故治脾胃能安五脏，治疗上宜标本兼治、温化寒痰。

（王　珏）

第三节　非特异性间质性肺炎

非特异性间质性肺炎是以肺的炎性病变与纤维化病变的病期相一致为前提，而又不能归属于既往已知的普通型间质性肺炎、脱屑性间质性肺炎、淋巴细胞性间质性肺炎、隐源性机化性肺炎、急性间质性肺炎等各种疾病的间质性肺炎类疾病。

本病属于中医学"肺痿"范畴，是指肺叶痿弱不用，临床以咳吐浊唾涎沫为主症，为肺脏的慢性虚损性疾患。

一、临床诊断要点与鉴别诊断

（一）诊断标准

非特异性间质性肺炎暂无统一的诊断标准，现阶段只能根据临床表现、胸部影像学检查、肺通气及弥散功能、病理活检、糖皮质激素治疗后反应及排除其他已知原因导致的间质性肺疾病作出临床诊断。

（1）临床表现：多发于40~60岁，大部分患者有吸烟史，发病过程通常呈渐进性，少数表现为亚急性。病程长短不一。咳嗽、呼吸困难和乏力是常见的症状，可伴发热和杵状指。双下肺可闻及吸气相末的爆裂音。

（2）胸部影像学：胸部 CT 检查表现为双肺斑片状磨玻璃影或实变影，呈对称性分布，并以胸膜下区域为显著，伴不规则线影和细支气管扩张；胸部 X 线检查主要表现为双肺网状或斑片状模糊影，多累及下肺。

（3）肺功能检查：大部分患者均有弥散功能的减低，绝大多数患者可发展为限制性通气功能障碍，少数患者亦可出现阻塞性通气功能障碍，其中 2/3 伴有低氧血症。

（4）病理学表现：支气管肺泡灌洗液中的淋巴细胞比例增高，T 细胞亚群、CD4/CD8（cluster of differentiation 4/cluster of differentiation 8）有明显比例倒置。

（5）治疗：非特异性间质性肺炎对糖皮质激素反应好，预后良好，而大多数特发性肺间质纤维化对糖皮质激素效果不理想。特别要强调的是当病理学发现为非特异性间质性肺炎时，应当对患者进行重新病史采集及免疫学方面的实验室检查，排除继发于自身免疫性疾病等因素。

（二）鉴别诊断

（1）非特异性间质性肺炎与普通型间质性肺炎的鉴别：两者的鉴别非常重要，因为两者的临床、治疗和预后有显著的不同。普通型间质性肺炎也是以进行性加重的呼吸困难、咳嗽为主要症状，但其起病隐匿，就诊时通常已有1~2年的病史；发热很少见，杵状指多见；对激素不敏感，需环磷酰胺或甲氨嘌呤治疗。

（2）非特异性间质性肺炎与脱屑性间质性肺炎的鉴别：脱屑性间质性肺炎病理特点是肺泡腔内弥漫分布的巨噬细胞聚集，可伴间隔内成纤维细胞增生，但胶原沉积不明显。部分非特异性间质性肺炎病例的肺泡腔内也可有巨噬细胞聚集，但呈局灶分布，伴明显的间质改变。

（3）非特异性间质性肺炎与急性间质性肺炎的鉴别：临床上急性间质性肺炎起病急，由起初的呼吸困难迅速发展为呼吸衰竭。大部分病例对糖皮质激素治疗不敏感。急性间质性肺炎病理特点是全肺病变均匀一致，肺泡腔内出血、肺泡上皮破坏、透明膜形成和小动脉血栓形成。非特异性间质性肺炎的临床、病理与急性间质性肺炎明显不同，容易鉴别。

（4）纤维化型非特异性间质性肺炎与特发性肺纤维化的鉴别：前者强调病变的弥漫、均匀性，在慢性炎症中混有肺纤维化；而后者的病理组织学则"轻重不一，新老病变并存"，在纤维化和蜂窝病变区域有平滑肌增生。

（5）纤维化型非特异性间质性肺炎与普通型间质性肺炎的鉴别：蜂窝样改变和（或）成纤维细胞弥漫聚集提示为普通型间质性肺炎，纤维化型非特异性间质性肺炎的病理特征是均匀一致的炎性细胞浸润伴不等量的纤维化，可见成纤维细胞局灶性分布，蜂窝改变发生率不等，较普通型间质性肺炎明显低。

（6）细胞型非特异性间质性肺炎与脱屑性间质性肺炎的鉴别：部分非特异性间质性肺炎有灶性机化性肺炎改变，约20%非特异性间质性肺炎可以找到纤维母细胞灶，但所占比例小于总体病变的10%，且缺少急性损伤的小血管纤维素性血栓。脱屑性间质性肺炎间质炎症很少出现，无纤维母细胞病灶，肺泡腔内巨噬细胞聚集弥漫、均匀一致。

（7）细胞型非特异性间质性肺炎与普通型间质性肺炎的鉴别：前者以慢性炎性细胞浸润为主。普通型间质性肺炎的特点是新老病灶共存，即早期病变（慢性炎性细胞浸润）、进展期病变（胶原纤维）和终末期病变（"蜂窝肺"）不一致性同时存在。

二、中医辨病诊断

（一）诊断依据

（1）临床以咳吐浊唾涎沫为主症。唾呈细沫稠黏，或白如雪，或带白丝，咳嗽或不咳，气短，动则气喘。

（2）常伴有面色㿠白或青苍，形体瘦削，神疲乏力，头晕，或时有寒热等全身症状。

（3）有多种慢性肺系疾病史，久病体虚。

（二）类证鉴别

（1）肺痿与肺痈：肺痿以咳吐浊唾涎沫为主症，而肺痈以咳则胸痛，吐痰腥臭，甚则咳吐脓血为主症。虽多为肺中有热，但肺痈属实，肺痿属虚；肺痈失治久延，可以转为肺痿。

（2）肺痿与肺痨：肺痨主症为咳嗽、咳血、潮热、盗汗等，与肺痿有区别。肺痨后期可以转为肺痿重症。

三、审析病因病机

（一）情志因素

中医认为情志过度变化会导致人体生理变化而发生疾病。"百病皆生于气"。七情过多或不及，均能引起体内气血运行失常及脏腑功能失调，导致疾病发生。

（二）外感之邪

所谓外感之邪，不外六淫、疠气、毒邪之类。本病多以感受温热之邪为主，肺为娇脏，不耐火灼，一旦遭受邪势炽烈的温热邪毒重创，势必导致肺之津气骤然损伤。同时，暴感六淫之邪，肺气失于流畅，脉络随之涩滞而瘀阻，这是引起本病的重要原因。

（三）环境毒邪

由于人生活在大气中，空气环境污染，空气中存有大量的有毒的粉尘和颗粒增多及病原微生物，当人体吸入呼吸道后，可引起呼吸道侵害，导致肺组织受到损伤，最终引起疾病的发生。

（四）正气虚弱

中医认为本病是因虚而得病，由虚而致实。虚是本病之本，可遍及全身；实为本病之标，显示局部。或咳喘日久，伤及肺肾，经久难愈；或久病耗气伤阴，肺叶痿弱，宣降失司所致。肺肾之气亏虚是发病的内因。

（五）痰气内阻

"顽痰生百病"，因前人医家有"脾为生痰之源，肺为贮痰之器"的论述，故与肺、脾两脏关系密切。痰饮犯肺，阻塞气道，肺气不宣，则见咳喘咳痰；痰热互结，阻塞肺络，或痰饮泛滥，悬于胸中，皆可致病。

（六）瘀血阻滞

慢性消耗，津竭气衰，血行受阻，由于病邪长期留滞于肺，造成肺气闭郁、肺津受损而功能失调。在病变过程中，气虚、阴伤与血瘀又互为因果，互相影响，从而加重了本病的程度。

本病病机是以肺气虚证为主，肺失肃降则上逆而为喘咳。燥热灼伤肺阴，火邪刑金，渐致肺热叶焦，气滞血瘀；脾气虚弱，脾失健运，蕴湿化痰，造成痰瘀郁肺；痰热瘀阻、气血不通是本病急性期的基本病机特点。慢性迁延期以正虚邪实，虚实夹杂，络虚不荣，痰瘀阻络为主要病机特点。晚期病变主要涉及肺肾心三脏，以肺肾阴虚或肺肾气虚或气阴两虚为本，痰瘀阻络为标，其中本虚属主导地位。在病变过程之中，气虚、阴伤、血瘀三者相互之间密切联系，互为因果，形成了相兼共存，虚实并见的复杂病机。气虚脏腑衰惫，津液化生乏源，则阴伤更甚；气虚无力鼓动，血液流行不畅，则易致血瘀；阴液亏虚，润养失职，则肺气愈损；津液不足，血液黏稠，则血行愈滞。瘀血既成，内阻脉络，则气血津液运行失畅而不为所用，脏腑机能因之失调，从而进一步加重了肺的病理损伤。因此，对于本病来说，气虚、阴伤、血瘀导致的病理变化并不是孤立产生的，而是相互影响，相合致病的结果。尽管病程中虚与实的孰重孰轻往往因人而异，或偏于虚，或偏于实，或虚实并重，但总以气虚、阴伤、血瘀为病机关键。

四、明确辨证要点

（一）辨寒热

虚热者是阴液水足，虚热内生；虚寒者是阳气耗伤，肺中虚冷。虚热日久，阴损及阳，可见阴阳两虚，或出现寒热夹杂现象。寒热夹杂者，应当辨其阴虚内热为主，或是气阳虚冷为主施治。

（二）辨别兼证

本病病位主要在肺，肺阴不足可累及于肾，致肾阴不足，症见潮热盗汗，手足心热，腰痛膝软，足跟疼痛等；肺气不足又可损及于脾，致脾气虚损，症见身困乏力，纳少腹胀，大便溏稀，四肢沉重等。

五、确立治疗方略

本病的治疗法则为通补肺络法，但"通之之法，各有不同。调气以和血，通也；调血以和气，通也；下逆者使之上行，中结者使之旁达，亦通也；虚者助之使通，寒者温之使通，无非通之之法也"。络虚最宜通补，络阻唯宜辛通。

六、辨证论治

（一）虚热证

（1）抓主症：咳吐浊唾涎沫，质较黏稠，或咳痰带血，咳声不扬，气急喘促。
（2）察次症：口渴咽燥，午后潮热，形体消瘦，皮毛干枯。
（3）审舌脉：舌红而干，脉虚数。
（4）择治法：滋阴清热，润肺生津。
（5）选方用药思路：本证为肺阴亏耗，虚火内炽，灼津为痰，应选用麦门冬汤合清燥救肺汤加减。前方润肺生津，降逆下气，用于咳嗽气逆，咽喉干燥不利，咳痰黏浊不爽；后方养阴润燥，清金降火，用于阴虚燥火内盛，干咳少痰，咽痒气逆。太子参、甘草、大枣、粳米益气生津，甘缓补中；桑叶、石膏清泄肺经燥热；阿胶、麦门冬、胡麻仁滋肺养阴；苦杏仁、枇杷叶、半夏化痰止咳，下气降逆。
（6）据兼症化裁：如火盛，出现虚烦、咳呛、呕逆者，则去大枣，加竹茹、淡竹叶清热和胃降逆；咳吐浊黏痰，口干欲饮，加天花粉、知母、川贝母清热化痰；津伤甚者加北沙参、玉竹以养肺津；潮热加银柴胡、地骨皮以清虚热，退骨蒸。

（二）虚寒证

（1）抓主症：咯吐涎沫，其质清稀量多，短气不足以息。
（2）察次症：不渴，头晕目眩，神疲乏力，食少，形体肢冷，小便数，或遗尿。
（3）审舌脉：舌质淡，脉虚弱。
（4）择治法：温肺补气。
（5）选方用药思路：本证为肺气虚寒，气不化津，津反为涎，应选用甘草干姜汤或生姜甘草汤加减。前方甘辛合用，甘以滋液，辛以散寒；后方则以补脾助肺，益气生津为主。甘草、干姜温肺脾；人参、大枣、白术、茯苓甘温补脾，益气生津。
（6）据兼症化裁：肺虚失约，唾沫多而尿频者加煨益智仁；肾虚不能纳气，喘息、短气者，可加钟乳石、五味子，另吞蛤蚧粉。

（三）燥热伤肺证

（1）抓主症：胸闷气短，动则加重，干咳无痰，或少痰而粘连成丝，不易咯出，偶见痰中带血，咳嗽剧烈，阵咳，咳甚胸痛。

（2）察次症：口鼻咽干，可伴有发热、恶寒。

（3）审舌脉：舌尖红，苔少或薄黄，脉细数。

（4）择治法：清肺润燥，宣肺止咳。

（5）选方用药思路：本证为温燥伤肺，肺失清润，故选用桑杏汤加减。本方用于温燥外袭，肺津受灼之轻证。桑叶、薄荷、淡豆豉疏散风热；苦杏仁、前胡、牛蒡子肃肺止咳；南沙参、浙贝母、天花粉生津润燥。

（6）据兼症化裁：若痰多难咯者加川贝母、瓜蒌润肺化痰；咽痛明显者，加玄参、马勃清咽润喉；热重不恶寒，心烦口渴，加石膏、知母、栀子清肺泄热；肺热阴虚较显，加桑白皮、地骨皮以清泻肺热；津伤较甚，干咳，咳痰不多，舌干红少苔，加麦门冬、北沙参滋养肺阴；肺络受损，痰中夹血，加白茅根清热止血。

（7）据变证转方：素体肺阴亏虚，复感燥热之邪，往往头痛身热干咳无痰，咽喉干燥，心烦口渴，症状较重，舌干无苔，脉虚大而数，选用清燥救肺汤。

（四）痰热壅肺证

（1）抓主症：胸闷气短，动则加重，呼吸急促，咳嗽痰多，黏稠色黄。

（2）察次症：心烦口苦，身热汗出，大便秘结。

（3）审舌脉：舌红苔白或黄腻，脉弦滑或滑数。

（4）择治法：清肺化痰，止咳平喘。

（5）选方用药思路：本证为痰热壅肺，肺失肃降，故选用清金化痰汤加减。本方功在清热化痰，用于咳嗽气急，胸满，痰稠色黄者。黄芩、栀子、知母、桑白皮清泄肺热；苦杏仁、川贝母、瓜蒌、海蛤壳、竹沥、半夏、射干清肺化痰。

（6）据兼症化裁：痰热壅盛，腑气不通，胸满咳逆，痰涌，便秘，加葶苈子、大黄通腑逐痰；痰热伤津，口干，舌红少津，加北沙参、天门冬、天花粉养阴生津；痰热郁蒸，痰黄如脓或有热腥味，加鱼腥草、金荞麦根、浙贝母、冬瓜子、薏苡仁等清热化痰；若热甚者，加竹茹、天竺黄、竹沥清热化痰；肺热伤络咳血者，加白茅根、白及、川牛膝清热凉血，引火下行。

（五）气虚血瘀证

（1）抓主症：胸闷气短，动则加重，干咳无痰。

（2）察次症：心慌乏力，口唇爪甲紫暗，肌肤甲错，杵状指。

（3）审舌脉：舌质暗或有瘀点、瘀斑，脉沉细或涩。

（4）择治法：益气活血，通络散瘀。

（5）选方用药思路：本证为气虚推动无力，血行不畅，故选用二仙汤合麻杏石甘汤加减。西洋参、麦门冬、炙甘草、山萸肉益气养阴；三七粉、红景天活血化瘀；五味子、紫菀、白果敛肺止咳。

（六）肺肾不足，气阴两虚证

（1）抓主症：胸闷气短，动则加重，干咳无痰或少痰。

（2）察次症：气怯声低，神疲乏力，汗出恶风，腰膝酸软，形瘦便溏，五心烦热。

（3）审舌脉：舌红少苔，脉沉细无力。

（4）择治法：调补肺肾，养阴益气。

（5）选方用药思路：本证为久病及肾，肾阴亏耗，肺失濡养，故选用四君子汤合沙参麦冬汤加减。人参、白术、甘草益气健脾；北沙参、玉竹、麦门冬养阴润肺。

（6）据兼症化裁：阴虚若明显者去温补之品，加麦门冬、玉竹；兼有血瘀者，加丹参、桃仁等。

七、中成药选用

（1）丹参注射液：功效：活血化瘀，通脉养心。主治：用于慢性进展的患者。用法：丹参注射液 20ml，加入 250ml 液体中静脉滴注。每日 1 次，1 周为 1 个疗程。

（2）刺五加注射液：功效：平补肝肾，益精壮骨。主治：肺肾不足证。用法：每次 300～500ml，每日 1～2 次，加入生理盐水或 5%～10% 葡萄糖注射液中。

（3）痰热清注射液：功效：清热、化痰、解毒。主治：风温肺热病痰热阻肺证。用法：静脉滴注，每次 20ml，加入 5% 葡萄糖注射液 500ml，滴速在 60 滴/分内，每日 1 次。

（4）百合固金丸：功效：养阴润肺，化痰止咳。主治：肺肾不足，气阴两虚证。用法：水蜜丸每次 6g，每日 3 次；大蜜丸每次 9g，每日 2 次。

（5）蛇胆川贝液：功效：清肺、止咳、化痰。主治：用于肺热、咳嗽、痰多。用法：每次 0.3～0.6g，每日 2～3 次。

（6）川芎嗪注射液：功效：理气、活血、化瘀。主治：气虚血瘀者。用法：1～2 支稀释于 5% 葡萄糖注射液或氯化钠注射液 250～500ml 中静脉滴注，每日 1 次，10 日为 1 个疗程，一般 1～2 个疗程。

（7）蛤蚧定喘丸：功效：滋阴清肺，止咳定喘。主治：用于虚劳久咳，气短发热，不思饮食，舌红少苔，脉沉细无力。用法：水蜜丸每次 9g，每日 2 次；大蜜丸每次 1 丸，每日 2 次。

（8）清肺消炎丸：功效：清肺化痰，止咳平喘。主治：用于肺部感染所致的咳嗽痰稠等症状。用法：小蜜丸每次 50～60 粒，每日 2 次。

（9）痰咳净：功效：宣肺降气，消炎止咳，促进排痰。主治：用于咳嗽、痰黏不易咳出者。用法：散剂每次 0.2g，吞服每日 3～6 次；片剂每次 1 片，每日 3～6 次。

（10）鱼腥草注射液：功效：清热、解毒、利湿。主治：用于痰热咳嗽者。用法：静脉注射每次 20～100ml，每日 1～2 次，可用 5%～10% 葡萄糖注射液或 9% 氯化钠注射液稀释或遵医嘱。

八、单方验方

（1）益气清热汤：炙黄芪 10g，炒白术 10g，炙甘草 5g，苦杏仁 10g，陈皮 5g，半夏 5g，百部 10g，知母 10g，青蒿 5g，炙鸡内金 5g。水煎服，每日 1 剂，分早、晚温服。功效：益气清热。用于虚热型肺痿。

（2）龙眼参蜜膏：党参 250g，北沙参 125g，龙眼肉 120g，蜂蜜适量。先将党参、北沙参、龙眼肉浸泡发透后，加热煎煮，取液 3 次，加蜜，熬膏，待冷装瓶备用。每次 1 汤匙冲服，每日多次。用于虚热型肺痿。

（3）麦门冬汤：麦门冬、粳米各 15g，制半夏 4.5g，西洋参 9g，炙甘草 3g，大枣 5 枚，鲜芦根 30g。每日 1 剂分服。适用于本病阴虚患者。

（4）决水搏石汤：北沙参、麦门冬各 30g，枳壳、橘红各 12g，黄芩、炙甘草各 6g，炙桑白皮、知母各 15g，苦杏仁、紫菀、川贝母、款冬花各 10g，每日 1 剂，水煎服，每次 250～300ml，10 日为 1 个疗程，使用于本病肺虚久咳者。

（5）紫河车散：紫河车 1 具，焙干研末，每日 1 次，每次服 3g。适用于本病虚寒患者。

（6）肺痿冲剂：西洋参 15g，三七粉 3g，山萸肉 15g，五味子 15g，紫菀 15g，麦门冬 15g，银杏叶 15g，炙甘草 10g。水煎服，每日 1 剂，分早、晚温服。功效：益气活血。用于气虚血瘀型肺痿。

（7）薏苡仁散：当归、白芍、麦门冬、桑白皮、百部、薏苡仁各 10g，人参 3g 或党参 9g，黄芩 6g，五味子 3g。用生姜煎服，每日 1 剂。用于本病气阴两虚者。

（8）通络益肺汤：西洋参、水蛭各 3g，全蝎 6g，僵蚕 10g，蝉蜕 10g，皂荚 3g，蛤蚧 1 对，黄芪 60g，白术 10g，冬虫夏草 2g，蚤休 6g，川贝母 10g，防风 10g，甘草 10g。水煎服，每日 1 剂。功效：通络益肺，化痰解毒，活血化瘀，扶正固本。用于毒损肺络，络虚不荣者。

（9）清肺喘：紫菀、川贝母、五味子各 45g，木通、大黄（蒸）各 60g，苦杏仁 21 枚，白前 30g，淡竹茹 21g。研为粗末，每次 15g，水煎温服，每日 3 次。用于肺热咳喘者。

（10）安肺汤：茯苓、白术、甘草、麦门冬、阿胶（烊化）、生姜各 10g，人参 6g（或党参 12g），川芎、五味子、桑白皮各 6g，当归、白芍各 9g。水煎服，每日 1 剂。用于本病气虚甚者。

（11）肺痿喘嗽秘方（华佗）：防己末 6g，浆水 3g。水煎服，每日 1 剂。用于本病咳喘较甚者。

（12）九仙敛肺汤：款冬花、紫菀、桑白皮各 15g，乌梅、罂粟壳、浙贝母、阿胶、桔梗各 10g，党参、五味子各 12g。水煎服，每日 1 剂。用于本病肺虚久咳者。

（13）百合汤：百合 30g。水煎服，每日 1 剂。用于虚热型肺痿。

（14）泻肺方：马兜铃、茯苓、桑白皮、甜杏仁、款冬花、甘草、葶苈子、防己、陈皮、皂荚各适量。制成丸剂口服。用于痰多、咳嗽者。

（15）清肺化痰止咳汤：麻黄、苦杏仁、甘草、川贝母、桔梗各 9g，矮地茶 15g，鱼腥草 20g（后下）。水煎服，每日 1 剂。用于咳嗽痰黄者。

（16）百部煎：百部、生地黄、生姜、百合、麦门冬各 10～15g。水煎服，每日 1 剂。用于阴虚久咳者。

（17）人参胡桃汤：人参 15g，胡桃肉 5 个，生姜 5 片。水煎服，每日 1 剂。用于肺肾不足者。

（18）白及合剂：白及、怀山药各 50g，生蛤壳 75g。水煎服，每日 1 剂。用于肺气亏虚，气阴两伤者。

九、中医特色技术

（一）穴位贴敷

中药选择温补辛阳之药，细辛、甘遂各 15g，白芥子 30g，共研细末，生姜调汁成糊，敷于直径 3cm 油纸上，外用胶布覆盖。一般根据患者的病情选择相应的穴位，常见选择任、督二脉之阳穴如天突、膻中、神阙、大椎、双肺俞。时间选择一年阳气鼎盛时间的伏天的每伏第一天。中医将以上称为三阳合一。此种疗法主要功能意在激发阳气、经气，使机体阳气充盛，而提高机体免疫力，达到扶正祛邪、治病求本的目的。

（二）耳穴针刺

耳穴针刺一般指应用毫针刺激耳穴达到治疗疾病目的一种方法，根据疾病反映到耳部的有关穴位，进行耳穴针刺治疗。取穴方法：主穴选肾、肺、气管、对屏尖、肾上腺；配穴有脾、交感、神门、内分泌、大肠。慢性病一般每日或隔日 1 次，每次一侧耳穴，两耳交替，10 次为 1 个疗程，休息 7～10 日，可继续第 2 个疗程。急性病每日 1 次或 2 次，经耳穴针刺好转或治愈时，应再针刺 1 次巩固疗效，不分疗程。

（三）针灸按摩

针灸包括传统的针刺疗法、皮肤针疗法、三棱针疗法和近代发展起来的电针、水针、头针等疗法。针刺穴位：有咳嗽、气喘者可选用肺俞、气海、肾俞、足三里、太渊、定喘等，进针 5 分～1 寸，留针 5～10 分钟。针刺通过经络的感应、传导和调节作用发挥疗效，故针刺疗病以"得气"为要。按摩手法有按法、摩法、推法、拿法、揉法、点法等。郁者通之，虚者补之，是为常法，一般认为手法较重、刺激较强为泻，用于实证；手法轻柔，刺激较弱者为补，用于虚证。按摩选择：揉膻中、肺俞穴各 50～100 次，背、肋部捏脊和按摩分别 5 次和 50 次，每日 1 次，10 日为 1 个疗程，共 3 个疗程。

（四）足部药浴

用木桶或浴盆，装水高度应使双足完全浸入。药浴所需中草药应根据本病患者的辨证分型给予治疗。水温应以热而不烫为宜，最好在 50℃ 左右（需不断加热水，以保持水温恒定）。每次浸泡的时间为 15～20 分钟。足浴时双足要不停地互相摩擦，以浴后两足浸在药水中部分的皮肤呈微红色为恰到好处。足浴后要马上擦干双足，并用手在足背、足心处各揉擦 200 次。

（五）中药熏洗

中药熏洗具有显著、强大、持久的生理、药理效应，这两个效应是熏蒸的热能与对症使用的药物共同协作而产生。在治疗过程中，热与药这一对治疗因子相互影响、共同作用于机体而产生协同和增效作用；而药疗效应或是由熏蒸药物中逸出的中药粒子作用于体表有直接杀菌、消炎、治痛等作用，或是经透皮吸收入体内通过组织细胞的受体或参与调节新陈代谢水平等生化过程发挥药疗作用。中药熏洗的种类有：①熏洗法；②淋洗法；③溻渍法；④根据熏洗部位不同又分为全身、头面、手足、坐浴熏洗法等。

（六）中药雾化

中药雾化协定方为百部、苦杏仁、枇杷叶、前胡、甘草、桔梗、黄芩、枳实。将上述中药熬煎蒸馏后用于雾化吸入，对痰液的稀释及排除非常有利，并可湿化肺的纤毛上皮，使受创的上皮细胞功能恢复，缓解支气管痉挛，改善肺泡的通气。

十、预防调护

（一）中药防护

防治非特异性间质性肺炎常用的中药有苦杏仁、山药、茯苓、白芝麻、百合、白芍、冬虫夏草等，尤其是冬虫夏草越来越受到重视。冬虫夏草首次记载使用是清代吴仪洛《本草丛新》，书中认为冬虫夏草性味甘、温。功能补肺益肾、化痰止咳。可用于久咳虚喘、产后虚弱等"虚"的病症。现代药理学研究发现，其能增加机体免疫能力、抗炎、抗缺氧、止咳化痰和舒张肺支气管平滑肌。临床研究表明，它可以改善患者通气功能，提高血氧分压，并可降低气道壁胶原组织沉积，抑制、缓解肺纤维化，能提高肺巨噬细胞内酶活性，改善肺部免疫功能。一般可将冬虫夏草研成细粉，或者再灌制成胶囊。每日分2次服用，每次服用0.5g。长期坚持服用，会减缓非特异性间质性肺炎的进展程度。由于冬虫夏草价格昂贵，可采用北虫草或具有冬虫夏草有效成分的人工培养制剂如百令胶囊、金水宝等成药替代。

（二）生活调理

第一，要有舒适的居住环境，房间要干净，空气要新鲜，气流通畅，避免烟雾、香水、空气清新剂等带有浓烈气味的刺激因素，同时要避免吸入过冷、过干、过湿的空气。

第二，远离外源性过敏原，如鸟类、饲养动物、发霉稻草暴露、农业杀虫剂等。不宜铺设地毯，不宜饲养花草，被褥、枕头不宜用羽毛或陈旧棉絮等易引起过敏的物品填充。

第三，注意保暖，避免受寒，预防各种感染。每日需要保证足够的休息时间，使精力充沛。自我按摩，取足三里、迎香、太阳、百会轻轻顺时针方向按揉，常年不断。

（三）自我调理

第一，要树立长期正确合理的治疗思想，因为目前此病仍是国内外医学界难以治愈的顽病，至今没有能够将其短期内治愈的药物和方法。只有在临床经验丰富和具有高度责任感的专业医师指导下，树立长期治疗与正确合理用药，才能达到最佳疗效乃至康复。

第二，要充满信心和具有顽强毅力，消除悲观、消沉心态，即使经过治疗病情仍在加重，也不可丧失信心，放弃治疗。但此病毕竟是"难治之症"，因此患者要充满坚定的信心和富有顽强的毅力，充分调动自身的抗病潜能与之抗争，做最终获得康复的强者。

第三，加强日常自我调养，患者要保持良好的精神状态，避免精神紧张和情绪波动。避免过度操劳，保持心情愉快，培养开朗的性格，协调好周围的人际关系。把日常生活安排得丰富多彩，如读书义理、学法贴字、听琴品茶、登城观山等。适当做胸部按摩，促使胸部呼吸功能，这样对身体的康复大有益处。

（四）饮食调节

第一，提倡在饮食方面要以清淡，易消化，或进食困难者以流质或半流质为主。

第二，多吃瓜果蔬菜，多饮水，避免食用辛、酸、麻、辣、油炸的食物及蛋、鱼、虾等易诱发过敏反应的食物和有刺激性的食物等。

第三，非特异性间质性肺炎的患者大多数为阳虚体质，多宜适当多吃些能温补阳气的食物。如李时珍《本草纲目》引《风土记》里主张"以葱、蒜、韭"等辛嫩食用，可谓是养阳的最佳蔬菜良药。如：

（1）大葱含有丰富的维生素 C 比苹果高 10 倍，比柑橘高 2 倍，另外含有葱辣素，有较强的杀菌作用；在冬春季呼吸道传染病和夏秋肠道传染病流行时，多吃生葱有预防作用；科学家发现多吃小葱能诱导白细胞产生干扰素，增强人体的免疫功能，提高抗病能力。

（2）蒜具有很强的杀菌作用，有促进新陈代谢、增进食欲的效能；此外大蒜还具有一定的补脑作用等；因此生食大蒜应注意不可空腹生食和食后喝过热的汤或茶，应隔日少食，每次 2～3 瓣为限，肝、肾、膀胱疾病者在治疗时间应免食，心脏病和习惯性便秘者应少食，不可与蜂蜜同食。

（3）韭菜含有抗生物质，具有调味、杀菌的功效；特别是韭菜有粗纤维较多，而纤维素现已被人们称为第七大营养素，是人们日常生活中不可缺少的物质。

（五）精神调理

第一，要认识到在生活中要特别防止精神刺激和精神过度紧张，保持愉快乐观的情绪，只有精神愉快才能使志生。而要获得精神愉快，必须遇事戒怒，《内经》中记载："百病之生于气也，怒则气上"，"怒伤肝"，"怒不节，生乃不固"。因此怒是情志致病的魁首，对人体危害极大，因为"怒"不仅伤肝脏，还伤肺、伤心、伤胃、伤脑，从而导致各种疾病。

第二，保持精神愉快，除遇事戒"怒"外，还要善于培养开朗的性格，因为乐观的情绪和开朗的性格是密切相关的。国外资料显示，80 岁以上老人的长寿秘诀，发现其中 96% 的寿星都是性格开朗的、极富有人生乐趣。

第三，要协调好周围的人际关系，如果人际关系处理得妥善，就会引起愉快的情绪反应，产生安全感、舒适感和满意感。有利于健康。

第四，要培养具有"知足者常乐"的思想，不过分追求名利和享受，要体会"比上不足，比下有余"的道理，这样才能感到生活和心理的满足。

第五，培养幽默风趣，因为幽默的直接效果产生"笑"意，而"笑"是人体健康的妙药，"笑"它能促进肌肉和人体五脏六腑舒适，能充分调节人体的情绪，促进血液循环，使筋骨舒展，又可保持呼吸通畅，使气血平和，极大促进人体健康。

十一、各家发挥

（一）益气养阴固本法

肺为娇脏，易受内外邪气侵袭，反复感邪，肺气耗伤太过，气虚则津液生化无力，加之本病病程缠绵，病久阴液亏虚，燥热燔灼肺叶，肺失濡养，痿弱失用，故而可见咳嗽痰少，口咽干燥等临床表现。另外，肺气亏虚，无力推动津液输布，水液停聚成痰；肺气虚损，无力助心行血，血滞成瘀，痰瘀互结，致使正气更虚，邪恋难祛，病情恶化。

中医刘建秋根据 40 多年的临床经验，认为益气养阴应贯穿本病治疗始终。刘建秋临证诊疗时常选黄芪、北沙参、党参、麦门冬、五味子、生地黄等，肺为清虚之脏，过用滋腻厚味恐阻遏气机，益气养阴须清补灵动，选用甘润生津益气之品，补而不腻，气机流动，以甘味药黄芪等为补益之主体，以诸如北沙参等甘寒之品配伍运用，阳中有阴，阴中有阳。

（二）调补肺肾法

晁恩祥认为慢性肺系病的病机与肺肾关系至为密切。肺主气，司呼吸，主宣发与肃降，外邪侵袭，肺失宣降，肺气上逆，则咳嗽；久病伤肺，肺气不足，呼吸功能衰减，少气不足以息，故气短；肺气宣肃失职，水津不布，聚而生痰，或脾失健运或肺病及脾，不能输布水谷精微，酿湿成痰，痰浊上渍于肺，故见咯痰；肺主呼吸，肾主纳气，肾失摄纳之权，肾不纳气，以致呼吸短浅，故见气喘。肺的呼吸功能需要肾的纳气作用来协助，肾气充盛，吸入之气方能经肺之肃降下纳于肾。

结合肺肾的生理病理特点，晁恩祥制订了调补肺肾法。用药主要包括紫菀、苦杏仁、前胡、五味子、枸杞子、山萸肉、淫羊藿、白果、丹参、茯苓等。组方上并没有一味地补虚固本，而于补中寓调，标本兼顾。其中紫菀、前胡、苦杏仁强调恢复肺宣发肃降的生理功能；丹参、茯苓二药的应用，更是顾其久病入络，痰湿不化之证，乃亦提示临床病机复杂，当随证加减，不可固守一法一方。全方寓补于调，寓调于补，补调有制，从而奏效。本病属于慢性肺系病的范畴，病程长，病情隐匿，呈持续进行性发展，多以动喘为主症就诊，因而临床所见患者多表现为肺失宣降、肺肾不足之证，兼夹他证。晁恩祥以调补肺肾法治疗，并酌情配合健脾益气、清肺化痰、宣肺止咳等法，视其临床表现，拟标本相兼之法，可以有效地减轻病情，提高患者的生存质量。

（三）化痰散结法

宋康认为本病的基本病机为正气不足，痰瘀毒损伤肺络。正气虚可内生痰毒、瘀毒、痰瘀毒闭阻肺络，致肺气痹而不通。另外，发病还与邪毒犯肺、阻滞肺络有关。宋康是国家级名老中医，根据多年临床经验总结认为这里的邪毒不仅包括外因致病因素中"六邪"，也与内因致病因素中的"气、痰、瘀、毒"密切相关，故独创九邪致病理论。九邪即风、寒、暑、湿、燥、火、气毒、痰、瘀毒，认为九邪侵犯人体是导致本病发生的主要因素之一。邪毒乘肺虚而入肺，致肺气痹而不通，痹肺之邪亦可耗伤正气，肺气愈虚则痰瘀阻络愈甚，从而形成恶性循环，这种因果关系的产生导致本病呈进行性进展。

宋康主张在治疗中应使用化痰散结疗法。在治疗中可以加入半夏、款冬花、桑白皮等化痰的药物，还可以使用具有消痰、软坚、散结作用的药物，如浙贝母、牡蛎等。使用具有活血、软坚、破结作用的药物，如醋泡鳖甲、三棱、莪术等。另外，疾病本身就有正虚的特点，扶助机体正气的恢复也有助于邪气的祛除。但是，在祛邪的过程中也要注意不要祛邪过度，以防加重耗伤正气，因此在治疗中，给予化痰散结药物时应注意把握好药量的度，不能一味地给予大剂量药物，同时应根据个人体质调整具有化痰散结作用的药物及其剂量，以防加重正气损伤。

（四）益气活血肃肺法论治

王洋认为本病的发生主要是肺脾肾气不足，又遇外邪诱发，痰食互结阻肺，日久气虚血瘀所致。因此，治疗本病的基本大法是益气、活血、肃肺。本法可宣通肺气、疏通肺络，从根本上消除本病再发的基本环境。自拟了益气活血肃肺汤，取得了满意的疗效。该方由黄芪、防风、当归、桃仁、半夏、陈皮、茯苓、紫菀、炙桑白皮组成。方中黄芪、防风取玉屏风之意，益气固表；配桃仁、当归活血化瘀以治本；二陈汤理气化痰肃肺以治标。诸药配伍，标本兼治。若表证明显，加桑叶或紫苏叶；喘重，加炙麻黄、炒苦杏仁；纳呆，苔厚，加焦神曲、焦山楂、炒麦芽、枳实；汗出较多，加五味子、煅龙骨、煅牡蛎。主药黄芪具有双向调节作用，可增强机体免疫，并具有抑菌、抗病毒作用；当归提取物有较好的平喘效果，可改善肺循环，降低支气管敏感性，缓解支气管痉挛，与其他活血药并用，可增强活血化瘀效果。临床证实，本方可起到调整正气、控制感染、活血化瘀、清除痰浊、改善肺部血运、促进炎症吸收的治疗作用。

（五）标本同治法

武维屏认为，致病因素侵入人体，留滞肺内，损伤肺脏，继而累及肾脏，造成肺肾俱虚。病位初在气，久则及血。病机涉及气阴两虚，痰瘀互结，热毒浸淫等多方面。病机虽复杂，但仍有一定的阶段性规律可循。初期致病因素侵入体内，损伤正气，正虚不运，痰瘀等邪气内生；痰、瘀蕴久化热，痰、瘀、热进一步加重，正气损伤造成恶性循环；而且由于患者正气素亏，加上长期服用激素，机体御邪能力低下，易致外邪侵犯，更加损伤正气，从而形成正虚邪实的局面。总之，本病证属本虚标实，本虚为肺肾气阴两虚，标实为痰、瘀、热蕴肺，但以本虚为主。

武维屏认为，对本病的治疗，应根据辨病与辨证相结合的原则选用药物。所谓辨证选药，就是选择治证的药物。由于本病以气阴两虚为主，兼有痰、热、瘀之邪，故治宜益气养阴为主，兼用活血化瘀、清热解毒、化痰定喘等治法，才能兼顾病机的诸多方面，取得较好的疗效。用药规律：益气药如党参、黄芪、黄精、茯苓、甘草等；养阴药如北沙参、麦门冬、五味子、熟地黄等；活血化瘀药如当归、川芎、丹参、地鳖虫、地龙等；清热解毒药如金银花、连翘、黄芩、桑白皮等；化痰药如半夏、川贝母、款冬花等；行气药如陈皮、苏梗等；纳气药如山萸肉、白果等；定喘药如麻黄、紫苏子、炒苦杏仁等。所谓辨病选药，就是选用治病的针对性药。由于本病的发病机制可能与免疫、氧自由基损伤、胶原调节失衡有关，其病理特点为肺泡炎演变而致病的过程，而且在同一肺野中可见到各阶段的病理变化。现代药理研究表明：党参、黄芪、甘草、北沙参、麦门冬等益气养阴药，当归、川芎、丹参等活血化瘀药，金银花、连翘、黄芩等清热解毒药，均有调控免疫、提高机体抗氧化系统的抗氧化功能、清除氧自由基、抗炎等作用；活血化瘀药还能改善肺部微循环，改善血流变，抑制血小板聚集，其中丹参、当归、川芎具有抗肺纤维化形成作用；半夏、款冬花、桑白皮等化痰药及麻黄、白果、苦杏仁、紫苏子等定喘药具有抗炎、改善临床症状等作用。总之，选用上述药物组方，符合辨证与辨病相结合原则。由于本病虚实夹杂，迁延难愈，须守法长治，正如李中梓所云："治实者攻之即效，无所难也；治虚者补之未必见效，须悠久成功。"

（六）从元气论治

王有奎指出肺痿不论寒证、热证，均有肺脏功能萎弱不振，除有肺脾两虚，津枯液燥之证外，更为突出的病机在于元气大虚，失其主气及通调水道功能，致水停于肺，从而出现气短、动则喘甚，咳吐浊唾涎沫等证。元气亏虚为本病特征性病机，间质性肺病病位在肺，元气虚为发病之本，其元气亏虚与肺、脾、肾三脏关系密切，病变早期即可见到气短、乏力、懒言等气虚的表现，原因多为禀赋薄弱、感受外邪、情志、劳倦、饮食所致，随着病程的进展，肺病及脾、肺病及肾，可见气阴两虚、阴虚燥热或者阴阳两虚的证候。脾肾的虚损最为常见，脾虚主要表现为面色萎黄、胃寒怕冷、大便稀溏、纳差腹胀、甚至四末不温等；肾虚表现为动则气喘、夜尿频多、腰膝酸软、畏寒肢冷等。

　　王有奎临床以养肺汤和补肾养肺汤为治疗肺痿的经验方，依据病机理论，治疗采用补气、养阴、补血、健脾、补肾、止咳、化痰几个原则合而成方，养肺汤方中人参、沉香为君药，补益元气、补肾纳气；配合白术、陈皮健脾益气、化痰止咳，同时补益先天元气、后天宗气，恢复肺主气、脾运化的功能；天门冬、麦门冬、玄参、当归、白芍滋阴养血，润燥生津，共同发挥补益元气、养阴润燥、止咳平喘的功效。补肾养肺汤是在上方基础上加用补骨脂、菟丝子、续断等补肾药物。方中补气药物的应用比较灵活。气虚表现突出，动则加重或不能活动者，首选人参补益元气，健脾益气；阴虚燥热明显，口干咽燥者，选用西洋参；对于气喘虚甚、虚不受补者，选用太子参，同时加用黄芪、当归补气养血，沉香补肾纳气，五味子敛肺止咳等，通过补气来恢复肺主气的功能。

（王　珏）

第五章　胸膜疾病

第一节　概　述

　　胸膜疾病通常是指气胸、胸腔积液与液气胸胸膜增厚、粘连、钙化、胸膜肿块或结节、胸膜斑等病理改变。胸膜病变最常见的症状为胸痛和呼吸困难，也可同时有消瘦、发热、咳嗽等症状。体征因病变性质而异，气胸和胸腔积液的相同典型体征为患侧胸廓饱满膨隆，呼吸运动、语音震颤和呼吸音减弱或消失，而可作为鉴别诊断的主要体征是气胸局部叩诊呈鼓音，胸腔积液则局部叩诊呈浊音。胸膜炎是最常见的胸膜疾病，其种类很多，按病因分为感染性的如结核性、化脓性、细菌性等；肿瘤性的如支气管癌胸膜转移、淋巴瘤；变态反应性的如系统性红斑狼疮、类风湿关节炎等；化学性的如尿毒症等。根据病理变化的发展，可分为纤维蛋白性、浆液纤维蛋白性、脓性等。按积液发生机制可分为漏出性和渗出性胸腔积液。根据发展过程又可分为急性和慢性胸膜炎。本节重点讨论临床最常见的结核性胸膜炎。

　　中医学无胸膜疾病名称，有关本病的论述，可见于"少阳病"、"结胸"、"胁痛"、"悬饮"等病证中。结核性胸膜炎属中医学的"悬饮"范畴。

一、中医悬饮病概念及命名原则

　　悬饮病是一种由体内水液输布、运化失常，以致水饮停积于胁下的病证，临床主症可见胸胁饱满，咳唾引痛，喘促不能平卧。《金匮要略》云："饮后水流在胁下，咳唾引痛，谓之悬饮"，"脉沉而弦者，悬饮内痛"。说明如病灶在胁下，饮邪潴留于胸胁之间，且咳嗽牵引作痛，脉见沉弦，即可确诊为悬饮。

　　汉代张仲景首创悬饮病名，其在《金匮要略·痰饮咳嗽病脉证并治》中说："……有痰饮、有悬饮、有溢饮、有支饮"，后又指出："饮后水流在胁下，咳唾引痛，谓之悬饮"。因饮邪停于两胁，属窠囊之水，有悬吊之意，故名悬饮。也有医家认为悬饮二字，"悬"为物之托空，触之触动，但指胸胁部咳唾引痛。明代秦景明著《病因脉治》认为悬饮乃"脾肺不能运化，水流在胁下，上攻肺家，故咳而吐，气逆"。主要表现为胸胁肋部胀满，咳嗽或唾涎时两胁引痛，甚则转侧及呼吸均可牵引作痛，或短气喘促，或胸背掣痛不得息，或发热，与渗出性胸膜炎胸腔积液的表现颇为类似，所创的十枣汤、甘遂半夏汤等攻逐水饮之方至今仍在应用。有关胸膜疾患的论述，根据其不同时期的症状特点，可分为"少阳病"、"结胸"、"胁痛"、"悬饮"等病证。如张仲景在《伤寒论》中以小柴胡汤描述少阳病证，其中"往来寒热，胸胁苦满，默默不欲饮食，心烦喜呕"等少阳病症候与胸膜炎初起表现相类似。而"结胸证"及上焦水热互结，出现"心下硬痛"、"日晡所小有潮热"等，与渗出性胸膜炎临床有相通之处。新中国成立以来，临床运用中医"悬饮"、"胁痛"等理论及方药，治疗胸膜疾病取得较好的疗效，丰富了中医对本病的认识。

二、中医悬饮病审因候机思路

（一）常见症状

1. 胸痛

各种原因引起的胸膜炎、气胸、胸膜原发或转移性肿瘤或各种肺外疾病累及壁层胸膜时均出现胸痛。脏胸膜只对牵拉刺激敏感，而壁胸膜对机械性刺激敏感，外伤或炎症可引起剧烈疼痛。这种疼痛称类似内脏痛，无"双重痛感"，同时其相应脊髓神经节段的皮肤出现痛觉或痛觉过敏。由于肋间神经和膈神经的分布，可出现相应部位的牵涉痛，如膈胸膜中央部受刺激时，可向颈肩部放射。

胸膜炎症性胸痛多发生于疾病初期，为针刺样疼痛，由发炎的壁层和脏层胸膜在呼吸时相互摩擦引起，因此咳嗽和深呼吸疼痛加重；胸痛部位以腋侧下胸部最为明显，该处在呼吸时扩张度最大，所以胸痛患者不敢深呼吸，而多平卧或取患侧卧位。病变影响横膈中心时，疼痛可放射至同侧肩部，若病变影响横膈周边，疼痛可放射至上腹部。同时伴有不同程度发热、咳嗽。结核性胸膜炎产生中至大量胸腔积液时，壁、脏层胸膜分开后，此时胸痛反而明显减轻甚至消失；但往往还伴有盗汗、食欲不振、消瘦等全身结核中毒症状。细菌性胸膜炎的感染中毒症状则较为突出。病毒性胸膜炎多伴有白细胞不升高、全身肌肉和关节酸痛等。气胸所致的胸痛大多数起病急骤，患者突感一侧胸痛，呈针刺样或刀割样，随着时间的延长疼痛逐渐缓解。如在气胸出现24小时后再次出现胸痛加重，而且伴有发热，应注意胸腔内可能有感染。

恶性间皮瘤发生在壁层胸膜上，胸痛较早且严重；如发生在脏层胸膜上，未侵犯壁层胸膜，或是良性胸膜间皮瘤则疼痛轻。胸膜转移癌所致的胸痛有时症状很轻微，有时很剧烈，疼痛程度与癌症侵犯胸膜部位、范围有关。

2. 呼吸困难

呼吸困难是指患者感到空气不足，呼吸费力，客观表现为呼吸活动用力，重者呼吸辅助肌也参与活动，并有呼吸频率、深度与节律的异常。从症状表现上呼吸困难可分为以下三种：吸气性、呼气性和混合性呼吸困难。临床上将呼吸困难程度分为六级。

胸膜疾病所致的呼吸困难多属于混合性者。其特点是吸气与呼气均感到费力，呼吸频率增快、变浅。程度多为II级至IV级。肺功能的改变主要是限制性通气功能障碍，VC（vital capacity，肺活量）、RV（residual volume，肺残气量）、TLC（total lung capacity，肺总容量）降低，FEV_1/FVC（第1秒用力呼气量/用力肺活量）正常或增高，病情严重时也可有混合性通气功能改变，如TV（tidal volume，潮气量）、FVC（forced vital capacity，用力肺活量）、FEV（forced expiratory volume，用力呼气量）、MVV（maximum ventilatory volume，最大通气量）、FRC（functional residual capacity，功能残气量）降低。血气检查PaO_2（动脉血氧分压）和$PaCO_2$（动脉血二氧化碳分压）降低，尤其是 $PaCO_2$ 降低是呼吸困难最敏感的指标。重症或病程的晚期 $PaCO_2$ 可逐渐增高，常是由于呼吸肌疲劳，肺泡通气量减少所致，预示病情严重。

呼吸困难是胸腔积液最常见的症状。少量胸腔积液者常无症状，或者有患侧胸痛和刺激性干咳。患者多喜患侧卧位，以保证健侧肺通气通畅而有利于代偿。随着积液量增多，胸痛可消失，出现气短、胸闷、心悸、呼吸困难，甚至端坐呼吸、发绀等。呼吸困难的程度与胸腔积液量的多少、液体积聚的快慢有关。患者往往存在基础疾病的表现，如炎症时伴发热等中毒症状，漏出液者可有心力衰竭体征和水肿等，癌症者可有消瘦、胸部隐痛、咯血等。

气胸所致的呼吸困难多起病急骤，急性胸痛，进而出现呼吸困难，不能平卧，气急、憋气，患者喜健侧卧位，可有咳嗽，但少痰或者无痰。大量气胸或张力性气胸时，出现严重的呼吸困难，伴有表情紧张，胸闷、烦躁、大汗、发绀，心动过速甚至心律失常，呼吸衰竭，意识不清。而少量气胸时可无明显症状。

其他胸膜疾病如胸膜增厚、钙化或胸膜肿瘤等引起的呼吸困难通常为隐袭起病。病程初期可有劳力性气促，或伴有干咳，但常常被患者忽视。随着胸膜病变范围和程度的发展呼吸困难进行性加重。

3. 咳嗽

咳嗽是一种防御性反射动作，借以将呼吸道的异物或分泌物排出。一般来说，大多数刺激来自呼吸道黏膜，经迷走神经分支（支气管壁）、三叉神经（鼻腔）及舌咽神经，将刺激冲动传到延髓的咳嗽中枢引起咳嗽动作。胸膜疾病时，可能是胸腔内积气、积液或占位病变所致的腔内压力变化刺激了支气管壁的感觉神经纤维末梢，引发了咳嗽反射。

胸膜疾病所致的咳嗽多为刺激性，无痰或痰量甚少。胸腔积液引起的咳嗽常为慢性病程，因积液量多少、积聚速度的快慢而异。体位变动时咳嗽加重。气胸导致的咳嗽多是发作性，难以抑制。伴呼吸道感染性疾病时，可有咳痰量增多及痰性状的改变。伴支气管肺癌时，咳嗽性质可能改变，呈金属音调，并可伴有咯血。呼吸衰竭严重时，咳嗽声音低微或无声。

4. 发热

发热是胸膜疾病常见的伴随症状之一。判断是感染性发热还是非感染性发热，取决于是什么原发胸膜疾病。常见的结核性胸膜炎往往是低热，肿瘤胸膜转移时可为癌性发热或者继发的感染性发热，结缔组织病时则多是无菌性炎性发热，由于抗生素和退热药物的使用，热型不典型，常是不规则热，热程可长可短。

（二）病因病机

悬饮是广义痰饮的一种，其成因为外感邪气、饮食失调或劳欲所伤，以致肺、脾、肾三脏功能失调，水谷不能化为精微输布全身，津液停积为患。本病的主要病因系正气虚弱、感受外邪或痨虫传染所致。因禀赋薄弱或嗜欲无度，或忧思劳倦，或久病失调等，致使气血津液耗伤，抗病力弱，外邪或痨虫乘虚犯肺，肺气失宣，气不布津，停留胸胁而为本病。其发病缓急不一，多数起病急剧。病位在胸胁，主要脏腑属肺，涉及少阳经脉及三焦之府，日久可影响肝、脾、肾。本病以肺气虚为本，以水饮停留、脉络瘀阻为标。其发病总的趋势是始则病起少阳，可迅速转化为水饮内停，出现气滞血瘀、脉络瘀阻，故以邪实为主。日久化热伤阴，或兼见气虚之候，由邪实向虚实夹杂演变，后期邪退正伤，以正虚为主。

1. 病因

（1）外感：六淫中寒湿之邪侵袭可发本病，因气候湿冷，或冒雨涉水，坐卧湿地，寒湿之邪侵袭肌表，卫阳被困，致使肺不能宣布水液，脾不能运化水湿，最终导致水液停滞，积而成饮，流注胸胁。或温热之邪侵袭肌表，肺气失于宣肃，不能通调水道，使水饮内停，流于胸胁而成悬饮。或瘵虫侵袭上焦，使肺不能宣布水液，停于胸胁，病发悬饮。

（2）内伤：一者为饮食不节，恣食生冷，暴饮过量之水，遏伤脾阳，湿聚为饮；或炎夏贪凉饮冷，致中阳被遏，脾失健运，不能运化水液，水液停积，流于胸胁，而成悬饮。如张仲景所云："夫病人饮水多，必暴喘满。"一者为劳倦伤脾或素体中虚，脾阳失运，水停为饮，结于胸胁。劳欲所伤者，劳倦纵欲太过，或久病体虚，脾肾阳气受损，水液失于温化，水停于内，流于胸胁，而成悬饮。亦有日久化热蕴痰而成本病者。

2. 病机

水液的转输布散和排泄，主要依靠肺、脾、肾的功能活动和三焦的气化作用。肺、脾、肾三脏功能失调和三焦气化失司是形成悬饮的病因病机。悬饮之生成与肺、脾、肾功能失调密切相关。肺居上焦，主气，有宣发肃降、通调水道的作用。若因肺气失宣，通调失司，津液失于布散，则聚而成饮。脾居中焦，主运化水谷和运化水液，有吸收、转输和布散水液的功能。若因湿邪困脾，或脾虚不运，均可使水谷精微不归正化，水液失于转输布散，产生痰饮。肾处下焦，为水脏，主水液的气化，有蒸化水液的功能，对于体内津液的输布和排泄，维持体内津液代谢的平衡，有极其重要的调节作用。若肾中阳气不足，温化失司，则可水湿泛滥，形成悬饮。三脏之中，脾运失司，首当其冲。因脾阳虚，则上不能输精以养肺，水谷不归正化，水液不循常道，反为饮邪而干肺；下不能助肾以制水，水寒之气反伤肾阳，水液不能蒸化，必致水液内停中焦，流溢各处，波及五脏，停于胸胁者，即为悬饮。另外，三焦主气，通调水道，为手少阳之府，司全身的气化，是水液升降出入的通路，气化则水行。若少阳三焦气化失司，阳虚水液升降出入受阻，必致水饮停积为患。

（三）病理变化

本病的病理性质，属阳虚阴盛，因虚致实，水液停积为患。初起以实为主，久则由实转虚。但也见时邪与里水相搏，或饮邪久郁化热，或兼夹外感热邪，表现为饮热相杂之候，形成寒热错杂之证。在病程中亦可出现水道不利、瘀阻络脉之候。饮属阴类，非阳不运，若阳气虚衰，气不化津，则阴邪偏盛，寒饮内停。故发病机理主要责之阳气素虚，复加外感六淫或瘵虫侵袭、饮食、劳欲所伤，少阳三焦气化失司，经脉不利，使肺、脾、肾、少阳、三焦对津液的通调、转输、蒸化失职。总之，阳虚阴盛，水饮内停，是发病的内在病理基础。

三、中医悬饮病的辨证思路

（一）辨病位

辨病位包括两方面内容，一个是确定病变的具体病位，一个是确定病变的表里病位。

《金匮要略·痰饮咳嗽病脉证并治》记载"饮后水流在胁下，咳唾引痛，谓之悬饮"，明确指出悬饮的停积部位在胁下，但其形成与肺、脾、肾及三焦有关。因肺、脾、肾三脏功能失调，气滞湿阻饮积胸胁，而成本病。素体肺痨，肺气、肺阴受伤，或复加感受温热、湿热之邪，肺之宣发肃降功能失常，治节无权，胸中气机郁遏，不能布散津液，水湿聚而成饮，停留胸胁。脾主运化水湿，因饮食劳倦伤脾，脾失健运，不能转输水湿，也可致水饮停积。肾为水脏，主水液的气化，有蒸化水液的功能，对于体内津液的输布和排泄，维持体内津液代谢的平衡，有极其重要的调节作用。若肾中阳气不足，温化失司，则可水湿泛滥，形成悬饮。三焦主气，通调水道，是水液升降出入的通路。若少阳三焦气化失司，阳虚水液升降出入受阻，亦可使水饮内积。

（二）辨病性

辨病性包括两方面的内容：一是确定病变的寒热属性；二是确定病变的虚实属性。

本病的病理性质，属阳虚阴盛，因虚致实，水饮停积为患。悬饮为有形之物，正气亏虚之处，即为饮邪积聚之处。因此，悬饮多见虚实相兼之候，如新病邪实饮盛为实，久病正虚饮微为虚。饮为阴邪，故寒证居多，但亦有郁久化热者，也有兼感热邪者，初起若有寒热见症，多为少阳枢机不利，兼加表邪。但也见时邪与里水相搏，或饮邪久郁化热，或兼夹外感热邪，表现为饮热相杂之候，形成寒热错杂之证。在病程中亦可出现水道不利、瘀阻络脉之候。本病发病机理主要责之阳气素虚，复加外感六淫或痨虫侵袭、饮食、劳欲所伤，少阳三焦气化失司，经脉不利，使肺、脾、肾、少阳三焦对津液的通调、转输、蒸化失职。总之，阳虚阴盛，水饮内停，是发病的内在病理基础。

（三）辨证论治

1. 证治分类

悬饮的辨证治疗原则是根据不同的病程阶段，分虚实而治。初起属实，有外邪、水饮、气滞、血瘀之不同，治当祛邪为主，采用和解疏利、攻逐水饮、行气活血等法。饮邪化热者，当以清化。后期由实转虚，或见虚实夹杂，治当扶正为主。

（1）邪犯胸肺证

病机概要：邪犯胸肺，枢机不利，肺失宣降。

主要脉证：寒热往来，身热起伏，汗少，或发热不恶寒，有汗而热不解，咳嗽、痰少，气急，胸胁刺痛，呼吸、转侧疼痛加重，心下痞硬，干呕，口苦，咽干，舌苔薄白或黄，脉弦数。

治疗：和解宣利，用柴枳半夏汤加减。

（2）饮停胸胁证

病机概要：饮停胸胁，脉络受阻，肺气郁滞。

主要脉证：胸胁疼痛，咳唾引痛，痛势较前减轻，而呼吸困难加重，咳逆气喘，息促不能平卧，或仅能偏卧于停饮的一侧，病侧肋间胀满，甚则可见病侧胸廓隆起，舌苔白，脉沉弦或弦滑。

治疗：泻肺祛饮，用椒目瓜蒌汤合十枣汤或控涎丹加减。

（3）络气不和证

病机概要：饮邪久郁，气机不利，络脉痹阻。

主要脉证：胸胁疼痛，如灼如刺，胸闷不舒，呼吸不畅，或有闷咳，甚则迁延，经久不已，阴雨更甚，可见病侧胸廓变形，舌苔薄，质暗，脉弦。

治疗：理气和络，用香附旋覆花汤加减。

（4）阴虚内热证

病机概要：饮阻气郁，化热伤阴，阴虚肺燥。

主要脉证：咳呛时作，咯吐少量黏痰，口干咽燥，或午后潮热，颧红，心烦，手足心热，盗汗，或伴胸胁闷痛，病久不复，形体消瘦，舌质偏红，少苔，脉细数。

治疗：滋阴清热，用沙参麦冬汤合泻白散加减。

2. 兼证

（1）气虚不足证：症见胸胁部隐隐作痛，并伴随呼吸引胸肋部疼痛加重，自汗气短，食欲不振，消瘦无力，精神萎靡。舌质淡，苔白有津，脉沉细弱。治宜健脾益气，用补中益气汤加减。

（2）湿热蕴结证：症见胁肋胀满沉重而痛，烦热口苦，渴不欲饮，恶心厌食，小便赤涩，大便秘结或溏垢。舌边尖红，苔黄腻或兼灰黑，脉弦数。治宜清热祛风化湿，用龙胆泻肝汤合蠲痹汤加减。

（3）瘀血阻胸证：症见胁肋部如针刺般疼痛，痛处固定且拒按，并于夜间加重，口不渴，时或心悸不宁。舌质暗红或有瘀点瘀斑，脉沉涩。治宜活血行气、化瘀止痛，用复元活血汤加减。

3. 证治要点

悬饮多因素体不强，或原有其他慢性疾病，肺虚卫弱，时邪外袭，肺失宣降，饮停胸胁，而致络气不和。如若饮阻气郁，久则可以化火伤阴或耗损肺气，《金匮要略》提出悬饮的治疗原则，即"病痰饮者，当以温药和之"。"温药和之"的含义：温，具有振奋阳气、开发腠理、通行水道之义。沈明宗在《沈注金匮要略》中说："温药和之，即助阳而胜脾湿，脾阳运化，湿自除矣。"和，指温之不可太过，应以"和"为原则，其不仅仅只是温补的意思，还包含着行、消、开、导；行者，行其气；消者，消其痰；开者，开其阳；导者，导邪从二便出。故提示了所用温药种类多，属温热药的中药种类很多，如辛温解表药、温化寒痰药、芳香化湿药、温里药、补阳药，还有部分行气药、补气药、祛风湿药、止痛药、活血化瘀药、补血药等也属于温热属性。总之得寒则聚，得温则行，得淡则利，温药能发越阳气，开发腠理，通行水道，故温药是治疗悬饮总的治疗原则。悬饮临床以胸胁胀痛，咳唾、转侧、呼吸时疼痛加重，气短息促等为证候特征。起病有急有缓，多数出现恶寒发热、气急、胸痛等症。发病常与饮食、起居、寒湿等诱因有关。

4. 四诊枢要

悬饮病的望诊主要应观察患者的精神状态，局部形态和舌象的变化。悬饮患者面部表情自然，目有光彩，面色润泽，语言清亮，呼吸平稳，这是正气未伤，足以抵抗病邪的表现。若形体逐渐消瘦，精神萎靡，双目无神，面部表情呆滞，面色晦暗，言语细弱，呼吸急促，鼻翼微微煽动，这是正气已伤，不足以抵御病邪的表现。患者的形态表现往往显示了病之所在。舌诊属于四诊中的望诊范畴，是中医的重要诊断方法之一。舌诊内容分为望舌苔和望舌质两部分，人体内部的变化，如脏腑的虚实、气血的盛衰、津液的盈亏、邪气的浅深及性质的寒热等，均可在舌象的变化上反映出来。邪犯胸肺患者舌苔薄白或薄黄，饮停胸胁患者舌苔多白腻，络气不和患者舌质多紫暗，阴虚内热患者舌质偏红，少苔。悬饮病的闻诊包括听声音和嗅气味。听声音要听患者的语言、呼吸、呕吐、呃逆、痰鸣等。嗅气味包括患者身体散发的气味及二便等排出物的气味。悬饮病的问诊要询问患者最主要的痛苦，了解其发病日期、治疗经过和目前情况，主要从部位、咳嗽、咳痰等几个方面来问诊。悬饮病的切诊包括

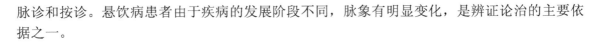

脉诊和按诊。悬饮病患者由于疾病的发展阶段不同，脉象有明显变化，是辨证论治的主要依据之一。

（四）检查要点

悬饮病的诊断除了望闻问切四诊合参，还需结合西医的叩诊、听诊和触诊，要全面了解患者的病史，特别注意起病方式、特有的症状和体征。如渗出性胸膜炎积液较多时，叩诊呈实音，听诊呼吸音减弱或消失，触诊语颤减弱。积液吸收后，触诊语颤增强，叩诊轻度浊音，听诊呼吸音减弱。此外，实验室检查对悬饮病的诊断具有重要的意义，排除其他原因引起的胸膜炎，如癌症或间皮瘤等。结合临床症状表现，综合分析，做出正确的诊断及治疗。

（五）现代医学主要诊断方法

1. 常规检查
常规检查项目包括血常规、血沉、结核菌素皮肤试验。
血常规检查：白细胞计数一般正常或稍增多。血沉：一般都增快。结核菌素皮肤试验：多呈阳性。

2. 病原学检测
（1）胸腔积液检查：胸腔穿刺抽液作常规检查、化学分析及细菌培养均是诊断及鉴别诊断的重要措施。本病胸穿抽出液体为渗出液，其以淋巴细胞为主，胸腔积液多呈草黄色，透明，含大量纤维蛋白，胸腔积液乳酸脱氢酶升高，胸腔积液腺苷脱氢酶＞45IU/L，胸腔积液涂片不易找到结核菌，结核菌培养约有1/5患者为阳性。
（2）腺苷脱氨酶（ADA）：淋巴细胞中ADA的含量较高，因为结核性胸膜炎使得细胞免疫受到了刺激，淋巴细胞数量明显增多，因此胸腔积液中ADA多大于45U/L。ADA因为其敏感度较高，在结核性胸膜炎的诊断时具有较高的价值。
（3）乳酸脱氨酶（LDH）：LDH的活性是反映胸膜炎症程度的重要指标，它的值越高，表明炎症程度越严重。渗出液LDH含量增高，＞200U/L，且胸腔积液/血清LDH比值大于0.6。LDH＞500U/L常表明恶性肿瘤或胸腔积液已经合并了感染。

3. 影像学检查
（1）超声检查：对于鉴别胸腔积液与胸膜增厚，以及确定胸穿部位均有参考价值。渗出性胸膜炎可见液平段，胸腔积液在B超仪上显示为透声良好的液性暗区。
（2）胸部X线检查：除证实积液阴影及协助定位外，尚可了解肺、纵隔和心脏病变，对决定胸膜炎病因和性质有很大帮助。干性胸膜炎阶段，胸部X线检查可无异常。渗出性胸膜炎的胸部X线征象常随积液的多少而异，少量积液时肋膈角变钝，仰卧透视观察，液体散开，肋膈角恢复锐利。中等量积液时肺野下部密度增加，膈影被遮，阴影上缘由腋部向内向下呈弧影，平卧时积液流动散开，患侧整个肺野透光度减低，据此与肺炎区别。大量积液时肺野大部呈均匀浓密阴影，纵隔被推向对侧，仅肺尖透明。包裹性积液局限于一处，由于胸膜粘连，液体不随体位改变而流动，形成大小不等的圆形、卵形或半月形密度增高阴影，凸面向肺内，与肺野有明显的分界。
（3）CT检查：胸部CT可发现常规胸片难以发现的胸腔积液，同时可以发现肺脏内部的病变、胸膜的病变、纵隔和气管旁的淋巴结等病变。有利于病因诊断。假如胸部CT见到下列征象：①外周胸膜增厚；②结节状胸膜增厚；③壁层胸膜增厚，厚度大于1cm；④纵隔胸膜受到牵累或发现原发肿瘤的证据，就可以提示恶性胸腔积液，据报道其特异性为 22%～56%，敏感性为 88%～100%。

四、中医悬饮病治疗大法

（一）内治法

饮为阴邪，遇寒则凝，得温则行，故其内治法以温化为原则。古代文献也记载用下法，如《金匮要略·痰饮咳嗽脉证论》中："饮后水流在胁下，咳唾引痛，谓之悬饮"，又曰："病悬饮者，十枣汤主之"，其中十枣汤中大戟、芫花、甘遂既能刺激肠黏膜引起剧烈的泻下，又有显著的利尿作用。《金匮要略》曰"脉沉而弦者悬饮内痛"这是悬饮运用十枣汤的典型脉象。但悬饮临床多见虚实夹杂，故可攻补兼施。饮邪盛实者，分别治以攻逐利水之法，因势利导以祛除饮邪；阳虚饮微者，治以健脾温肾法，阳气通则饮自化；饮邪化热伤阴者，当结合养阴之法。邪入少阳为本病的基本病机，导致少阳枢机运行不利，阳气不能正常地温化水饮，水饮之邪停留在胁下，致使少阳枢机更加运行不畅，所以发生如寒热往来、胁肋疼痛、舌质淡红、苔白滑、脉弦滑时，可将柴胡桂枝干姜汤应用于渗出性胸膜炎见上证者；当阳气虚衰、水邪泛滥、肺宣发肃降功能失调时，治疗方面应当根据"病痰饮者，当以温药和之"这一总则，以温阳宣肺化饮为治疗原则，方药可选用小青龙汤加葶苈大枣泻肺汤；还可通过"和解通利"为则治疗悬饮，"和解"是针对少阳枢机不利，肝气失于调达及手少阳三焦主决渎功能失调而导致水邪停积于胸胁这一病机的，以小柴胡汤和解少阳为主方治疗。"通利"则是针对水停胸胁的病机，因势利导，使水邪从小便而去，以五苓散通利水饮。因水邪停聚，影响气血运行，有气滞留瘀之弊，故佐以桃仁、赤芍、枳实、青皮等以活血行气通瘀。在治疗的同时还应注意悬饮的分期，本病初期邪实饮盛，治疗当以攻逐水饮为主，兼顾正气；后期邪恋正虚，应以扶正理脾为主，兼以祛邪。在病变过程中见痰热悬结不散，瘀水凝滞不易吸收之症，治疗当以清化疏利和络为主。其中疏利和络尤为重要，旨在助少阳枢转之机，调畅气血，疏利三焦，使邪从内疏，水从下行，而获"上焦则通，津液得下"之效果。同时鉴于悬饮病虚实夹杂的病机特点，故治疗时应虚实兼顾，攻补兼施，两者不可偏执。另外，活血理气法应作为一种重要法则贯穿于本病治疗的始终，如以血府逐瘀汤加减治疗悬饮，是因本证病理变化的重点是饮邪引起的脉络受阻，气机不利，气血不和，血瘀水停，病位在胸胁，瘀血是饮停的结果，又是其病因。所以治疗时当从瘀论治。有瘀血的临床体征常见为：胁部胀痛，固定不变，日晡潮热，舌质暗或有瘀点，脉涩等，以活血行气、化瘀止痛为则；又如以复元活血汤治疗悬饮，根据足厥阴肝经走向而用该方治疗悬饮，抓其主症：一侧胸胁痛不可忍，状如在高处跌下、瘀血停在胁下。水饮之邪停留在胁下，咳唾牵引致疼痛是辨证论治关键，灵活应用《金匮要略》中提出的"先病血，后病水，血和水自利；先病水，后病血，水利血自和"理论为指导治疗此病。

（二）外治法

外治法是运用药物或手法操作，或必要的仪器设备相配合，直接作用于体表部位，从而达到治疗目的的一类治法。在外感病治疗中占有一定的地位，它不但可以配合内治法以提高疗效，而且某些外感病轻浅之证，常可单用外治而收功。外治法的运用，与内治法一样也要进行辨证论治，必须依据不同证候和阶段，选择不同的治疗方法和药物。常用的外治方法归纳如下：

1. 针刺法

（1）体针

1）胸胁犯肺：以少阳厥阴经穴为主，毫针刺用泻法，穴位可选期门、支沟、阳陵泉、足三里、日月、太冲。

2）饮停胸胁：以通调三焦气机为主，取水分、气海、三焦俞、足三里、肺俞、脾俞、肾俞。

3）络气不和：以活血通络、行气止痛为主，取打包、京门、膈俞、三阴交。

4）阴虚内热：以滋阴养血、和络定痛为主，取阴郄、肺俞、肝俞、血海、三阴交。

（2）耳针：选交感、神门、肝、胆、胸等区。取患侧或两侧，实证用强刺激，捻转1~2分钟，间歇行针，留针30分钟，每日1次，或埋皮内针，或用王不留行籽耳压。

（3）水针：用当归注射液注入相应夹脊穴、阳陵泉、支沟，每穴1ml。

2. 外敷法

外敷法又称"敷贴"、"箍围药"，是将药散调成糊状。它是借助药散具有的箍集围聚、收束疮毒的作用，或敷贴于穴位，达到治疗作用。如少量胸腔积液敷贴，往往能取得较好的疗效。亦可用外敷使炎症消散。

由于外敷用药性味的寒热不同，需要辨清病证，酌情选择应用。饮停胸胁证用甘遂、大戟、芫花、白芥子等量，研末，取水分、三焦俞、足三里、肺俞、支沟等穴贴敷，隔日1次。

3. 火罐

可先用皮肤针叩刺胸胁痛部，加拔火罐，本法适用于络气不和证，有较好的活血和络之功。

4. 艾灸

以细辛6g，生黄芪10g，龙葵10g，肉桂3g，川椒目10g，桂枝10g，研细末，取少许酒调，敷在要灸的穴位上，然后将艾条的一端点燃，对准应灸的腧穴部位进行熏烤。一般每穴灸10~20分钟为度，然后在下一穴位上用酒调药末敷药，继续施灸，依此类推。治疗恶性胸腔积液施灸穴位为百会、大椎、肺俞、膏肓、肾俞、脾俞、中脘、神阙、关元、水分、水道、温溜、足三里、背部穴位和腹部穴位如上法每日交替施灸，但神阙穴每日必灸。

（李竹英）

第二节　结核性胸膜炎

结核性胸膜炎是机体对结核分枝杆菌蛋白成分处于高度过敏状态时，结核分枝杆菌侵犯胸膜而引起的胸膜炎症，是最常见的感染性胸膜疾病，好发于青壮年，男性多于女性。结核性胸膜炎是机体对结核分枝杆菌蛋白成分处于高度过敏状态时，引起结核性胸膜炎的病原体是结核分枝杆菌。结核分枝杆菌达到胸膜的途径有三种：①结核分枝杆菌经淋巴管达到胸膜；②胸膜下结核病灶直接波及胸膜；③经血行播散至胸膜。结核性胸膜炎是我国的常见病，也是渗出性胸膜炎的最常见病因，约占55%。多见于儿童和青少年。临床特征为发热、胸痛、气短和干咳，如延误治疗或治疗不当，可引起胸膜增厚、粘连、脓胸等。

结核性胸膜炎属于中医"悬饮"范畴。《金匮要略·痰饮咳嗽病脉证并治》曰："饮后水流在胁下，咳唾引痛，谓之悬饮。"

一、临床诊断要点与鉴别诊断

（一）诊断标准

（1）病史：有结核病或结核接触史。

（2）临床表现：多发病急，有发热、全身不适、胸痛、干咳等症状。大量胸腔积液时有呼吸困难。

（3）体征：胸腔积液少时无明显体征。积液较多时患侧胸部饱满，呼吸动度减弱。叩诊呈实音。听诊呼吸音减弱或消失，大量积液时气管和心脏向健侧移位。

（4）实验室检查

1）胸部 X 线检查：干性胸膜炎可无异常发现。少量积液时肋膈角变钝；积液量较大时表现为肺野下部密度增高阴影，阴影上缘呈外高内低的弧形。叶间积液、包裹性积液需侧卧位胸部 X 线检查证实。

2）超声检查：可以准确判断有无胸腔积液的存在。并能引导胸膜腔穿刺定位，尤其是少量或包裹性积液时。此外，对有无胸膜增厚也有一定提示作用。

3）胸腔积液实验室检查：结核性胸膜炎胸腔积液一般呈草黄色，急性期也呈血性。实验室检查为渗出液改变，以淋巴细胞为主，但在急性期中性粒细胞可占多数。胸腔积液经涂片或集菌较难找到结核分枝杆菌，结核分枝杆菌培养的阳性率也不高，约 30%，必要时可试用 PCR 技术检测。但应注意假阳性及假阴性情况。测定胸腔积液糖、乳酸脱氢酶、腺苷脱氨酶及溶菌酶升高也有一定价值。结核性脓胸者外观呈稀薄脓性，可含有干酪样物质，普通细菌培养阴性，而抗酸杆菌涂片或培养阳性。

4）腺苷脱羧酶（ADA）：升高见于大多数结核性胸膜炎患者，ADA＜40U/L 时可排除结核性胸膜炎的诊断。

5）结核斑点试验（TB-SPOT）：大多数结核性胸膜炎患者静脉血和胸腔积液中 TB-SPOT 水平明显升高。

6）胸膜活检和组织培养：如发现结核性肉芽肿可助确诊。

7）其他：患者血白细胞计数及分类可正常，血沉多增快。

（二）鉴别诊断

1. 癌性胸腔积液

结核性胸腔积液发病多在 40 岁以下（占 2/3），起病较急，有发热、胸痛，多有中等量胸腔积液，草黄色、偏酸性。病情进展较缓，胸腔积液的化验可找到结核杆菌，但阳性率低，ADA＞45U/L 可帮助诊断，抗结核治疗后胸腔积液迅速吸收。癌性胸腔积液多发于 40 岁以上（占 2/3），一般无发热，有持续胸痛，胸腔积液为中、大量，偏碱性，50%～90%血性，胸腔积液化验找到癌细胞明确诊断。腺癌引起的胸腔积液癌胚抗原（CEA）增高。病情进展快，不易控制。胸膜活检或胸腔镜检查是胸膜疾病诊断的重要手段。

2.化脓性胸膜炎

化脓性胸膜炎继发于肺炎、肺脓肿、外伤感染、邻近器官的化脓性炎症，如肝脓肿有20%、膈下脓肿有80%引起化脓性胸膜炎，败血症亦可引起。常见致病菌为肺炎双球菌、葡萄球菌、链球菌、少数杆菌。化脓性胸膜炎起病急、寒战、高热、胸痛等感染中毒表现，胸腔积液，白细胞总数升高，核左移，有中毒颗粒，胸腔积液为脓性；细胞数$> 10 \times 10^9$/L，可见脓细胞，可培养出致病菌。抗生素及胸腔排脓治疗有效。

3. 肺吸虫病引起的胸膜炎

约有15%的肺吸虫病并发胸膜炎，本病与生食螃蟹、喇蛄有关。积液为草黄色、透明、也可为乳白色，个别为血性或脓性。血性胸腔积液嗜酸性粒细胞增多，胸腔积液可见夏科-莱登结晶，偶可发现肺吸虫卵。常误诊为结核性胸膜炎，有流行区居住史，肺吸虫皮试阳性可帮助诊断。

4. 细菌性肺炎

结核性胸膜炎的急性期常有发热、胸痛、咳嗽、气促，外周血白细胞增多或正常，胸部X线检查表现高密度均匀阴影，易误诊为肺炎。肺炎时咳嗽多有痰，常呈铁锈色痰，肺部为实变体征，痰涂片或培养常可发现致病菌，抗感染治疗有效。而结核性胸膜炎则以干咳为主，可有胸腔积液体征，PPD试验可阳性。

5. 其他

结核性脓胸应与普通细菌感染引起的脓胸鉴别，脓液做结核菌、普通细菌涂片和培养检查，有助于诊断。

二、中医辨病依据

（一）诊断依据

（1）辨虚实：痰饮为有形之物，正气亏虚之处，即为饮邪积聚之处。因此，悬饮多见虚实相兼之候。如新病邪实饮盛为实，久病正虚饮微为虚。

（2）分兼夹：饮为阴邪，故寒证居多。但郁久亦有夹热者。饮积日久，气机升降受阻，每夹气滞。气滞日久，脉络不和，常兼瘀滞等。

（3）悬饮初期以咳唾胸胁引痛，或伴有恶寒发热为主症。发病缓急不一。积饮形成后，胸痛减轻，胸闷逐渐明显。重者有呼吸困难；积饮消退，可后遗胸胁疼痛，咳声不扬，少痰，迁延不已。悬饮发病常与饮食，起居，寒湿等诱因有关。

（二）类证鉴别

悬饮与胸痹心痛：悬饮、胸痹均有胸痛，但胸痹为当胸闷痛，并可向左肩或左肩内侧等部位放射，常因受寒、饱餐、情绪激动、劳累而突然发作，历时短暂，休息或用药后得以缓解。悬饮为胸胁胀痛，持续不解，多伴有咳唾、转侧、呼吸时疼痛加重，肋间饱满，并伴有咳嗽、咯痰等肺系症候。

悬饮与胁痛：悬饮亦可见胁肋疼痛，但其表现为饮留胁下，胸胁胀痛，持续不已，伴见咳嗽、咯痰，咳嗽、呼吸时疼痛加重，常喜向病侧睡卧，感侧肋间饱满，叩呈浊音，或兼见发热，一般不难鉴别。

悬饮与肺胀：两者均可出现咳嗽、咳痰、胸闷憋喘等症状。肺胀因久病肺虚，痰浊潴留，复感外邪导致肺气胀满，不能敛降。症见胸部膨满，胀闷如塞，咳逆上气，本病胸胁刺痛不显，某些症状和悬饮相似。两证皆存在津液停积为患，故两证常常相互转化，如阳虚阴盛，气不化津，痰从阴化为饮，停聚胸胁则可为悬饮之证。

三、审析病因病机

（一）寒湿浸渍，积而成饮

寒湿之邪，易伤阳气。凡气候之寒冷潮湿，或冒雨涉水，或经常坐卧湿地等，寒湿浸渍，由表及里，中阳受困，运化无力，水湿停聚而为痰饮。

（二）饮食不节，伤及脾阳

恣食生冷，或暴饮暴食，均可阻遏脾阳，使中州失运，水湿聚而为饮。《金匮要略·痰饮咳嗽病脉证并治》云："夫病人饮水多，必暴喘满"；"食少饮多，水停心下"；"流饮者，由饮水多，水流走于肠胃之间，漉漉有声"。

（三）劳欲久病，脾肾阳虚

水液属阴，全赖阳气之温煦蒸化输转。若因劳欲太过，或年高久病，或素体阳虚，脾肾阳气不足，水液失于气化转输停聚为饮。叶天士提出"外饮治脾，内饮治肾"的大法，指出外饮为劳欲所伤，阳气内虚，水液运化无力而成为饮。

三焦气化失职，肺、脾、肾功能失调是形成痰饮病的主要病机。三焦司气化，为水液运行之道路。若三焦气化失宣，阳虚水液不运，必致水饮停留为患。三焦气涩，脉道闭塞，则水饮停滞为饮，不得宣行，聚成痰饮。肺居上焦而主气，又有宣发肃降和通调水道的作用，若遇外感或内伤诸因，导致肺气失于宣降，通调失职，津液失于布散，聚为痰饮。脾居中州，主运化，布散水谷精微以养五脏。若湿邪困脾，或脾阳、脾气亏虚而致运化失司，均使水谷精微不归正化，聚而为饮。肾居下焦，主气化水液，司膀胱而泌清浊。若肾气肾阳不足，蒸化失司，水湿泛滥，亦可导致痰饮内生。痰饮发病，与肺、脾、肾功能失调最为密切。三脏之中，以脾运失司最为关键。因脾为水液运行之枢纽，脾阳既伤，上不能输精微以养肺，水谷不归正化，反为痰饮而干肺；下不能助肾以制水，水寒之气反伤肾阳，痰饮停留于胁下发为悬饮，波及肺脏。

四、明确辨证要点

（一）辨痰饮停积的部位

饮停胃肠者为痰饮，饮流胁下者为悬饮，饮溢四肢者为溢饮，饮停胸肺者为支饮。

（二）辨寒热

辨寒热用以确立或清或温的治法。一般而言，痰饮总属阳虚寒凝，水饮停聚。如《症因脉治·痰症论》曰:"饮主于水,寒多热少。"若饮邪郁久化热、饮热互结者则表现饮渐黏稠、身热、口苦、舌苔黄、脉数等热象。临床寒热相兼之候也常有之。

(三)辨虚实

痰饮病虽以实证居多,但总属阳虚阴盛、本虚标实证,其本属肺脾肾阳气亏虚,不能运化水湿,其标则为水饮停聚或停饮郁久化热,但在病程的不同阶段,或表现为本虚为主,或表现为标实为主。应从起病之新久、饮邪之盛衰、禀赋之强弱来权衡虚实,如新病饮盛为实,久病正虚饮微为虚。

(四)辨邪实

辨清气滞、水饮及瘀血的偏重,气滞为主者,胸胁满闷胀痛,气急;水饮停聚者,胸部胀满,咳逆倚息不能平卧,咳时引痛;瘀血停滞者,胸痛如刺,经久不愈,夜间痛甚,面色黧黑。感外邪而发者,往来寒热,口苦,干呕;饮邪化热者,胸痛喘满,心下痞硬,口干,潮热。

(五)辨吉凶

胸腔积液为血性,或抽水(气)后,胸痛不减,或胸腔积液很快复生,多提示为恶性疾病,预后较差。辨证结合辨病以明确诊断,方有助于预后之判断。

五、确立治疗方略

(一)西医治疗方略

结核性胸膜炎的治疗包括一般治疗、抽取胸腔积液和抗结核治疗。其治疗原则与方法和活动性结核相同。

(1)一般治疗:注意休息,加强营养,适当运动,体温38℃以上者可给予物理或药物退热治疗。

(2)胸腔穿刺抽液:由于结核性胸腔积膜炎胸腔积液蛋白含量和纤维蛋白含量高,容易引起胸膜粘连,故原则上应尽快抽尽胸腔内积液,每周2~3次。首次抽液不要超过500ml,以后每次抽取量约1000ml,最多不要超过1500ml。如果抽液过多、过快,可由于胸腔内压力骤降,发生复张后肺水肿和循环衰竭。若出现头晕、出汗、面色苍白、脉搏细弱、四肢发冷、血压下降等反应,立即停止抽液,皮下注射0.5%肾上腺素0.5ml,同时静脉内注射地塞米松5~10mg,保留静脉输液导管,直至症状消失。如发生肺复张后肺水肿,应进行相应的抢救。胸腔抽液有以下作用:①减轻中毒症状,加速退热;②解除肺脏和心脏血管受压,改善呼吸及循环功能;③防止纤维蛋白沉着所致胸膜粘连肥厚。目前,也有人主张早期大量抽液或胸腔插管引流,可减少胸膜增厚和胸膜粘连等并发症。

(3)抗结核药物治疗:常规一线抗结核药物包括异烟肼、利福平、吡嗪酰胺、乙胺丁醇、链霉素。治疗原则:早期、适量、联合、规律、全程。初治疗程一般为6~9个月,复治患者12~18个月,多重耐药患者需要18~21个月。

(4)肾上腺糖皮质激素:具有减轻结核中毒症状和促进胸腔积液吸收的作用,但对于减轻胸膜肥厚粘连尚缺乏科学的依据。由于激素有一定的不良反应，并且能掩盖疗效的观察，因此应从严掌握其适应证。对于诊断明确、结核中毒症状重、胸腔积液渗出较多，在抗结核药物治疗的同时，可适量加用糖皮质激素，但仅用于炎症急性期，中毒症状减轻，胸腔积液明显吸收，即应缓慢停药。如泼尼松（强的松）每日 30mg 口服，至全身症状消失、胸腔积液吸收好转后可逐渐减量，一般用 6 周左右。停药不宜过快，否则易出现反跳现象。对于诊断不明的胸腔积液而采用抗结核药物试验性治疗时，不要盲目使用激素，以免延误诊断。

（5）结核性脓胸的治疗：单纯性结核性脓胸除全身应用抗结核药物外，应反复胸膜腔抽脓、冲洗和局部使用抗结核药物。一般每周抽脓 2～3 次，每次用生理盐水或 2%碳酸氢钠溶液冲洗脓腔，然后注入异烟肼 400～600mg 或链霉素 0.5～1g，脓腔可望缩小甚至消失。慢性脓胸如抗结核治疗效果不佳或胸膜增厚显著而明显影响呼吸功能，在有效的抗结核治疗基础上应手术治疗。

（二）中医治疗方略

饮为阴邪，遇寒则凝，得温则行，故其治疗当谨遵《金匮要略·痰饮咳嗽病脉证并治》"病痰饮者，当以温药和之"之宗旨，以温阳化饮为基本治疗原则，以振奋阳气，开发腠理，通行水道。同时还应当分别标本缓急、表里虚实之不同，采取相应的治疗措施。若饮邪壅盛，其证属实，当祛邪治标，可根据其饮停部位，分别采用发汗、攻逐和分利等法；阳微气虚而饮邪不盛者，则温补脾肾阳气以治本；邪实而正虚者，治当攻补兼施；饮热相杂者，又当温清并用。即使实证，当饮邪已基本消除，也须继用健脾温肾以固其本，始能以巩固疗效。清代喻昌《医门法律·痰饮留伏论》提出虚实分治法，临床可作为辨治痰饮的要领，凡饮邪壅实者，当因势利导以达祛饮邪；阳虚饮微者，当以健脾温肾为主，阳气通则饮自化。

悬饮初期邪实饮盛，治以攻逐水饮为主，兼顾正气；后期邪恋正虚，应以扶正理脾为主，兼以祛邪，或健脾益气，或养阴润燥，或补肺益气以扶正固本，巩固疗效。在病变过程中，常见痰热悬结不散，瘀水凝滞不易吸收之症，治以清化疏利和络为主。其中疏利和络尤为重要，旨在助少阳转枢之机，调畅气血，疏利三焦，使邪从内疏，水从下行，而获"上焦得通，津液得下"之效果。

六、辨证论治

（一）邪犯胸肺

（1）抓主症：寒热往来，身热起伏，咳嗽气急，胸胁疼痛，呼吸、转侧疼痛加重。

（2）察次症：汗少，或发热不恶寒，有汗而热不解，少痰，心下痞硬，干呕、口苦，咽干。

（3）审舌脉：苔薄或薄黄，脉弦数。

（4）择治法：和解少阳，宣利枢机。

（5）选方用药思路：本证为少阳枢机不和，寒热往来，身热起伏，胸胁疼痛，应选用柴枳半夏汤，方用柴胡、黄芩和解清热，半夏、瓜蒌化痰散结，枳壳、桔梗、赤芍理气和络。

（6）据兼证化裁：若胁肋疼痛加丝瓜络、旋覆花通络；心下痞硬、口苦、干呕加黄连与半夏、瓜蒌相伍以清热化痰、开郁散结。热盛汗出、咳嗽气急者，去柴胡，加石膏、桑白皮、杏仁，以清热宣肺化痰。若寒热未除，胸胁已见停饮，可参照饮停胸胁证治疗。

（二）饮停胸胁

（1）抓主症：胸胁胀满疼痛，病侧肋间饱满，甚则偏侧胸部隆起。

（2）察次症：气短息促不能平卧，或仅能侧卧于停饮的一侧，呼吸困难，咳嗽，转侧时胸痛加重。

（3）审舌脉：舌质淡，苔白或滑腻。沉弦或弦滑。

（4）择治法：攻逐水饮。

（5）选方用药思路：本证为饮停胸胁，脉络受阻，气机不利，应选用十枣汤、葶苈大枣泻肺汤。十枣汤方中甘遂、大戟、芫花均为峻下逐饮之品，恐伤胃气，故共研细末，以大枣煎汤送服，可根据服药后吐泻轻重，酌情掌握用量，日服1～2次。

（6）据兼证化裁：若体质虚弱，不任峻下者，可改服葶苈大枣泻肺汤，方中葶苈子苦辛沉降，开泄肺气，通利膀胱，加大枣甘缓补虚，以制约葶苈子峻泻逐饮之功。此外，控涎丹无十枣汤之峻泻，亦可酌用，此丹是十枣汤去延胡索、芫花、大枣，加白芥子而成，白芥子善祛皮里膜外之痰涎，甘遂、大戟与白芥子同用，适用于痰饮伏于胸膈上下，胁肋疼痛，形气俱实者。若痰浊偏盛，胸部满闷，苔浊腻者，加瓜蒌、薤白、杏仁、椒目以宣痹泄浊化饮；若水饮久停，胸胁支满，体弱少者，加桂枝、甘草、茯苓等健脾通阳化饮。

（三）气滞络痹

（1）抓主症：胸胁疼痛。

（2）察次症：胸部灼痛，或刺痛，胸闷，呼吸不畅，或咳嗽，甚则迁延日久不已，入夜、天阴时更为明显。

（3）审舌脉：舌质淡暗，苔薄白，脉弦。

（4）择治法：理气和络。

（5）选方用药思路：本证为饮邪久郁之后，气机不利，络脉痹阻，应选用香附旋覆花汤。方中香附、旋覆花理气解郁；苏子、杏仁降气化痰；陈皮、半夏、茯苓、薏苡仁理气化痰。

（6）据兼证化裁：若痰气郁结，胸闷苔腻者，加瓜蒌、枳壳以理气化痰开郁；久痛入络，痛势如刺者，加当归、桃仁、红花、乳香、没药化瘀止痛；若饮邪未净者加通草、路路通、冬瓜皮。

（四）阴虚内热

（1）抓主症：胸胁灼痛，咳呛时作。

（2）察次症：口干咽燥，痰黏量少，午后潮热，颧红，心烦，盗汗，手足心热，形体消瘦。

（3）审舌脉：舌质红，少苔，脉细数。

（4）择治法：滋阴清热。

（5）选方用药思路：本证为饮阻日久，气郁化热伤阴，肺络不和，应选用泻白散或合沙参麦冬汤。前方中桑白皮清肺热、泻肺气、平喘咳，地骨皮泻肺中伏火，甘草、粳米养胃和中。四药合用，清热而不伤阴，泻肺而不伤正，使肺气清肃，则咳喘自平。后方中沙参、麦门冬、玉竹、天花粉养阴生津，生扁豆、甘草健脾和中，桑叶祛风达邪。

（6）据兼证化裁：潮热者加鳖甲、功劳叶；咳嗽者加百部、川贝母；胸胁痛加瓜蒌皮、枳壳、郁金、丝瓜络、苏木；饮邪未尽者，加猪苓、泽泻、葶苈子。兼气虚、神疲、气短、自汗者，加党参、黄芪、黄精、五味子。

七、中成药选用

（1）丹栀逍遥丸：功效：疏肝解郁。主治：悬饮病属邪犯胸肺。适用于邪犯胸肺所致的胸胁胀痛。用法：每次6～9g，每日2次，口服。

（2）调中四消丸：功效：利水止痛。主治：悬饮病属饮停胸胁。适用于饮停胸胁所致的胸腹胀痛。用法：每次6g，每日1次，口服。

（3）开郁顺气丸：功效：开郁理气。主治：悬饮病属痰瘀互结。适用于痰瘀互结所致胸膈胀满，两胁攻痛。用法：每次1丸，每日2次，口服。

（4）泻白丸：功效：宣肺解热，化痰止咳。主治：悬饮病属阴虚邪恋。适用于阴虚邪恋所致的痰多胸满。用法：每次1丸，每日2次，口服。

（5）清肺化痰丸：功效：降气化痰，止咳平喘。主治：悬饮病属痰热阻肺。适用于痰热阻肺所致痰多作喘，肺气不畅。用法：每次6g，每日2次，口服。

（6）清肺抑火丸：功效：清肺止咳，化痰通便。主治：悬饮病属痰热阻肺兼有便秘。适用于痰热阻肺所致的咳嗽痰黄，大便秘结。用法：每次6g，每日2～3次，口服。

（7）蜜炼川贝枇杷膏：功效：止咳平喘，理气化痰。主治：悬饮病属阴虚痰恋。适用于阴虚痰恋所致的痰多胸闷。用法：每次22g，每日3次，口服。

（8）麦味地黄丸：功效：滋肾养肺。主治：悬饮病属肺肾阴虚。适用于肺肾阴虚所致的胸闷喘满、腰膝酸软。用法：每次1丸，每日2次，口服。

八、单方验方

（1）全瓜蒌15g，黄连9g，法半夏12g，柴胡10g，黄芩10g，葶苈子15g，大枣3枚，百部15g，鱼腥草30g，白芥子10g，延胡索10g，浙贝母10g，桔梗10g，甘草3g。水煎服，每日1剂。

（2）瓜蒌、法半夏、杏仁、陈皮、葶苈子、郁金、冬瓜皮仁适用于胸膜炎、胸腔积液、胸膜炎合并肺炎者。

（3）葶苈子（炒）9g，连翘9g，杏仁9g，半夏9g，白芥子（炒）9g，大枣5枚，生甘草3g，生姜3g，鲜芦根30g，生薏苡仁15g，冬瓜仁15g，瓜蒌仁15g，金银花10g，前胡6g，适用于悬饮，清肺化痰。

（4）甘遂、大戟、白芥子各9g，研末，姜汁煮糊为丸，每次1g，每日1～2次，口服，宜于胸腔积液较多者。

（5）橘络6g，白芍10g，水煎代茶饮，宜于积液量较少，渐吸收者。

（6）葶苈子、桑白皮各15g，丹参、瓜蒌皮各12g，桃仁、姜黄、柴胡、白芥子、枳壳、大枣各10g，甘草5g。发热明显者加金银花、黄芩、连翘等；胸腔疼痛明显者加延胡索、郁金、香附；阴虚内热加沙参、麦门冬、鳖甲、地骨皮。每日1～2剂，水煎，早晚分服，中、大量积液气喘者，均配合胸穿抽液以减轻压迫症状。

（7）泽泻15g，茯苓、猪苓、白术各9g，桂枝6g。水煎，每日1剂，分2次温服。10

日为 1 个疗程。同时合用抗痨西药。

（8）葶苈子 12g，黄连 5g，制半夏 6g，全瓜蒌 15g。恶寒发热加柴胡、黄芩；胸胁疼痛加枳壳；积液多、体壮者加制甘遂；咳嗽甚加桑白皮、桔梗；大便干结加大黄；舌苔白腻去黄连，加川厚朴、白术、茯苓；积液吸收后，胸隐痛者去葶苈子、黄连，加当归、芍药、广郁金、川楝子、玄胡、制乳香、制没药、丝瓜络等。水煎，每日 1 剂，分 3 次口服。

（9）桑白皮、瓜蒌、葶苈子、地骨皮各 15g，黄芩、延胡索各 12g，薏苡仁 30g，桔梗、桃仁各 10g，红花 6g，甘草 3g。发热加金银花、连翘、蒲公英；胸痛气喘加枳壳、苏子、杏仁；伤阴者加服生脉散；少中量胸腔积液者加用十枣汤（芫花、甘遂、大戟等量研为末，每次 3 克，大枣 10～15 枚煎汤，早上空腹送下，隔日 1 次，以 4～6 剂为度）。水煎，每日 1 剂，煎 2 次服。大量胸腔积液配合胸腔穿刺抽液，每周 2～3 次。1 个疗程为 4 周。

（10）黄芩、桑白皮、百部、白芥子、皂角刺各 10g，瓜蒌、桔梗、葶苈子各 12g，丹参 15g，茯苓 24g，黄芪 30g，大枣 10 枚。兼发热恶寒、口苦咽干、咳唾黄痰、苔黄腻、脉弦滑，加柴胡 10g，鱼腥草 30g；兼手足心热、咽燥少饮、舌红少苔，脉弦细，加生地黄、天花粉各 10g，秦艽、地骨皮各 12g；兼胸胁刺痛明显，舌有瘀点或瘀斑者，加川芎、桃仁各 10g；兼乏力纳呆、腹胀便溏、面色㿠白、舌淡、苔薄白、脉沉弱，加党参 10g，白术 15g，桂枝 8g。水煎分服，每日 1 剂，同时配合抗痨西药治疗。若有大量胸腔积液者，酌情抽胸腔积液。

（11）柴胡、枳实、白芍、炙甘草、葶苈子、地龙各 10g。发热加黄芩、白蔹休、鱼腥草；潮热盗汗，阴虚明显加地骨皮、白薇、胡黄连；头晕乏力，纳差气虚加党参、白术、山药；积液量多，心悸，气促明显者加重葶苈子用量，积水量少或无积液，而胸胁痛甚者，加白芥子、瓜蒌皮。每日 1 剂，水煎，早晚分服。

（12）苏子、白芥子、莱菔子、杏仁各 6～12g，车前子、葶苈子各 15～30g。阴虚内热加百合、生地黄、玄参、麦门冬、地骨皮、青蒿、鳖甲；热毒壅盛加鱼腥草、苇茎、黄芩、生薏苡仁、败酱草、冬瓜仁、桔梗、大黄；阳虚加附子、桂枝、茯苓、白术、人参、丹参；脾虚湿困加茯苓、白术、泽泻、党参、大腹皮、木香；瘀血加桃仁、红花、莪术、三棱、甲珠、土鳖虫、三七；痛性胸腔积液加半枝莲、白花蛇舌草、蚤休、山慈姑、黄药子、海浮石。水煎 2 次，取汁 300ml，每日分 2 次口服，7 日为 1 个疗程。

（13）瓜蒌、猪苓各 24g，半夏 10g，黄连、穿山甲、柴胡各 9g，土茯苓、败酱草各 30g，金银花、葶苈子、桃仁、川楝子各 12g。水煎服，每日 1 剂，30 日为 1 个疗程。西药给予常规抗结核及对症治疗。

（14）北沙参、麦门冬、生地黄、全瓜蒌、玄参、百合、百部各 12g，牡丹皮、黄芩、陈皮、甘草、玄胡各 10g。伴鼻衄者，加仙鹤草、茜草、赤芍；咳嗽痰黄稠者，加桑白皮、浙贝母；干咳无痰者，重用北沙参、麦门冬；发热盗汗者，加地骨皮、青蒿。每日 1 剂，水煎服。西药配合异烟肼、利福平、链霉素等同用。

（15）地骨皮、桑白皮、泽泻、猪苓、葶苈子、苏子各 10g，甘遂 5～10g，云茯苓 20～30g。兼肝郁气滞者加柴胡、黄芩、半夏各 10g；兼大便秘结，苔腻而黄者加大黄 10～20g，芒硝 5～10g，枳实 10g；兼肺脾气虚者加白术、半夏、厚朴各 20g，党参 15g，去甘遂；兼饮瘀互结者加桃仁、红花各 10g，当归、薤白、郁金各 12g，丝瓜络 20g。水煎服，每日 1 剂。配合西药抗结核治疗。

（16）茯苓、大腹皮、防己各 15g，白术、厚朴、桃仁各 10g，葶苈子、桑白皮各 20g，泽兰 30g，木香 6g，桂枝 5g。寒热往来者加柴胡、黄芩；胸胁痛甚者加瓜蒌、郁金、三七；胸腔积液多者重用葶苈子、桑白皮至 30g；咳嗽甚者加杏仁、桔梗、百部；肢冷便溏者加干姜、肉桂；阴虚明显者加沙参、麦门冬、地骨皮；气虚者加炙黄芪、党参。每日 1 剂，水煎分 2 次服。同时配合病因治疗，如抗痨，控制感染等。

（17）黄精、桑白皮各 30g，葶苈子、地骨皮、白芥子各 15g，瓜蒌皮 20g。每日 1 剂，水煎服，分 2 次服。1 个月为 1 个疗程，间隔 5 日后继续下 1 个疗程。在胸腔积液完全消失后仍继服 1 个疗程以巩固疗效。

（18）香附、旋覆花（包煎）、苏子各 9g，广陈皮 12g，姜半夏、云苓、薏苡仁各 15g。痰热蕴结加柴胡 9g，黄芩、全瓜蒌各 12g，桑白皮 15g；饮留胁下加葶苈子、车前子各 15g，桑白皮 18g，牵牛子 12g；阴虚邪恋加青蒿 9g，知母 12g，百部、地骨皮各 15g。每日 1 剂，每剂煎 2 次，每次取 300ml 服用。同时，配合抗痨治疗，若有中等以上胸腔积液可另加泼尼松 10ml，每日 3 次，口服。

（19）葶苈子 12g，桑白皮 12g，大枣 6 枚，桔梗 12g，薏苡仁 24g，鱼腥草 18g，黄芪 24g，法半夏 10g，茯苓 18g，沙参 15g，麻黄 4g，白花蛇舌草 18g，败酱草 18g，白术 15g。每日 1 剂，水煎服。

（20）法半夏、川厚朴、车前子、党参、瓜蒌仁、白豆蔻仁、甘草各 12g，连皮茯苓 35g。水煎服，每日 1 剂。

（21）麻黄 6g，桂枝 9g，细辛 3g，葶苈子 9g，五味子 9g，甘草 6g，生姜 3 片，大枣 5 枚。水煎服，每日 1 剂。

（22）柴胡 10g，黄芩 10g，瓜蒌 15g，制半夏 10g，枳壳 10g，桔梗 6g，赤芍 10g，桑白皮 12g，黄连 5g，百部 10g，连翘 10g，每日 1 剂，水煎服。

（23）葶苈子 15g，桑白皮 10g，苏子 10g，瓜蒌皮 15g，陈皮 10g，制半夏 10g，椒目 10g，茯苓 15g，生姜皮 10g，莲白 10g，杏仁 10g，白术 15g。每日 1 剂，水煎服。

（24）旋覆花 10g（包煎），苏子 10g，杏仁 10g，茯苓 15g，香附 10g，瓜蒌皮 15g，枳壳 10g，赤芍 10g，红花 10g，丝瓜络 10g，白蒺藜 10g。每日 1 剂，水煎服。

（25）沙参 15g，麦门冬 15g，玉竹 10g，天花粉 10g，桑白皮 15g，地骨皮 10g，百部 10g，贝母 10g，瓜蒌皮 15g，黄精 15g，五味子 6g，丝瓜络 10 克。每日 1 剂，水煎服。

九、中医特色技术

（一）针灸疗法

选择肺俞、中府、孔最、膏肓、太渊等穴位进针，操作时注意胸背部穴位应倾斜进针，不要太深，每日 1～2 次，10 日为 1 个疗程。

（二）艾灸疗法

（1）阿是穴、膻中、期门、肺俞。邪犯胸肺者加曲池、大椎、风门，脉络不和者加心俞、关元、筋缩，阴虚内热者加太溪、三阴交、足三里。方法：

1）艾条悬灸：每次选用 3～5 个穴位，每穴每次灸治 10～15 分钟，每日灸治 1 次，15 次为 1 个疗程。

2）艾炷无瘢痕灸：每次选用 3～5 个穴位，每穴每次灸治 7 壮，每日灸治 1 次，10 次为 1 个疗程。

3）温针灸：每次选用 3～5 个穴位，每穴每次施灸 15 分钟，每日灸治 1 次，7 次为 1 个疗程。

（2）体灸：取大椎、华盖、结核穴、肺俞、膻中、足三里，中强刺激，用泻法，每日 1 次。胸痛可针刺支沟、外关等；纳差配脾俞、中脘；潮热配大椎、太溪；盗汗配阴郄。

（3）隔姜灸：取生姜切成 1 分厚片，置灸穴上，以半个枣粒大艾炷灸 5～7 壮。

（三）穴位注射疗法

主穴取肺俞、尺泽、胸 3～5 夹脊穴、曲池、丰隆穴。抽取链霉素溶液 4ml（0.125g），每穴注射 0.5～1.0 ml，根据病情轻重，每日 1 次或 2 次，5 次为 1 个疗程。

（四）芒针疗法

主穴取日突、上脘、中脘、水分；配穴取列缺、曲池、合谷透后溪、大横、大椎七点、支沟。

（五）外治法

（1）按摩：患者取坐位或仰卧位，自己两手五指分开，一指按住一肋间隙，沿肋骨走向从内向外擦摩，反复 50 次。然后半握拳，用掌面轻轻叩打胸部约 1 分钟。最后，患者取坐位，两手交叉，拇指紧贴胸前，食指、中指紧贴腋下，相对用力提拉胸肌约 1 分钟。

（2）刮痧：取大椎、大杼、膏肓、神堂、期门、太冲、足三里、内关、行间及阳陵泉穴，重刮经穴部位 3～5 分钟。此法止胸痛。

（3）拔罐：先在风门、肺俞、心俞、膈俞、肝俞各俞穴处拔罐，然后再选择疼痛最明显的肋间部及周围，拔 2～4 罐，最后拔阳陵泉，留罐时间均为 10～20 分钟。

（4）敷贴：本病后期，仅见胸闷、胁痛者，可在局部外贴虎骨麝香止痛膏，每日一换，或用热敷灵外敷，按摩乳局部按摩，均有活血利气、消炎止痛的作用。

（5）耳穴疗法：取耳穴肺、胸、皮质下、对屏尖、耳尖穴。每次选 4～6 穴，施以较强刺激，并予留针 30～60 分钟，两耳交替使用。发热者可在耳尖放血。亦可在针后加用以上耳穴埋籽，每日按压数次。每 7 日 2 次，5 次为 1 个疗程。

（6）外敷法：见胸腔积液者，李佩文教授以健脾利水、温阳化瘀为主要治法。药物：生黄芪 60g，牵牛子 20g，桂枝 10g，猪苓 20g，莪术 30g，桃仁 10g，薏苡仁 60g 等。水煮至浓缩后酌加冰片少许及赋形剂装入 200ml 瓶内封口，消毒灭菌。使用方法：洗净患部，涂药范围大于患侧胸水投影范围 2cm 左右，覆盖薄塑料纸或纱布，使药膏保持潮湿状态，每日更换 1 次，连用 15 日。

（六）体位疗法

胸腔积液的患者要采取患侧在上的侧卧位。这种体位促使胸腔积液移到纵隔侧，防止横膈与侧胸壁的粘连，同时有助于肺充分扩展到侧肋膈角。或者采取患侧在上的半俯卧位；或患侧在上的半仰卧位。至少每一种体位持续到一次 20 分钟以上。

（七）呼吸操

（1）胸式呼吸：胸腔积液患者因局部胸腔积液压迫而导致胸壁活动减弱。取仰卧或坐椅位，助手把手放在所要进行局部呼吸相应的胸壁位置上。放松胸壁紧张的肌肉，使胸壁落下去的同时闭嘴呼气。助手从呼气的后期开始逐渐用力压迫胸壁。放在胸壁上的手不要离开，仍在用力的情况下让患者鼓起胸壁，用鼻吸气，边吸气边减轻手部的力量。领会以上要领后，让患者自己用手压着练习，做到任何姿势下也可以进行。

（2）锻炼呼吸：于正常吸气后以略快速度再努力吸气，使胸廓充分扩张后，缓慢而长地呼气。

十、预防调护

（一）预防

西医在预防上应注意以下几点：

（1）控制传染源，减少传染机会：结核菌涂片阳性患者是结核主要传染源，早期发现和合理治疗是预防结核病的根本措施。婴幼儿患活动性结核，其家庭成员应做详细检查，包括拍摄胸部 X 线检查、PPD 试验等。PPD 试验是用结核菌素纯蛋白衍生物（PPD）代替结核菌素（OT）注射到人体前臂皮内，观察 72 小时反应，是检查机体是否已受过结核菌的感染而产生免疫力，是判断有无结核病的一种早期辅助诊断方法。对小学和托幼机构工作人员应定期体检，及时发现和隔离传染源，能有效地减少感染结核的机会。

（2）卡介苗接种：实践证明，接种卡介苗是预防小儿结核病的有效措施。卡介苗为法国医师 Calmete 和 Guerin 在 1921 年所发明，故又称 BCG。我国规定，在新生儿期接种卡介苗，按规定卡介苗接种于左上臂三角肌上端，皮内注射，剂量为 0.05 毫克/次。划痕法现已很少采用。卫生部 1997 年通知取消 7 岁和 12 岁的卡介苗复种计划。但必要时，对该年龄结核菌素试验阴性儿童仍可给予复种。新生儿期卡介苗可与乙肝疫苗分手臂同天注射。接种卡介苗禁忌证：结核菌素反应阳性；湿疹或皮肤病患者；急性传染病恢复期（1 个月）；先天性胸腺发育不全症或严重联合免疫缺陷病患者。

（3）预防性化疗：主要用于以下对象：①3 岁以下，未接种过卡介苗而结核菌素试验阳性的婴幼儿；②与开放性肺结核患者（多系家庭成员）密切接触者；③结核菌素试验新近由阴性转为阳性者；④结核菌素试验呈强阳性反应者；⑤结核菌素试验阳性，需较长期使用肾上腺皮质激素或其他免疫抑制剂者。

中医认为本病的发生与久患肺痨、肺气受损、复感外邪及饮食不节，劳倦过度有关，因此在预防上应注意以下几点：

（1）肺痨患者应及时治疗：通过抗痨杀虫与补虚培元，控制病情，改善症状，不使肺气损伤，痨虫乘袭它脏。

（2）平时注意劳逸结合：保养精气，增强体质，同时进行适当的体育锻炼，如气功、太极拳等。适寒温，慎起居，防治外邪侵袭而诱发本病。

（3）饮食有节，调理脾胃：《张氏医通·诸气门痰饮》曰："痰饮之患，未有不从胃起者矣。"因此，平素勿暴饮暴食，勿过食醇酒甜食、暴饮冷饮茶水等，可适当进食葱、姜辛温之品调理脾胃。

（4）心理治疗：中医认为，正常的喜怒哀乐是脏腑功能活动的基础，异常的情志变化常是致病的重要因素。悬饮患者因饮液压迫导致呼吸困难，患者往往有恐惧心理，应予以劝导释疑。患者往往对自己的病情看得过于严重，产生悲观心理，医生要耐心解释，消除疑虑，使患者能很好地配合治疗，对疾病有正确认识，消除悲观心理，树立战胜疾病信心，心情舒畅，精神开朗，气血畅通。

（5）饮食疗法

1）饮食康复：中医在疾病康复过程中应用食物来进行"食养"和"食疗"的历史十分悠久。悬饮的发病或因饮食不节及发病过程中伴有大量体液及蛋白质的丢失，所以悬饮病的康复与饮食有着密切的关系。

2）忌暴饮暴食：悬饮病的发病多与过饮生冷、饮食不节有着密切关系，故在悬饮病康复过程中，忌饮生冷之物，忌大饮大食以免损伤脾阳，滋生水饮。后期因患者体质虚，忌食不消化食物，如油煎、油炸食品，腌腊制品及辛辣之品。

3）忌食过咸之品：中医认为五味与五脏的关系极为密切，五味不可偏嗜，否则影响健康引发疾病。悬饮为病主要为水液积聚在胸腔，治疗的关键在逐水，中医认为肾的作用为主水，味过于咸，会渗透伤肾，影响肾的功能，不利于水液排泄。此外从现代生理角度看，过多摄入钠离子，易导致水钠潴留，加剧水饮的停留，不利于悬饮病的治疗。

4）宜进高蛋白饮食：悬饮患者由于大量水液积聚在胸腔，同时伴有大量蛋白质丢失，故悬饮病后期患者体质虚弱，消瘦乏力，故恢复期宜逐步增加营养，进高蛋白饮食如牛奶、鸡蛋、瘦肉，以及豆类食品配合银耳、百合等滋阴之品以益气养阴，增强体质。

5）注意事项：在应用发汗、利水、峻下逐饮之法时，应注意中病即止，勿伤正气。汗出后防止受风感冒。适当辅以清淡饮食、稀粥之饮品，或由白豆蔻、砂仁等芳香健胃之品调配药膳以资助胃气。

（二）转归

本病的病理性质总属阳虚阴盛，输化失调，因虚致实，水饮停积为患。饮为阴邪，积聚胁下，两胁为阴阳气机升降之路，饮留于此，郁遏气机，因个人体质之差异，部分患者表现为郁久化热伤阴，以致肺热津伤。虽然间有因时邪与里水相搏，或饮邪久郁化热，表现饮热相杂之候，但究属少数。饮郁气机，亦可影响血液的运行，《血证论》曰："内有瘀血，则阻碍气道，不得升降，是以壅而为咳，气壅即水壅，气即是水故也。水壅即为痰饮，痰饮为瘀血所阻，则易冲犯肺经……是以倚息不得卧也。"另外，久病入络，络脉瘀阻，津液不得入血脉充养血液，游溢脉外而为水为饮。

本病属于津液代谢失常的一类病证，主要是肺脾肾和三焦的功能失常，无以化气行水，津液不循常道，而停积于胁下。另外，肝主疏泄，对于调畅津液代谢的气机亦有重要意义。病性以阳虚为本，阳气虚损，不能离照当空，消散阴霾，饮停为患，属于因虚致实，虚中夹实，饮郁气机，郁久可化为火热之邪，亦可阻碍血液运行，以致水瘀互结。若施治得法，一般预后尚佳。若饮邪内伏或久留体内，其病势多缠绵难愈，且易因感外邪或饮食不当而诱发。《金匮要略》根据脉诊推断痰饮病的预后，认为久病正虚而脉弱，是脉证相符，可治；若脉反实大而数是正衰邪盛，病为重危之候；脉弦而数亦为难治之症，因饮为阴邪，脉当弦或沉，如弦而数乃脉证相反之征。

（三）调摄护理

（1）预防悬饮应调适冷暖，适时加衣，避免外感寒邪，不要冒雨涉水，勿坐湿地以防水湿浸渍。

（2）绝对卧床休息，取半卧位或向患侧卧位，酌情给氧。

（3）保持病室整洁、卫生、舒适，保持空气流通，开边窗，避免直接吹风。

（4）劳倦所伤亦能致病，故应修身养性，保持情态畅达；劳役不可太过，勿过耗精气。若能如此，则五脏安和，津液顺畅，饮而无从以生，更不致聚，何来悬饮之患。恢复期，适当户外活动，以增强体质，多做深呼吸运动，防止胸膜粘连。

十一、各家发挥

（一）理气解郁、化饮和络之法

汪履秋认为，胸膜炎类似于中医学之悬饮，多因肺卫虚弱，时邪外袭，肺失宣通，饮停胸胁而成。胸膜炎恢复期易出现胸胁疼痛，或如火灼，或如针刺，或有闷咳，经久不愈，阴雨天加重，舌暗苔白，脉弦。汪氏认为，此乃饮邪久郁之后，气机不畅，升降失司，络脉不和，而成气滞络痹之候。治当理气解郁，化饮和络，方选香附旋覆花汤加减，常用药如香附、旋覆花、苏子、杏仁、陈皮、法半夏、茯苓、薏苡仁、冬瓜仁、瓜蒌、郁金等。加减法：若痰气交阻加瓜蒌、苏梗、枳壳；瘀血甚加乳香、没药、当归须；水饮不净，不可过投温热药，可加通草、路路通、冬瓜皮等。

（二）和解少阳之法

少阳脉布胸胁。《内经》曰："邪客于少阳之络，令人胁痛不得息。"说明胸痛、咳喘与少阳关系密切。中医辨证认为，少阳属胆和三焦，主枢机而出水道。邪偏于胆，则枢机郁滞，经脉不利，而发胸胁疼痛；木邪犯肺，而生咳嗽气喘。邪偏三焦，则水道壅塞，而痰湿内生，阻滞胸胁脉络，亦使胸胁疼痛；上犯清虚肺府，更见咳嗽气喘。然津血同源，痰瘀互生。痰湿阻滞，必然影响气血运行，而使瘀血暗生，痰瘀胶固。因而本证瘀血之有无，主要不在可征之舌脉，而在有形之痰水。及其治疗，若偏于胆者宜和解，方用小柴胡汤加减；偏于三焦者，因其病兼痰瘀，故宜在小柴胡汤基础上，更兼化痰活血。

（三）健脾利湿之法

结核性胸膜炎属中医学的悬饮范畴，病因为外感寒湿，饮食不节，阳气虚弱，导致肺、脾、肾功能失常，其中尤以脾阳不运为发病之关键。痰饮为患，均由肺、脾、肾的功能失调，三焦不利，气道闭塞，津液聚化而成，其中脾的运化失调尤为关键。若中州不运，既不能散精以归肺，又不能助肾制水，枢机失调，升降失司，清浊相混，则聚而为饮，饮为阴邪，多兼阳气虚弱，故脾阳不运为发病之关键。临床多兼有气虚及脾虚不运之候。治以健运温脾为主，以图其本，合渗湿、攻逐之法以标本兼顾。临证多用利水渗湿、温运脾肾、攻逐水饮等法治疗，而温运脾肾是关键。以五苓散合葶苈大枣泻肺汤加减治疗。

（四）顺气、化湿、利水之法

《金匮要略》中有"水流在胁下，咳唾引痛，调之悬饮"的记载。《诸病源候论》中也有"痰饮者，由气脉闭塞，津液不通，水饮气停在胸腑，结而成痰"的说法。所以水饮结积于胸胁，是为悬饮无疑。一般认为痰饮源于肾、动于脾、贮于肺，治疗痰饮要从肺、脾、肾入手。治肺是"导水必自告源"，治脾是"筑以防堤"，治肾是"使水归其壑"。因此要顺气、化湿、利水。对于水饮结积久者，还要兼用消饮破痰之剂攻之。前人有"治饮之法，顺气为先，分导次之，气顺则津液流通，痰饮运下，自小便而出"的主张，又有"及其结而成坚癖，则兼以消痰破饮之剂以攻之"的主张。因此，应在顺气、分导的基础上，以消除水饮为当务之急。

（五）宣肺、降气、逐水之法

胸腔积液属中医"悬饮"、"胁痛"范畴。多因肺失宣降，气机郁滞，外邪客于胸胁所致，治宜宣肺开郁降气、逐水活血。韩承镇用胸水汤治疗胸腔积液收到良好效果。胸水汤中旋覆花降肺气、行水消痰，通水道；半夏、苏子助其降气之功；茯苓、白茅根、薏苡仁渗水利湿；枳壳、降香、香附宽胸降气，助行水消饮。诸药合用，行肺气、解肺郁、行水涤痰。控涎丹可助旋覆花扫荡停留在胸胁之痰饮。

（李竹英）

第三节　自发性气胸

自发性气胸（spontaneous pneumothorax，SP）多因肺或胸膜疾病，使肺组织及脏层胸膜自发性破裂，或者由于靠近肺表面的微小泡和肺大泡破裂，肺和支气管内空气进入胸膜腔所致的一种疾病。临床上常分为原发性和继发性，前者发生在无基础肺疾病的健康人群，后者常发生在有基础肺疾病的患者。患者常以胸痛及呼吸困难起病，自发性气胸发生后胸膜腔内压力升高，可导致不同程度的肺、心功能障碍。

本病属于中医学"肺胀"、"胸痛"、"咳嗽"、"喘证"等病证范畴。

一、临床诊断要点与鉴别诊断

（一）诊断标准

（1）发病前可能有提重物、屏气、剧咳、用力过度等诱因。部分患者有慢性阻塞性肺疾病或肺结核病史。

（2）临床表现：突然出现患侧轻微胸痛，继而呼吸困难，短气不足以息，可有呛咳。

（3）影像学检查：胸部 X 线检查表现：被压缩肺边缘呈外凸弧形的细线条形阴影，为气胸线。CT 表现：胸膜腔出现极低密度的气体影，伴有肺组织不同程度的萎缩改变。

（二）鉴别诊断

（1）急性心肌梗死：两者均可有胸痛、呼吸困难或合并休克等相似临床症状，但心肌梗死有高血压、冠心病病史，心音性质及节律改变，或有左心功能不全体征，无气胸体征。心电图、心肌酶学及胸部 X 线检查可帮助鉴别诊断。

（2）巨型肺大泡：局限性气胸可与巨型肺大泡混淆，既往有肺大泡病史有助于诊断，肺大泡起病缓慢，呼吸困难较轻。胸片显示泡内有细小的条状纹理，为肺小叶或血管的残迹。抽气后肺大泡无明显改变，但抽气可引发气胸。必要时可行胸部 CT 检查协助诊断。

（3）急性肺栓塞：亦常有胸痛、呼吸困难、休克等症状，但其有咯血、发热、白细胞增高及形成栓子的基础性疾病等气胸不具备的表现，无气胸体征。胸片上气胸与肺栓塞各有典型表现，可资鉴别。

（4）慢性阻塞性肺疾病和支气管哮喘：本病有气急、呼吸困难，但慢性阻塞性肺疾病呼吸困难是长期缓慢加重的，支气管哮喘患者有多年哮喘反复发作史，当慢性阻塞性肺疾病或哮喘患者呼吸困难突然加重且有胸痛时，应考虑并发气胸的可能，胸部 X 线检查可以鉴别。

（5）纵隔气肿鉴别：纵隔气肿亦为张力性气胸的并发症，因胸膜破溃处的气体压力大、气体沿肺间质（血管、支气管周围结构）经肺门达纵隔内形成，非气胸患者则常为某些原因使食管、气管内压力过高造成破裂致气体进入纵隔。其临床出现类似 SP 的呼吸困难常并有皮下气肿（多从颈部皮下开始蔓延或仅局限于颈部皮下），严重时有颈静脉怒张，循环功能不全。其易与 SP 鉴别，因有食管、气管内压力过高的病史，如大量呕吐时憋气致食管内压骤增，重症哮喘患者并剧烈咳嗽使支气管内压力骤增等，体征无自发性气胸征而有纵隔部位叩诊反响增强及 Hamman 征，胸片示纵隔内存在气体而确诊。

（6）其他疾病：气胸还应与干性胸膜炎、心包炎、肋软骨炎、急腹症等相鉴别。

二、中医辨病诊断

（一）诊断依据

（1）典型临床表现为喘息气促、咳嗽、呼吸困难、咯痰、胸部膨满、憋闷如塞等。

（2）病程缠绵，时轻时重，病久可见面色、唇甲青紫，心悸，脘腹胀满，肢体浮肿，胸腔积液，腹水，甚至喘脱等危重证候。严重者可见昏迷、抽搐或出血等症。

（3）有慢性肺系疾患病史及反复发作史。常有诱发因素，如禀赋虚弱、久病肺虚、情志劳倦、外邪等。

（二）类证鉴别

（1）哮病：是一种发作性的痰鸣气喘疾患，常突然发病，迅速缓解，以夜间发作多见。肺胀为多种慢性肺部疾病长期反复发作，迁延不愈发展而来，以喘促、咳嗽、咯痰、胸部膨满、憋闷如塞等为临床特征，两者有明显区别。部分哮病长期反复发作，可使肺脾肾受损，痰瘀互结，肺气壅滞，肺体胀满，不能敛降而发展为气胸。

（2）喘证：喘证与肺胀均可出现喘促、呼吸困难表现，喘证可见于多种急慢性疾病过程中。肺胀为多种慢性肺部疾病长期反复发作，迁延不愈而成，部分肺系疾病造成的喘证日久可发展为气胸。

（3）悬饮：气胸发病与禀赋虚弱、久病肺虚、情志劳倦伤肺、外邪犯肺等有关，其病机肺气瘀滞，其主要表现为胸部剧烈疼痛。悬饮多因素体虚弱，时邪外袭，肺失宣通，饮停胸胁，而致络气不和，其表现为饮停胸胁，咳唾引痛，呼吸或转侧加重，患侧肋间饱满，叩诊呈浊音，或兼见发热。

（4）真心痛：多见于老年人，胸部疼痛，痛引肩背，动辄加重，常伴心悸气短、汗出肢冷等，病情危急，如《灵枢·厥病》述之："真心痛，手足青至节，心痛甚，旦发夕死，夕发旦死。"其病机为心脉痹阻，病变部位、疼痛程度与特征、伴随症状及其预后，与气胸所致疼痛有明显区别。

三、审析病因病机

（一）禀赋虚弱

素体不强，先天不足，肾气虚弱致肺卫不固，易受邪侵，肺失宣降而发病。

（二）久病肺虚

如内伤久咳，哮喘、肺胀等肺部慢性疾患，迁延失治，津液失于输布，聚而成痰，痰浊内生，久郁化热，肺气闭阻，日久耗伤肺气，肺不主气而发病。

（三）情志、劳倦伤肺

情志失常，暴喜、暴怒，大喊、大笑，或劳倦过度、用力持重、屏气，均可伤及肺络，肺膜受损，致肺失宣降，气机郁闭，气滞血瘀，上焦壅塞，脉络痹阻，清气难入，浊气难出，滞于胸中，肺叶萎陷，发为气胸。

（四）外邪犯肺

六淫外邪由口鼻或皮毛入侵，伤及肺络，肺膜受损，致肺失宣肃，气失和降而致本病。

（五）跌仆损伤

跌仆损伤，或因强力负重，致使肺络受损，瘀血停留，阻塞脉络，致使本病出现胸痛等症状。

本病病变早期在肺，继则影响脾、肾。主要病机为多种原因导致的肺气胀满，不能敛降。主要病理因素为痰浊与血瘀。病理性质多属本虚标实，但有偏实、偏虚的不同，且多以标实为急。本虚多属气虚、阴虚。气虚日久，金不生水，肾气衰惫，肺不主气，肾不纳气，则呼吸困难，气短不续，动则益甚；阴虚则火旺，炼液成痰，痰浊阻络，气机不畅，则喘息急促。邪实以痰浊壅肺、气滞血瘀常见。由于痰浊与瘀血内阻，气机失调，肺、脾、肾虚弱，导致脏腑功能失调，诱使疾病发作，一般病势发作较急，病情较剧烈，临床上本虚与邪实多相互影响，互为因果。

四、明确辨证要点

（一）辨虚实

虚证者素体多禀赋不足、身体羸弱或久病咳嗽伤及肺气，症见少气懒言，声低气怯，干咳无痰，舌苔薄少，脉细无力；实证者多体质强壮，无慢性肺病，发病突然，胸痛较剧、痛有定处，或咳嗽、痰多、发热，舌苔厚腻，脉弦滑。

（二）辨轻重

年龄较轻，身体较健，无基础肺病，以胸痛为主症，无明显咳、喘者，病情多轻；年龄较大，久病体虚，咳喘明显，甚则端坐呼吸，张口抬肩，不能平卧，昏仆不醒，面色紫绀，大汗淋漓、四肢厥冷、脉微欲绝，提示病情危重，甚至可导致死亡，应及时抢救处理，不可延误。

五、确立治疗方略

自发性气胸临床气滞血瘀者多见，因此宣肺理气、活血化瘀应作为本病的基本治法。本病急性发病者应遵从"急则治其标"的原则，若肺脏亏损明显者，应标本兼治。但是，临床上自发性气胸不独为气滞血瘀、痰热壅肺、肺气亏虚、肺阴不足四证，寒痰伏肺、胸阳不振、气阴两虚、气血亏虚者亦有之，临证诊察，应灵活变通，不必拘泥。

肺为娇脏，为华盖之官，喜润恶燥，因此肺病治宜用轻清宣散之味，在选方用药上忌用大寒、大热、辛燥、沉降之品。本病肺气多虚，行气活血药味亦不可过用，应行气而不破气，活血而不破血。

自发性气胸为临床急危重症，变化迅速，治不及时，常危及患者生命，因此，采用中西医结合方法诊治较为恰当。

六、辨证论治

（一）痰热壅肺

（1）抓主症：患者多年老体弱、久病咳嗽，复感外邪，风热外袭，或风寒化热，致咳嗽加重，胸痛突发，气促不能平卧。

（2）察次症：咳痰黄稠，口干，大便秘结，尿黄。

（3）审舌脉：舌质红，舌苔黄厚、脉滑数或浮数。

（4）择治法：清热化痰，理气宽胸。

（5）选方用药思路：本证为本虚标实，痰壅肺脏，故选小陷胸汤合苇茎汤。小陷胸汤原治"小结胸病，正在心下，按之则痛，脉浮滑者"。方中以瓜蒌为君药，清热化痰，宽胸理气；黄连为臣，清热泻火以助君药清热之力；半夏降逆消痞；黄连、半夏合用，辛开苦降，气机得畅。合苇茎汤以助清热化痰之功，诸药合用则清肺化痰、理气宽胸。

（6）据兼症化裁：兼外感风热者加金银花、连翘、桑叶、菊花；胸痛明显者加丹参、延胡索、红花、桃仁；咳嗽重者加贝母、枇杷叶、紫菀、款冬花；痰多黏稠者加海蛤壳、冬瓜仁、海浮石、胆南星。

（7）据变证转方：痰浊蒙窍，加至宝丹芳香辟秽；痰热闭窍，加安宫牛黄丸清热解毒，清心开窍；伴肝风内动，肢体眴动抽搐，可用紫雪丹，加用钩藤、全蝎、羚羊角粉凉肝开窍熄风；热结大肠，腑气不通者，酌加大黄、芒硝通腑泄热；热伤血络，皮肤黏膜出血、咯血、便血色鲜，配水牛角、生地黄、牡丹皮、紫珠草，或合用犀角地黄汤清热凉血止血；痰热内盛喘咳痰黄，加黄芩、桑白皮、葶苈子、天竺黄、竹沥清热化痰。

（二）气滞血瘀

（1）抓主症：用力努责或剧咳、大笑后突然胸痛，痛有定处，上胸多见，疼痛呼吸、咳嗽加重。

（2）察次症：胸闷不适，气促，咳嗽少见。

（3）审舌脉：舌质淡黯、脉弦。

（4）择治法：活血祛瘀，行气止痛。

（5）选方用药思路：本证为气机不通，瘀血阻滞，血瘀不畅，故选血府逐瘀汤。方由桃红四物汤合四逆散加桔梗、牛膝而成。方中桃红四物汤之气而宽胸，牛膝通利血脉，引药下行，互相配合，使血活气行，诸证自解。

（6）据兼症化裁：胸痛重者，加三七、延胡索、丹参；痰多黄稠者，加桑白皮、鱼腥草、海蛤壳、冬瓜仁；咳嗽较重者，加贝母、枇杷叶、紫菀、前胡；若以胁肋疼痛、急躁易怒为主，肝郁气滞之证明显者，也可以柴胡疏肝散治之。

（7）据变证转方：心动悸，脉结、代，可合用炙甘草汤补益心气，温阳复脉；面色苍白、冷汗淋漓、四肢厥冷、脉微欲绝者，乃喘脱危象，急用参附汤加沉香、紫石英、五味子等送服参蛤散补气纳肾，回阳固脱。

（三）肺气亏虚

（1）抓主症：身体羸弱，咳嗽日久，劳倦后突然胸闷、胸痛，声低气促。

（2）察次症：面色㿠白，恶风自汗，倦怠懒言，语声低怯，咳嗽有白稀痰。

（3）审舌脉：舌质淡胖或黯紫、苔薄白、脉沉细无力。

（4）择治法：健脾补肺。

（5）选方用药思路：本证为脾虚运化无权，肺阴不足，失于濡养，肺气不降故选补肺汤。方以人参、黄芪补肺益气；桑白皮、紫菀肃降肺气；肾为气之根，故以熟地黄、五味子益肾固元而敛肺气，诸药合用而健脾补肺。

（6）据兼症化裁：自汗者，加龙骨、牡蛎、防风、浮小麦或合玉屏风散；痰黏稠不易咳出者，加海浮石、炙皂角；四肢不温、口唇紫绀者，加制附子、干姜。

（四）肺阴亏虚

（1）抓主症：形体消瘦，咽干口燥，干咳气急、痰少黏稠。

（2）察次症：潮热盗汗，心烦眠差，大便干结。

（3）审舌脉：舌质嫩红、少苔，脉细。

（4）择治法：养阴润肺。

（5）选方用药思路：本证为肺阴不足，失于濡养，肺气不降故选百合固金汤。方中生地黄、熟地黄、麦门冬、百合、玄参滋阴润肺；当归芍药养血滋阴；桔梗、贝母清肺化痰，甘草和中，诸药合用共奏养阴润肺之功。

（6）据兼症化裁：大便干结者，加火麻仁、郁李仁；咳嗽痰中带血者，去当归、桔梗，加阿胶、杏仁、白茅根、茜草根；骨蒸、潮热、盗汗重者，加银柴胡、白薇、知母、地骨皮；

形体消瘦、肺肾虚损者，加紫河车、人参、龟甲。

七、中成药选用

（1）蛤参补肺胶囊：功效：补肺纳气，止咳平喘。主治：肺胀病属肺阴亏虚。适用于肺阴亏虚所致咳嗽气喘。用法：每次4～5粒，每日1次，口服。

（2）血府逐瘀口服液：功效：活血化瘀，行气止痛。主治：肺胀病属气滞血瘀。适用于气滞血瘀所致的胸痛憋闷。用法：每次10～20ml，每日3次，口服。

（3）龙胆泻肝丸：功效：清肝胆，利湿热。主治：肺胀病属肝郁气滞。适用于肝郁气滞所致的胁肋疼痛。用法：每次3～6g，每日2次，口服。

八、单方验方

（1）疗伤理气汤：紫苏子15g，陈皮10g，法半夏15g，前胡15g，厚朴15g，地龙10g，甘草10g，川牛膝15g，五味子15g，山茱萸15g，水煎服。每日1剂，用于损伤性闭合性气胸。

（2）百合枇杷蒌皮汤：百合15g，麦门冬15g，沙参15g，贝母15g，生地黄10g，熟地黄10g，玄参10g，白芍10g，桔梗15g，瓜壳10g，甘草10g，水煎服，每日1剂。用于肺阴不足者。

（3）补肾纳气方：熟地黄15g，山茱萸15g，党参15g，山药20g，茯苓10g，五味子15g，磁石15g，肉桂10g，沉香10g，蛤蚧1对，炙甘草10g，水煎服，每日1剂，用于肺肾气虚型气胸。

（4）泻肺调气汤：葶苈子10g，瓜蒌皮15g，瓜蒌仁15g，炒白芥子15g，炒苏子15g，炒枳壳10g，苦桔梗15g，杏仁15g，茯苓15g，桑白皮15g。水煎服，每日1剂，用于高压性气胸。

（5）瓜蒌枳桔汤：瓜蒌15g，枳壳20g，茯苓20g，半夏15g，陈皮15g，青皮15g，桔梗15g，甘草10g，水煎服，每日1剂，用于血气胸。

（6）桃红银薏汤加减：柴胡15g，当归10g，桃仁15g，红花15g，穿山甲10g，酒大黄10g，天花粉15g，连翘10g，蒲公英15g，瓜蒌15g，水煎服，每日1剂，用于脓气胸。

九、排气疗法

1. 胸腔穿刺抽气

胸腔穿刺抽气适用于小量气胸（20%以下），呼吸困难较轻，心肺功能尚好的闭合性气胸患者。抽气可加速肺复张，迅速缓解症状。通常选择患侧胸部锁骨中线第2肋间为穿刺点，局限性气胸则要选择相应的穿刺部位。皮肤消毒后用气胸针或细导管直接穿刺入胸腔，连接于50ml或100ml注射器或气胸机抽气并测压，直到患者呼吸困难缓解为止。一次抽气量不宜超过1000ml，每日或隔日抽气1次。张力性气胸病情危急，应迅速解除胸腔内正压以避免发生严重并发症，如无条件紧急插管引流，紧急时亦需立即胸腔穿刺排气；无抽气设备时，为了抢救患者生命，可用粗针头迅速刺入胸膜腔以达到暂时减压的目的。亦可用粗注射针头，

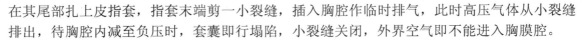

在其尾部扎上皮指套，指套末端剪一小裂缝，插入胸腔作临时排气，此时高压气体从小裂缝排出，待胸腔内减至负压时，套囊即行塌陷，小裂缝关闭，外界空气即不能进入胸膜腔。

2. 胸腔闭式引流

胸腔闭式引流适用于不稳定型气胸，呼吸困难明显、肺压缩程度较重，交通性或张力性气胸，反复发生气胸的患者。无论其气胸容量多少，均应尽早行胸腔闭式引流。对经胸腔穿刺抽气效果不佳者也应插管引流。插管部位一般多取锁骨中线外侧第2肋间，或腋前线第4～5肋间，如为局限性气胸或需引流胸腔积液，则应根据胸部X线选择适当部位插管。在选定部位局麻下沿肋骨上缘平行作1.5～2cm皮肤切口，用套管针穿刺进入胸膜腔，拔去针芯，通过套管将灭菌胶管插入胸腔。或经钝性分离肋间组织达胸膜，再穿破胸膜将导管直接送入胸膜腔。目前多用带有针芯的硅胶管经切口直接插入胸腔，使用方便。16～22F 导管适用于大多数患者，如有支气管胸膜瘘或机械通气的患者，应选择24～28F 的大导管。导管固定后，另一端可连接Heimlich单向活瓣，或置于水封瓶的水面下1～2cm，使胸膜腔内压力保持在-2～-1cmH$_2$O 以下，插管成功则导管持续逸出气泡，呼吸困难迅速缓解，压缩的肺可在几小时至数日内复张。对肺压缩严重，时间较长的患者，插管后应夹住引流管分次引流，避免胸腔内压力骤降产生肺复张后肺水肿。如未见气泡溢出1～2日，患者气急症状消失，胸片见肺已全部复张时，可以拔除导管。有时虽未见气泡冒出水面，但患者症状缓解不明显，应考虑为导管不通畅，或部分滑出胸膜腔，需及时更换导管或作其他处理。

PSP 经导管引流后，即可使肺完全复张；SSP 常因气胸分隔，单导管引流效果不佳，有时需在患侧胸腔插入多根导管。两侧同时发生气胸者，可在侧胸腔作插管引流。若经水封瓶引流后胸膜破口仍未愈合，表现水封瓶中持续气泡逸出，可加负压吸引装置。可用低负压可调节吸引机，如吸引机形成的负压过大，可用调压瓶调节，一般负压为-20～-10cmH$_2$O，如果负压超过设置值，则空气由压力调节管进入调压瓶，因此胸腔所承受的吸引负压不会超过设置值，可避免过大的负压吸引对肺的损伤。

十、中医特色技术

（1）针灸治疗：用于促进气体吸收，临床上可选肺俞、厥阴俞、脾俞及背部阿是穴；中脘、关元、足三里等穴。如先取背俞穴（双侧），每次4～6穴，让其自然燃烧，患者可忍受即可，每次3壮。之后，灸中脘、关元及足三里，此施灸顺序为先背后腹，先上后下，不可倒置。隔日1次，10日为1个疗程。

（2）推拿治疗：用于气胸所致的疼痛，选用肺俞、脾俞、人中、合谷、太冲及背部阿是穴，运用一指禅手推穴10～15分钟。

（3）电磁波治疗仪：选择此诊疗设备以提高临床疗效，达到止痛效果。如特定电磁波治疗器（TDP 治疗）。

十一、预防调护

自发性气胸患者多因剧烈咳嗽、突然用力、持重、屏气等诱发，因此对于有慢性肺病的患者，应避免过度用力、持重、大声呼喊、爆笑等。有慢性咳嗽者，应及时诊治，体虚易感冒者可服用玉屏风散。肺为娇脏，喜润恶燥，因此平素应忌食辛辣温燥之品，尤其应戒除烟酒，以免伤肺。病室宜清静，湿度、温度适宜，避免喧哗。起居有常，保证睡眠，保持大便通畅，合理锻炼，避免劳倦过度。禀赋不足、体质虚弱者应适当锻炼身体，增强体质，预防感冒。注意饮食调理，干咳频者，可服用梨炖白蜜或雪梨膏以润肺止咳。大便秘结者应多食蔬菜水果，可给予蜂蜜早晚一汤匙或麻子仁丸以润肠通便。气胸发病后应多进食如牛奶、鸡蛋、鱼肉等高蛋白食物及高维生素食物，以增强机体修复能力。

自发性气胸患者饮食应以增加患者营养，保持大便通畅为原则。食物以高蛋白、高能量、水果、蔬菜为主。忌辛辣、烟、酒及其他刺激性饮食。可选用如下：

（1）桃仁红花羹：桃仁 15g，红花 10g，藕粉 100g。先煎桃仁红花药液 200ml，再加入藕粉搅拌即成。适用于胸阳不振患者。

（2）鲜橙汁：鲜橙去皮榨汁半碗，冲入米酒，每次 2～3 匙饮用，每日 1～2 次。适用于肝郁气滞患者。

（3）薏米粥：生薏米多于白米 2～3 倍，先将薏米煮烂，后加入白米煮粥。适用于痰热塞肺患者。

（4）五汁饮：鲜芦根、雪梨（去皮）、鲜藕各 500g，鲜麦门冬 100g，榨汁混合，冷饮或温服，每日服 2 次。适用于肺阴不足患者。

（5）蔗浆粥：将青色新鲜甘蔗洗净后榨汁 100ml，同糯米 100g 加水煮粥，每日服 2～3 次。治虚热咳嗽。糖尿病患者忌服。

（6）雪梨膏：鸭梨 20 个去核，榨取汁，兑炼蜜，收膏，每日服 2 次，每次服 20ml。适用于肺阴虚者。

（7）百合粥：干百合研粉 30g（鲜者加倍），粳米 100g，加冰糖适量，煮粥早晚服食。适用于肺阴不足者。

十二、各家发挥

（一）培土生金法

单纯性气胸患者多具禀赋孱弱或久病肺虚之质，因外邪而触发。《灵枢·经脉》曰"肺手太阴之脉起于中焦"，与中脏互为联属，而脾为后天之本，肺脏孱弱常因于中焦化源无力，故气胸肺气虚损者，也多责之中脏之亏，而土不生金则更是气胸肺膜不能闭合痊愈的关键所在。《石室秘录·正医法》曰"治肺之法，正治甚难，当转治以脾，脾气有养则土自生金"；《医宗必读·虚痨》曰"虽喘嗽不宁，但以补脾为急，脾有生肺之能，土旺而金生"，两家之说，皆见肺病伤脾，依据"虚则补其母"的五行生克之理，运用"培土生金"法健脾胃以益肺气，待脾气充盛，健运复职，土旺而金自生，肺膜自然可获修复。现代医家认为气胸一病虚实夹杂，本虚标实，治当标本兼顾，采用内补黄芪汤，本方体现了培土生金之法。

（二）理气活血法

血气胸的发生与发展与人体的气和血有很大的联系。气和血是构成人体两大基本物质，《素问·调经论》有云："人之所有者，血与气耳。"人体的各种生理活动与气的功能息息相关，正常情况下血行于脉道，濡养五脏六腑。气为血之帅，气能生血、能行血、能摄血；血为气之母，血能养气、能载气。脏腑正常状态下的生理现象及病变时的病理变化，均以气和血为基础。《素问·调经纶》亦云:"血气不和,百病乃变化而生。"肺朝百脉,肺脏主全身血脉,肺气壅滞则血行不畅,血脉凝滞,气血失调故能导致血气胸的发生,其中以气滞血瘀型最为常见。血气胸以外伤血脉、血瘀气滞、肺气不宣为病机,治疗气滞血瘀较为常用的配伍方法即是活血药与理气药同用,临床中常用的代表方剂为血府逐瘀汤。

(三)宣肺平喘法

此法多适用于老年性自发性气胸,老年人自发性气胸常继发于基础肺部病变,临床症状与肺组织压缩程度不呈正相关。《存药斋医活稿》载"肺统五脏六腑之气而主之",脾为后天,脾气散津,上归于肺,子母相通;若肺脾两虚,极易反复感冒,肺脾久虚不复,势必伤肾,使病重屡发。《灵枢》指出"肺胀者,虚满而喘咳",老年人脏腑虚衰,气血津液常运行不畅,如感外邪,邪气与痰胶结,瘀阻气道,填塞胸肺,损伤肺膜,致肺膜破裂,肺气宣发肃降失常故出现胸胁喘满。

(四)升陷补肺法

自发性气胸病邪未除,旧病未已,再加其他诱因,如剧烈咳嗽、突用猛力等;或素体肺虚,再加某种诱因,导致邻近肺外壁的大泡破裂,气体进入胸膜腔而发生本病。自发性气胸的症候表现与张锡纯所论"胸中大气下陷"的证候表现极为相似,张氏云:"胸中大气下陷,气短不足以息。或努力呼吸,有似乎喘。或气息将停,危在倾刻。"中医学无自发性气胸的病名,按其临床表现,类似中医学之喘证、咳嗽等病证;以其发病机理而论,则为虚实夹杂之证,因肺脏久患其他疾病,脏器受损,其本已虚,又肺主气,则肺气尤虚。中医治疗当标本虚实兼顾,大量气体壅滞胸膜腔时,则以标实为主,胸腔穿刺抽气等于使用特殊攻邪之法顿挫了病势,使邪实之标迅速居于次要地位,故治疗上当以本虚为主,用升陷补肺法治之,并选用张氏治疗胸中大气下陷的主方升陷汤结合个体差异加味,标本兼治,切中病机,疗效显著。

(五)祛瘀化痰法

中医学理论认为肋骨骨折必有气血伤于内,即以肺挫伤为主,肺居胸中,主气,为贮气之器,胸部外伤,气滞血瘀,肺气失宣,痰浊停留,合为痰阻,胸阻、痹阻致胸痛、胸闷、咳嗽痰喘。胸为血之府,脉络受损,引起气血运行受阻,气滞血瘀而致肿痛;肺居胸中,为贮气之器,胸部外伤必使肺气失宣,气滞血瘀,痰浊停留气为痰阻,胸阳痹阻而致胸痛、烦闷及咳嗽痰喘等症状。元代朱丹溪《丹溪心法·咳嗽》曰:"肺胀而咳,或左或右不得眠,此痰挟瘀血碍气而病。"提示本病病理机制主要在于痰瘀阻碍肺气。故中医临床治疗常以行气活血、除痰化瘀为主要治则。有研究认为行气化痰、活血化瘀治法,可改善局部微循环,减少炎性渗出,促进积血、积气吸收,防止肺部并发症,加速损伤修复。

(田春燕)

第六章　呼吸系统危重症

第一节　概　　述

中医中，呼吸系统的危重症即指肺气衰竭证。肺气衰竭证又称肺气竭绝证，是肺脏功能衰竭，不能主气而出现的宗气虚弱，呼吸失司，甚或升降出入废止等临床表现的概称。在本章中主要介绍呼吸衰竭和咯血。

中医学中无呼吸衰竭的病名，根据其临床特点，属于中医所述"喘证"、"喘促"、"肺胀"、"痉厥"等危重症。如《灵枢·五乱》云："气乱于肺，则俯仰喘喝，接手以呼。"这与慢性呼吸衰竭表现有不同之处。张仲景《金匮要略》论述肺胀表现，有"咳而上气……其人喘，目如脱状，脉浮大"，亦包括了部分慢性呼吸衰竭。明代秦景明《症因脉治》论述"口噤不语"时说："内有积热，外中风邪，经络不通，发热自盛，热极生痰，上熏心肺，神识昏迷，则不语作矣。"此与慢性呼吸衰竭继发感染所导致的肺性脑病在病机及症状上有相关性。在治疗上，综合历代医家论述，主要的治法有化痰开窍、清热通腑、活血利水、补益肺肾及开闭固脱等。

内科常见的另一个急症、重症是咯血，应特别指出的是，不论咯血量的多少，均可引起窒息。若久病体弱或年老无力咳嗽者，即便只有几口血痰，也可能造成窒息致死。咯血致死的患者中，以窒息导致的死亡最多。《金匮要略·惊悸吐衄下血胸满瘀血病脉症并治》说："烦咳者，必吐血"，"夫酒客咳者，必致吐血，此因极饮过度所致也"，"夫吐血，咳逆上气，其脉数而有热，不得卧者，死"。认识到咯血属危急重症。

一、中医呼吸危重症概念及命名原则

肺气衰竭症的形成是由于久病重病，耗伤肺气，宗气衰败，日久肺功能逐渐衰竭，主气，司呼吸功能低下，不能贯心脉以行血。在本证形成的过程中，肺气衰竭证有由虚而致者；或由肺气虚弱，久病耗损，渐致肺气衰竭；或因肺阴亏损，阴损及阳，终至阴竭阳绝，肺气衰绝。肺气衰绝证亦有由实而演变所致者，多有痰饮、水湿、瘀血等邪为患，阻遏气机，呼吸不利，肺气由实而转虚，正不胜邪终至正衰气绝，形成肺气衰绝证。肺气衰绝则气失所主，宗气衰微，故呼吸微弱，喘促不止，气不得续，甚或呼吸时断时续，渐至呼吸停止。卫气开发于上焦，靠肺气的宣发作用而敷布于全身。肺气衰绝，则卫气不固，津液外泄，阳气随脱，故怯寒畏冷，汗出如珠。肺气衰绝，气不上荣，故面色㿠白而舌淡。宗气衰败，气散乱而鼓

动无力，则脉浮散无根，或脉微弱而无力。气为血之帅，气行则血行，气衰者，气无力行血，血因滞涩不行，故面色或见紫黯，舌质或见青紫。

此外，肺气衰绝证还常见于外伤跌仆、误汗损伤、产后失血之人。气为血之帅，血为气之母，血以载气。若失血亡津，气随血、津而脱，则见喘促气短，呼吸微弱，汗出如珠，甚则呼吸间断，气息不至。

肺气衰绝证在其病情演变过程中常累及于肾，系精气衰败，肺不主气，肾不纳气，症见面色紫黯，汗出不止，呼吸深长，气不得续，二便失禁，甚或呼吸断续不整，终至呼吸停止而死亡；亦可累及于心，心气衰竭，而见心悸喘促，唇舌发紫，脉微细欲绝，或结代不整，终至心跳停止而死亡。

喘证在《内经》中最早记载了喘的名称、临床表现及病因病机。如《灵枢·五阅五使》说："肺病者，喘息鼻张"，又说："肺高则上气肩息"。《内经》认为，喘主要是肺与肾的病变，如《素问·藏气法时论》说："肺病者，喘咳逆气，肩背痛，汗出……虚则少气不能报息；……肾病者，腹大胫肿，喘咳身重。"至其病因，则与"风热"、"水气"、"虚邪贼风"（泛指六淫之邪）、"岁火太过"、"岁水太过"、"气有余"等有关。

肺胀早在《内经》中就有记载，如《灵枢·经脉》有"肺手太阴之脉……是动则病肺胀满膨而咳喘"，《灵枢·胀论》说"肺胀者，虚满而咳喘"，说明肺胀是一种虚实相兼的复杂证候。

二、中医呼吸危重症审因候机思路

（一）常见症状

肺主气，司呼吸，所以肺的病理表现主要是气机升、降、出、入的失常。肺开窍于鼻，外合皮毛，且肺为娇脏，不耐寒热，故感受外邪及疬虫侵袭，常首先犯肺。肺气宜宣宜降，若肺气为邪壅闭，宣降不利，常表现为咳嗽，甚至喘息。肺朝百脉，助心主治节，管理调节血液的运行，若肺气失调，可引起心气的运行不畅而发生胸闷、胸痛、咯血。肺有通调水道、下输膀胱的功能，若肺气不降，通调失利，可导致水液潴留而发为水肿和小便不利。肺与大肠互为表里，大肠职司传导，赖肺气之下降而排泄通达，大肠积滞不通，亦能影响肺的肃降。综上呼吸系统的主要症状有咳嗽、咳痰、咯血、气急、哮鸣、喘鸣、胸痛等，这些症状为肺脏疾病所共有。

1. 呼吸困难

呼吸困难是最早出现的临床症状，轻者仅感呼吸费力，重者呼吸劳累窘迫、大汗淋漓，甚至窒息。呼吸可浅速或深缓，节律呈潮式、间歇或抽泣样等。中枢性呼吸衰竭的呼吸困难主要表现在节律和频率方面的改变；呼吸器官病变引起的呼吸困难，呼吸辅助肌多参与活动，表现为点头或抬肩样呼吸。呼吸衰竭不一定有呼吸困难，如中枢性药物中毒时呼吸均匀，表情淡漠或昏睡；严重肺气肿并发呼吸衰竭、肺性脑病、二氧化碳麻醉时，往往没有呼吸困难。

2. 紫绀

紫绀是缺氧的典型症状，紫绀与局部血流情况有关。血流淤滞，容易出现紫绀，临床上多以观察口唇或口腔黏膜等血流量较大的部位为准。缺氧不一定有紫绀，因紫绀主要取决于血液中还原血红蛋白的绝对值。

3. 精神神经症状

缺氧和二氧化碳潴留都会引起精神神经症状。症状的轻重不仅决定于缺氧和二氧化碳潴留的程度，也与人体的适应和代偿有密切的关系。所以，急性呼吸衰竭的症状较慢性为明显。二氧化碳麻醉和所谓"肺性脑病"，是二氧化碳潴留的典型临床表现，有神志淡漠、肌肉震颤、间歇抽搐、嗜睡、昏睡、昏迷等。神经检查可见腱反射减弱或消失、锥体束征阳性等。其临床表现可与肺性脑病相似。

4. 血液循环系统症状

缺氧和二氧化碳潴留时，心率增快、心搏出量增加、血压上升，肺循环小血管收缩而产生肺动脉高压。心肌对缺氧十分敏感，早期轻度缺氧心电图即可显示出来。急性严重心肌缺氧，可出现心律不齐，心室颤动以致心搏骤停。严重或长期缺氧导致心肌衰竭后，心肌收缩力就会减弱，每分心搏量减少，血压下降，最后引起呼吸衰竭。长期肺动脉高压将诱发右心衰竭，出现颈静脉及皮肤表浅静脉充盈，肝大及下肢浮肿等。二氧化碳可直接作用于血管平滑肌，使血管扩张，故外周表浅静脉充盈，皮肤温暖、红润、潮湿汗多，血压增高，心搏出量增加，脉搏洪大有力。脑血管在二氧化碳潴留时也扩张，故在二氧化碳潴留早期常有搏动性头痛。

5. 消化系统和泌尿系统症状

呼吸衰竭对肝、肾功能都有影响，如肝细胞缺氧发生变性坏死，或肝淤血，血清谷丙转氨酶可增加至 $3\sim4$ 倍甚至更高。严重缺氧和二氧化碳潴留常有消化道出血，可能是胃肠道黏膜充血水肿、糜烂渗血所引起。肾功能的损害表现在蛋白尿、尿中出现红细胞或管型。上述情况多是可逆的，随呼吸衰竭的缓解，肝功能、肾功能一般都能恢复正常。消化道出血在缺氧和二氧化碳潴留纠正后即迅速缓解或消失。

（二）病因病机

凡能导致人体正常机能状态紊乱或破坏的各种原因和条件，即是病因。呼吸系统疾病临床基本病因系指能够引起各种呼吸系统病证的常见病因。中医病因学除研究任何可能作为致病原因的自然、社会和心理因素外，常主要依据临床表现，进行逻辑分析，以"审证求因"。而呼吸系统疾病的中医病因认识亦不外乎这一特点。

1. 风寒

风为春令主气，然终岁常有，是由气温或气压变化引起大气流动而形成。正常情况下称之为风气，反常或逢人体虚弱时而致病者则谓之风邪。《素问·风论》云"风者善行而数变"，概括说明了风的基本特点是轻扬善行，急骤多变，故凡临床表现与风的特点相合，或发病前确与风的袭扰有关者，均可视为风邪致病。"风邪上受，易犯肺卫"，说明风邪致病与肺系病的形成关系较为密切。风性善行、数变及风性动摇振掉的致病特点，可表现于呼吸系统疾病的某些危急病症或变证中。寒为冬令主气，系指自然界气温偏低而言。寒气本为自然界正常的气温现象，然一旦气温骤降、寒冷太过，超出人体对自然的适应能力；或天时应暖而反寒，或偶处高寒之地，或寒凉饮冷，且又适值人体正气偏虚，即可导致人感寒而生病，如此便谓之寒邪。所谓"形寒饮冷伤肺"，即是说寒邪最易导致肺系疾病的发生。寒邪有内外之分。外寒系指由口鼻、肌表而入者，常谓之"伤寒"；内寒是人体机能状态低下，阳气失去温煦的病理反应。呼吸系统疾病因外寒或内寒而致者较为多见。

2. 湿热

湿为长夏主气，系指空气中湿度偏重而言。虽以长夏之季易感，然若天气阴雨连绵、地域潮湿、久居水湿、或水上作业，或涉雨淋水等，亦可致湿邪伤人为病。湿邪亦有内外之分。一般而言，湿邪致肺系疾病，以内湿为主。如脾湿生痰，凡肺之痰饮皆与之相关。肺系疾病主要表现为痰液、鼻涕稠浊或秽浊。热，为夏令之主气，即自然界气温或温度偏高。虽于夏季易感，然若春温而热、秋凉而温燥、冬寒而反温，亦可致热邪感人而生病。或平素喜食辛辣烟酒，或痰湿、瘀血积久化热，均可形成内热之证，如各种肺炎、急性鼻炎、咽喉炎、扁桃体炎、急性气管或支气管炎等因热邪致病者甚为多见。火热之性炎上，即指临床所见之热势弛张、向外发散（如发热、灼热、燥热）等征象，亦指火热之邪具有向上升腾、致病肿痛的特点。

3. 秋燥

燥为秋季主气，系指空气中湿度小而言。若于秋令感邪生病，则系燥邪所致。凡秋初夏热之气犹未尽退，且久晴无雨，秋阳以暴，多为燥与热相合客犯人体，且病则属温热。凡深秋近冬之际，秋风肃杀，燥邪常与寒邪合犯人体，其病便是凉燥。津液亏损，皮毛肌肤失于濡润，脏腑孔窍无以滋养表现出干涩、干燥、津液不足的症状和体征。

4. 吸烟

吸烟在我国于明朝万历年间，始出自闽广两地，当时因其能除山岚瘴气，并治风湿之邪等疾患，曾被张景岳列入本草学的内容之一。后世本草著作，如《本草求真》亦有载之者。然长期以来人们对吸烟有害身体一面缺乏充分认识，虽有据吸之能顷刻醉人，疑其性必有毒，后习服既久，却未能发现有明显损害人体的征象，故仅以为此物属纯阳，善行善散，凡阳盛气越而多燥多火，以及气虚气短而多汗者，不宜用之。现代医学认为吸烟可抑制肺的防御功能，在吸烟者中下呼吸道感染比较多。吸一支烟所形成的烟雾，其中含有 20 多种化学物质。如烟碱（尼古丁）、一氧化碳、丙烯醛、氰化物等，对呼吸系统有刺激和毒性损坏作用。实验证明，吸烟可影响呼吸系统的非特异性和特异性防御机制，增加对肺部感染的易感性，并阻碍其对吸入颗粒的处理。临床上吸烟可成为上呼吸道感染、气管和支气管炎、慢性咽炎等病诱发和加重的重要因素。

5. 情志

情志作为致病因素之一，在肺系疾病中无直接致病的可能。就中医理论而言，肺在志为悲，所谓"悲哀太甚则伤肺"。这是因为悲（忧或哀）太过，易耗伤肺气，而临床表现为叹息饮泣，气短懒言，精神萎靡，意志消沉等。由于悲哀之志太过，可能降低肺的防御机能，从而使肺的易感性增加，致使某些呼吸系统疾病复发、加重或影响康复。

6. 劳倦

劳倦或谓过劳，主要包括劳力、劳心、房劳三个方面。劳力过度系指形体劳作的量及强度超过了机体能力所适应和承受的范围。如烦劳、负重、久立、远行等。"劳则气耗"，形劳过度易致脾肺之气耗伤，出现体倦困乏，少气懒言，喘息汗出等。然无论形劳、心劳、房劳，均非作为引起肺系疾病的直接原因。往往因形劳伤气，心劳耗血，房劳竭精，以致气血精液因劳成损，劳损日久而成疾。

7. 痰饮

痰饮形成后，轻者可随脏腑功能的恢复而自行化解消除，重者停积体内而导致各种病症的发生。若蓄积停聚于一处，必致气机受碍或使阳气郁遏不得生发。如肺系病中的悬饮（各种原因所致之胸膜腔积液），临床可见胸膜胀满疼痛，以胁下部位为主，呼吸、咳唾、转侧时疼痛加重，气短息促等。若饮停于肺，则症见咳喘胸满，不能平卧，呼吸困难，痰白如沫量多，久咳可出现面目浮肿等。

8. 瘀血

瘀血系指脉道不畅、血质污浊、血流缓涩、血液瘀积而言。多种内外因素和各种疾病的病理过程均可致瘀血的形成，瘀血形成并停积于体内可致各种病症的发生，故瘀血亦属继发性致病因素之范畴。如肺之脉络瘀滞，可致肺的宣肃功能失常，而见咳嗽、喘气、胸痛、咳血等；若肺脉瘀阻日久化热，则症见低热或潮热；若寒滞肺络，血不周行，而可见爪甲口唇青紫；若脉道阻络，以致血溢脉外，可见咯血等。几乎可以认为全部肺系疾病的病理过程都与瘀血密切相关。

9. 空气污染

空气污染系现代都市生活中的一种有害人体健康的因素。而在古代或偏远山区农村则其影响甚微，故传统中医病因学很少论及。空气污染对呼吸系统的影响最为突出。现代医学认为环境中的颗粒、有害化学烟雾均可抑制呼吸系统的防御功能。此外，许多污染大气的化学物质都有致癌作用，如汽车废气中的氧氮化物与烯烃作用，可生成致癌作用较强的硝化烯烃。

（三）病理变化

中医学认为任何疾病都有着共同的病理基础，亦即基本病机，病机是指疾病发生、发展、变化的机理。如正邪斗争、阴阳失调、升降失常等。呼吸系统疾病除基本病机外还具有如下特点。

（1）肺为娇脏，外邪易袭：肺位最高故称华盖，肺叶娇嫩而有娇脏之名。因其为华盖，且主皮毛而开窍于鼻，凡外邪袭人，不从皮毛而客，必由鼻窍而入，故六淫外邪最易侵袭肺卫。又肺为清轻之地，最不耐外邪（包括六淫、毒气、烟雾、粉尘等）之袭扰。

（2）易虚易实，易寒易热：肺主一身之气，为宗气所生。宗气走息道而助呼吸，且能贯心脉而行气血。脾胃所化生的营卫之气和肺所吸入的清气相结合，才能发挥濡养五脏六腑四肢百骸的作用，故人体中营养物质的生成和输布，均有赖肺主气功能的正常。

（3）宣降失常，气易上逆：宣降失常是肺系疾病基本的病理变化，而肺气上逆则是这一病理变化的必然结果。

（4）虚实夹杂，痰瘀易结：肺系疾病不仅易虚易实，而且具有易形成虚实夹杂的病理特点。

三、中医呼吸危重症的辨证思路

（一）辨病位

肺脏病变部位主要在肺。中医学中所说的肺，包括肺脏、气道、喉鼻和肺的经脉。肺主卫外合皮毛。所以肺的病变往往涉及卫表和皮毛。肺脏病变和其他脏腑密切相关。《内经》说："五脏六腑皆令人咳，非独肺也。"其他脏腑病变皆可影响及肺。如脾湿生痰上干于肺，肝经气火上犯于肺，肾虚气失摄纳出现喘急，阴亏虚火灼金引起咯血，心血瘀阻导致气机紫绀等。肺脏病变亦影响其他脏腑功能。如肺虚子盗母气，以致脾胃受损，运化失司；肺脏气阴耗伤病久及肾，摄纳失常；饮停胸胁，肝络不和而致胁痛；咳喘重症每多影响及心，而见面唇青紫，心慌悸动，汗出喘脱等症状。一般而言，肺系病证的虚证，起初以肺虚为主（气虚、阴虚或气阴两虚）。继则由肺及脾肾。肺脾两虚多以气虚为主；肺肾阴虚常出现阴虚火旺证，肺肾气虚出现摄纳失常，呼吸浅短难续，张口抬肩，倚息不得平卧等症状。晚期气虚及阳，或

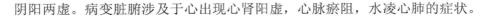

阴阳两虚。病变脏腑涉及于心出现心肾阳虚，心脉瘀阻，水凌心肺的症状。

（二）辨病性

肺系病症外邪所致者，属表属实；表解而邪留于肺者，属里属实；病久而邪恋正伤者，乃邪实与正虚并见；后期常以正虚为主。肺系病症内伤所致者，多虚实并见。如饮食失调，脾虚痰湿干肺；情志所伤，气火灼肺伤津；劳倦体虚，禀赋不足，正虚而痰浊留肺等。

（三）辨证论治

本病表现多属本虚标实，虚实错杂。由于体质及病程阶段不同，每个患者虚实兼夹的情况各异，当根据具体情况进行辨证，治疗必须判别邪正的盛衰，权衡病情的轻重缓解而治之。

1. 表寒里热

主症：因肺有痰热，又有寒邪束表邪郁于肺，肺气上逆，证见喘逆上气，鼻翼煽动，张口抬肩，胸胁或痛，咳嗽，痰吐稠黏伴有形寒身热，烦闷，身痛，身热，有汗或无汗，口渴，苔薄白或黄，质红，脉浮数，或浮滑。治法：宣肺泻热。本证为外感风寒，邪热壅肺，应选用麻杏石甘汤加减。

2. 肺卫不固

主症：反复咳喘，动则加甚，痰白清稀，神疲乏力，声低懒言，乏力，自汗，面色萎黄，舌质暗淡，苔薄白，脉濡弱。治法：益气固本止汗扶正祛邪相兼为用。本证为卫气虚弱，表虚不固，应选用玉屏风散加减。

3. 痰瘀阻肺

主症：喘咳日久，呼吸气促，胸闷，痰黄稠，咳吐不易，口干咽燥，神疲乏力，唇舌青紫，苔黄，脉滑。治法：清热化痰，活血化瘀，益气养阴。本证为痰热壅肺，瘀血阻滞，应选用千金苇茎汤加减。

4. 肺肾阳虚

主症：喘咳气促，动则尤甚，痰多而清稀，口淡，纳呆，便溏，畏寒，四肢欠温，或见四肢浮肿，小便不利，面色晦暗，舌暗滞，苔薄白，脉沉细或结代者。治法：健脾温肾，活血化瘀。本证为中阳素虚，水湿内停，应选用苓桂术甘汤加减。

疾病的严重阶段，有由虚夹实，因实至急，与由虚至危，阴竭阳脱之表现。由于脏腑功能严重失调，痰、瘀蕴结不散，变证峰起，且正邪相搏，元气耗散，正气不支，而出现脏腑衰败、阴竭阳脱危笃之候。

（四）检查要点

呼吸衰竭是许多严重疾病并发的危笃证候，致病原因极其复杂，可由外感六淫、脏腑内伤、阴阳失调，以及跌仆损伤、药物中毒、电击、水溺等引起。慢性呼吸衰竭的发生，多因久病肺虚，如内伤久咳、支饮、哮喘、肺痨等慢性肺系疾患，迁延失治，痰浊潴留，日久导致肺虚，而肺虚卫外不固，外感六淫反复侵袭诱使本病的发生。实验室检查对呼吸衰竭的诊断是有十分重要意义的。在缓慢发作的呼吸衰竭病例中，虽然有明确的慢性呼吸系统病史，以及逐渐进展的典型缺氧和二氧化碳潴留的症状，却往往没有得到应有的重视而不能及时诊断。实验室检查能够帮助明确呼吸衰竭的性质和程度，如血气分析，不仅在诊断方面意义重大，而且在治疗上也有重要意义。

（五）现代医学主要诊断方法

1. 肺功能检测

肺功能检测主要包括通气、换气、血流、呼吸力学和运动心肺功能检测。通过检测可以了解呼吸功能及基本状态，明确肺功能障碍的程度及类型，观察肺功能损害的可复性、疾病的预后。

2. 血液气体分析

血液气体分析在维持人体正常生理及酸碱平衡中有着重要的作用，对于重症肺部疾病，尤其对酸碱失衡等病症的诊断、抢救、监护等方面意义重大。血氧分压（partial pressure of oxygen，PaO_2）是诊断呼吸衰竭的指标之一，PaO_2 小于 30mmHg 时，提示严重缺氧，可危及生命。如果同时测定动、静脉血 PaO_2，其总数可反映组织利用氧的情况。动脉血二氧化碳分压（pressure of arterial carbon dioxide，$PaCO_2$）是诊断呼吸衰竭的另一重要指标。当 $PaCO_2$ 大于 5.98kPa 时，提示通气不足，可导致呼吸性酸中毒。当 $PaCO_2$ 大于 6.67kPa 时，是诊断呼吸衰竭的指标。当 $PaCO_2$ 小于 4.65kPa 时，提示通气过度，可导致呼吸性碱中毒。

3. 胸部 X 线检查

透视是发现胸部病变的主要方法之一，可以在不同体位下观察胸部解剖的 X 线表现，还可以了解到器官的运动功能。摄片前透视，初步了解病情，对摄片的位置和条件有指导意义。阅片时发现有疑问，可再做透视，以进一步明确病变的性质。CT 检查对胸部的病变不作首选的检查方法，一般在普通 X 线检查发现病变，但尚有一些问题需用 CT 检查进一步研究时才选用，尚有许多适应证。

四、呼吸危重症外感病治疗大法

（一）内治法

1. 宣肺

所谓宣肺主要是指恢复肺的宣发功能。肺气宣畅，卫气到达肌表则能抗邪外出；散水消肿；气机畅达，从而起到止咳平喘的治疗效果。肺主宣发，外合皮毛。肺的宣发作用能使卫气津液输布于肌表乃至全身，从而使之能够抗御外邪，启闭汗孔，调节体温，润泽皮毛。若是外邪束表，每致肺气失宣，卫气布散不及，不足以抗邪外达则恶寒发热、头身疼痛；肺气郁滞而易咳逆；津液布散失调又常产生水肿、咳痰等。治当宣肺通气，常用麻黄、生姜、桔梗、前胡、紫苏叶、薄荷、牛蒡子诸药组方。由于肺气不宣与各种表证往往同时并存。如风寒束表、肺气不宣者，每用麻黄发汗解表、宣肺平喘，或用荆防败毒散解表宣肺、疏风祛湿；风热犯肺、肺卫失宣者，则用桑菊饮、银翘散疏散风热，宣肺止咳；风客玄府，肺气不宣，水行皮里，传为浮肿，是谓风水，其属风热为患，用越婢加术汤方中重用麻黄、生姜宣肺散水，石膏清热，白术利水，甘草、大枣和中，只待宣发正常，津液得以布散，水肿诸症自可渐除。若系风寒所致，则宜去石膏加紫苏叶、荆芥、防风等辛温发散之品。

2. 降肺

宣发与肃降是肺脏生理功能相辅相成的两个方面。宣发失常，气机不利，每致肺气不降；肺失清肃，又常引起宣发异常。故临证运用宣肺法时，常加苦杏仁、半夏等药物以降肺气，使用降肺方时，亦常加用麻黄、生姜等药物助肺宣发，如苏子降气汤中加生姜、前胡，定喘汤中用麻黄即属此例。肺主肃降，若是肺失清肃，气不得降，必然产生咳喘、胸闷等肺气上逆之候。治法宜肃降肺气，止咳平喘，临证每用紫苏子、苦杏仁、厚朴、半夏、紫菀、款冬花、旋覆花、莱菔子诸药组方。苏子降气汤、定喘汤、三子养亲汤，以及仲景之射干麻黄汤、桂枝加厚朴杏子汤等，均系降肺之常用方。

3. 敛肺

敛肺即收敛肺气之法，乃根据"散者收之"，针对久病虚喘、肺气欲散之证而设。咳嗽既久，肺气大伤，肺气耗散不收，每见咳喘、气促、倦怠、汗多、畏寒、或口干面赤、脉弱。如此肺气大伤，耗散不收之时，须急收敛肺气，常用五味子、黄芪、人参、诃子、罂粟壳、白果仁、乌梅等药物。临证多以生脉散为主方，再视病情随证增减药物。又如肺气虚、肺阳虚、肾不纳气等证，常常兼有肺气耗散之候，此时若无明显痰湿之象，可用补肺汤、苓甘五味姜辛汤、七味都气丸诸方。方中均用五味子，以收敛耗散之气。

4. 止血

止血即制止肺络溢血，谓止血治法。咳血的成因甚为复杂，临证必须审因论治，倘若一见出血，便用止血之剂，则易产生"闭门留寇"之弊，甚至加重出血。例如，属阴虚火旺、灼伤肺络而咳血鲜红者，宜用百合固金汤加炒栀子、白及、地榆等滋阴降火以止血；肝郁化火，木火刑金，或见痰中带血，或咳吐大量鲜红纯血，常用泻白散和黛蛤散加黄芩、栀子、龙胆草清肝泻火、凉血止血；痰热壅肺，热伤肺络，每见痰中带血如铁锈色样，则用麻杏石甘汤加鱼腥草、黄芩、蒲公英、紫花地丁等清热化痰以止血；大量咳血不止，阴不敛阳，当益气回阳救逆，用独参汤或参附汤。

5. 温肺

温肺即温补肺阳之法，乃是针对肺中之阳不足、寒饮停滞于内而设者。前人虽少有肺阳虚之说，然临床确实有之。该证的形成，多因肺气虚久累及肺阳，或因肾阳亏乏无以温肺，或因肺阳本虚，外寒引动内饮而初发并加重，或因反复感寒而使肺阳渐伤。由于肺阳虚每因多种因素所致，故临证很少单独运用温肺一法，大都配合化痰平喘、补肺益气、疏散外寒、温肾纳气诸法治之。还须明确，肺阳虚的形成多因气虚日久发展而来，其关系犹如脾阳虚多因脾气虚发展而来、肾阳虚多由肾气虚发展而来一样。因而温肺时，每应多加益肺气的药物。

综上所述，中医治肺有法可效，有方可循，凡肺之所生病者，皆可依法治之，随法选方用药。然疾病的发生发展往往是极复杂的病理过程，单纯运用某一治法，常常不易达到预期效果，因而临证多是几种方法联合运用，如此治病可有事半功倍的效果。

（二）外治法

外治疗法是中医学的主要治疗手段，可广泛运用于多种肺脏病的治疗。针灸是通过针刺与艾灸来调整脏腑气血的功能，从而达到治疗疾病的目的。外治法一般指选用药物、手法，或配合适当的器械，作用于体表或九窍等处，以治疗疾病的一种方法。常用的方法有药物外敷，热熨、熏蒸、鼻吸、发泡、刮痧等。在北方地区多亦采用穴位贴敷疗法，经过多年的临床研究，穴位贴敷疗法，冬病夏治用于呼吸系统疾病疗效显著，值得应用推广。此外针灸也是必不可少的常用外治法。其中常用的外治法主要有以下几类。

1. 三棱针疗法

三棱针的主要用途是刺络放血，即根据病情用针刺破人体特定部位的浅表血管，放出少量血液以治疗疾病的方法，有点刺、散刺、挑刺之分。凡经络壅滞，血瘀不通的疾病等均可用三棱针疗法来治疗。

2. 皮内针疗法

皮内针疗法就是将特制的小型针具（麦粒型、图钉型）留置于皮内较长时间的一种治疗方法，又称埋针"。皮内针疗法对一些久治不愈的慢性肺脏疾病有较好的疗效。

3. 耳针疗法

耳针疗法是用针刺或其他刺激方法刺激耳穴以防治和诊断疾病的一种方法。耳针临床运用广泛，可用于治疗多种肺脏疾病。

4. 电针疗法

电针疗法是在毫针针刺腧穴获得针感后接通电针机，通过针体输入微量电流。以针和电的综合作用达到治疗疾病目的一种方法。凡针刺能治疗的肺脏疾病均可用电针疗法。但应注意脊柱两侧及心前部位针刺时不可交叉通电，避免电流回路通过脊柱和心脏而引起不良的后果。

5. 水针疗法

水针疗法是一种针刺与药物相结合的治疗方法，即用注射器将与患者病情相对应的药物注入有关腧穴或阳性反应点，通过针刺与药物的作用来达到治疗疾病的目的。凡针灸所适应的肺脏疾患大多可采用水针疗法治疗。

6. 外敷法

外敷法是临床常用的外治。做法是：先将所用的药物研为细末，再选用醋、酒、菊花汁、银华露、或油类调敷患部及四周，或某一特定的腧穴上。通过经络"内属脏腑，外络肢节，沟通表里，贯穿上下"的作用，不仅能治疗局部的病变，还能治疗全身疾患。

7. 熏蒸法

熏蒸法是利用药物燃烧时所产生的烟雾，或煎汤沸腾后产生的蒸汽来熏蒸肌肤的一种方法。由于有热力和药物的协调作用，能促使其经络疏通，气血流畅，改善局部和全身的机能。这种方法与现代医学理疗中的水疗有某些相似之处。

8. 雾化法

气雾剂是近代发展起来的新剂型，是古代吸入法的发展。这种方法具有速效和定位作用强等优点，可治疗多种肺系疾患。

9. 脐疗法

脐即肚脐，亦名神阙，位于任脉上，为胎儿的命蒂与人体内脏有密切的关系。该处表皮角质层最薄，且脐下无脂肪组织，皮肤筋膜直接相连，故敏感度高，渗透力强，药物易于穿透、弥散而被吸收。可在脐部行敷脐、熏脐、熨脐、灸脐等疗法。

（李竹英）

第二节　呼 吸 衰 竭

呼吸衰竭是各种原因引起的肺通气和（或）换气功能严重障碍，以致不能进行有效的气体交换，导致缺氧伴（或不伴）二氧化碳潴留，从而引起一系列生理功能和代谢紊乱的临床综合征。在海平面、静息状态呼吸空气条件下，并排除心内解剖分流和原发于心排血量降低等情况后，动脉血氧分压（PaO_2）低于 8kPa（60mmHg），或伴有二氧化碳分压（$PaCO_2$）高于 6.65kPa（50mmHg），即为呼吸衰竭（简称呼衰）。

临床上呼吸衰竭的分类很多，包括：根据血气分析分类分为 I 型呼吸衰竭、II 型呼吸衰竭；根据病程、起病急骤分为急性呼吸衰竭、慢性呼吸衰竭；根据发病部位可分为中枢性呼吸衰竭、周围神经性呼吸衰竭；根据发病机制分为通气性呼吸衰竭、换气性呼吸衰竭。

呼吸衰竭是内科常见的急、重症之一，其预后与能否早期诊断、合理治疗有密切关系，近年来，运用中西医结合的综合疗法防治呼吸衰竭取得了较好疗效。

呼吸衰竭属于中医学"喘证"、"喘脱"等危急重症的范畴。

一、临床诊断要点与鉴别诊断

（一）诊断标准

1. 急性呼吸衰竭的诊断

患者无肺部疾患史，新近有外伤、休克、脓毒血症、肺炎、异物吸入、骨折、输液过快等基础病史；动脉血 $PaO_2 < 60mmHg$（8kPa）或伴有 $PaCO_2 > 50mmHg$（6.6kPa）；即可诊断为急性呼吸衰竭。

2. 慢性呼吸衰竭的诊断

（1）有呼吸系统慢性疾病或其他导致呼吸功能障碍的病史。

（2）有缺氧或 CO_2 潴留的临床表现，低氧血症者可有发绀，呼吸困难，心率加快；严重者有表情淡漠，反应迟钝，或烦躁不安，嗜睡、昏迷等。二氧化碳含量升高的表现有头痛、白天嗜睡、夜间不眠、血压升高、多汗、判断力及记忆力下降等。

（3）多有慢性肺部疾病的体征如桶状胸，呼吸音的改变和肺部啰音的出现等。

（4）动脉血 $PaO_2 < 60mmHg$（8kPa）或伴有 $PaCO_2 > 50mmHg$（6.6kPa）。由于慢性呼吸衰竭起病徐缓，长期的低氧血症和高碳酸血症刺激机体产生了一定的代偿能力及耐受性，故许多学者认为慢性呼吸衰竭的血气诊断标准可为动脉血 $PaO_2 < 50mmHg$（6.6kPa）或伴有 $PaCO_2 > 55mmHg$（7.3kPa）。

（5）呼吸衰竭的诊断也不能仅仅单纯看血气的改变，有少数情况虽有血气改变但不是呼吸衰竭：①心脏或大血管的动静脉分流，因为静脉血不通过肺部进行气体交换，而有心脏或畸形血管直接进入动脉血中以致 $PaCO_2$ 降低；②在代谢性碱中毒时，肺脏为了调节酸碱平衡保留 CO_2 使 $PaCO_2$ 增高；③居住高原者，因空气中氧含量低，因而动脉血氧含量降低。

3. 已经吸氧者呼吸衰竭的诊断

I 型呼吸衰竭为 $PaCO_2$ 正常或下降，$PaO_2 > 60mmHg$，需计算氧合指数= $PaO_2/FiO_2 < 300mmHg$，提示呼吸衰竭；II 型呼吸衰竭 $PaO_2 < 60mmHg$，$PaCO_2 > 50mmHg$。

4. 呼吸衰竭的分类

（1）根据血气分析分类：最重要的标准：$PaO_2 < 60mmHg$。

1）I 型呼吸衰竭：由于换气功能障碍，又称低氧血症性呼吸衰竭；标准就是：$PaO_2 < 60mmHg$，$PaCO_2$ 正常或下降。

2）Ⅱ型呼吸衰竭：由于通气功能障碍，又称通气性呼吸衰竭；标准就是：$PaO_2<60mmHg$，$PaCO_2>50mmHg$；即缺氧伴 CO_2 潴留。

3）吸氧状态：$PaO_2>60mmHg$，$PaCO_2>50mmHg$——Ⅱ型呼吸衰竭。

4）吸氧状态：$PaO_2>60mmHg$，$PaO_2/FiO_2<300mmHg$—— 呼吸衰竭（肺损伤）。

（2）根据病程、起病急骤分急、慢性呼吸衰竭：

1）急性呼吸衰竭：数秒或数天发生，机体来不及代偿，病情危重，需要紧急抢救。

2）慢性呼吸衰竭：多发生在原有肺部疾病，机体产生代偿反应，主要是血 HCO_3^- 代偿性增高。在呼吸衰竭的基础上，因合并呼吸系统感染、气道痉挛或并发气胸等情况，病情急性加重，在短时间出现 PaO_2 显著下降和 $PaCO_2$ 显著升高，称为慢性呼吸衰竭急性加重。

（3）按发病部位可分为中枢性呼吸衰竭、周围神经性呼吸衰竭。

（4）按发病机制分为：通气性呼吸衰竭、换气性呼吸衰竭。

1）通气性呼吸衰竭：也称泵衰竭，主要引起通气功能衰竭，表现为Ⅱ型呼吸衰竭；驱动或制约呼吸运动的中枢、外周神经、神经肌肉组织（神经-肌肉接头和呼吸肌）、胸廓统称为呼吸泵，这些部位病变称为泵衰竭。

2）换气性呼吸衰竭：也称肺衰竭，肺组织、气道阻塞和肺血管病变造成的呼吸衰竭，称为肺衰竭。肺组织和肺血管病变常引起换气功能障碍，表现为Ⅰ型呼吸衰竭；严重的气道阻塞性疾病影响通气功能障碍，造成Ⅱ型呼吸衰竭。

（二）鉴别诊断

1. 心源性呼吸困难

左心衰竭引起的呼吸困难应与呼吸衰竭引起的呼吸困难相鉴别。左心衰竭引起的呼吸困难是由于心搏量减少，左心室舒张末期压增高继而引起左房压、肺静脉压和肺毛细血管楔嵌压升高，造成肺循环瘀血的结果，按其渐进性严重程度，表现为劳力性呼吸困难，端坐呼吸，阵发性夜间呼吸困难，心源性哮喘和急性肺水肿。可伴有咳嗽、咳痰等肺泡和支气管黏膜瘀血症状，亦伴有疲乏无力、头昏、苍白、心动过速等心排出量降低为主的症状。查体心界增大，心率增快，心尖区可听到舒张期奔马律。急性肺水肿时，咯粉红色泡沫痰，两肺可闻及大、中水泡音。

呼吸衰竭引起的呼吸困难，特别是慢性阻塞性肺疾病引起的呼吸困难，多可以平卧，患者由平卧位坐起后，呼吸困难并无改善，心率可以不快，两肺多细湿啰音和干啰音，心电图可有肺心的相应变化，血气分析有低氧和（或）二氧化碳潴留的表现。

2. 重症自发性气胸

重症自发性气胸继发于基础肺部病变，尤其慢性阻塞性肺疾病患者并发自发性气胸，或者张力性气胸患者亦有呼吸困难，患者紧张、胸闷，甚至心率快，心律失常，强迫坐位，发绀，大汗，意识不清，导致低氧血症和二氧化碳潴留。但气胸患者常突然发作伴有一侧胸痛，患者可有胸部隆起，呼吸运动和语颤减弱，叩诊鼓音，听诊呼吸音减弱或消失。胸部 X 线检查显示气胸征是确诊依据。

3. 重症代谢性酸中毒

重症代谢性酸中毒，尤其急性代谢性酸中毒时出现深大呼吸，应和呼吸衰竭引起的呼吸困难鉴别。患者可有恶心，呕吐，食欲不振，烦躁不安，以致精神恍惚，嗜睡，昏迷。代谢性酸中毒时常伴有原发病的其他表现，如糖尿病酮症呼气有烂苹果味；尿毒症者有尿味；失水者皮肤黏膜干燥等。确诊应依靠血气分析，其 pH 降低，$PaCO_2$ 降低，SB 减少，AB 小于 SB，BE 负值增大（$<3mmol/L$）。

4. 急性呼吸衰竭和慢性呼吸衰竭

急性呼吸衰竭是指原来肺呼吸功能正常，因多种突发因素，如脑炎、脑外伤、脑血管意外、电击、中毒等抑制呼吸中枢；或神经-肌肉疾患，如脊髓灰质炎、急性多发性神经根炎、重症肌无力等，均可影响通气不足。还可因急性物理或刺激性气体吸入、严重创伤、休克、严重感染等引起肺组织损伤，发生渗透性肺水肿所致的成人呼吸窘迫综合征，以急性换气功能障碍所致的严重低氧血症的呼吸衰竭。

慢性呼吸衰竭多见于慢性呼吸系统疾病，如慢性阻塞性肺疾病、重度肺结核等，其呼吸功能损害逐渐加重，虽有缺氧或伴二氧化碳潴留，但通过代偿性适应，仍能从事个人生活活动，成为代偿性慢性呼吸衰竭。一旦并发呼吸道感染，或因其他原因增加呼吸生理负担所致代偿失调，出现严重缺氧、二氧化碳潴留和酸中毒的临床表现，称为失代偿性慢性呼吸衰竭。

二、中医辨病诊断

（一）诊断依据

（1）以喘促气逆，呼吸困难，甚至张口抬肩，鼻翼煽动，不能平卧，口唇发绀为特征。
（2）多有慢性咳嗽、哮病、肺痨、心悸等病史，每遇外感及劳累而诱发。

（二）类证鉴别

喘脱主要与气短相鉴别。喘病与气短同为呼吸异常，但喘病以呼吸困难，张口抬肩，甚至不能平卧为特征；气短亦即少气，呼吸微弱而浅促，或短气不足以息，似喘而无声，亦不抬肩撷肚，不像喘病呼吸困难之甚。如《证治汇补·喘病》说："若夫少气不足以息，呼吸不相接续，出多入少，名曰气短，气短者，气微力弱，非若喘症之气粗迫也。"但气短进一步加重，可呈虚喘表现。

三、审析病因病机

（一）外邪侵袭

外邪（风寒、风热、燥邪等）袭体束肺，内郁肺气，外闭皮毛，阻遏阳气，致肺失宣降上逆而喘。

（二）饮食不节

过食生冷、肥甘厚味，或因嗜酒伤中，脾失健运，痰浊内生，上干于肺，壅阻肺气，升降不利，发为喘促。

（三）七情内伤

情志不遂，郁怒伤肝或惊恐伤及心肾，致肺气升降失常，气逆成喘。

（四）劳欲久病

过劳伤脾，过欲伤肾，加上久病肺虚，气阴亏耗，不能下荫于肾，脾肾既虚则摄纳无权而为喘。

呼吸衰竭系由外感、内伤所致，其外感病因有风、寒、湿、热等几个方面。而由于脏腑功能障碍所产生的内在因素则有痰、瘀、热、毒等。其病理演变是多脏腑的，病位在肺，累及心、脾、肾等。诸多医家认为肺脾心肾诸脏虚损，加之感受外邪，或邪从热化是引起本病的主要原因；痰热壅肺、血瘀水阻是其主要病机和产生变化的根源。由于痰浊与瘀血互阻，本虚与标实互患而致的病理循环，最终形成伤及气血阴阳，累及五脏的恶性结果。本病病变主要在肺，累及脾肾心诸脏。痰热瘀结为其主要病理因素，发病机制为：肺病日久，喘咳缠绵不愈，久病伤肺，然"金水相生"、"肺肾同源"，肺虚母不荫子，"金绝生化之源，则水为涸流"。久之则上损及下，肺虚及肾，而致肺肾两虚。心脉通于肺，肺朝百脉，肾上络于心，心阳根于命门之火，肺肾两虚可致心阳衰惫。肺肾两虚又可累及脾而致脾虚。肺朝百脉，肺功能失常则血行涩滞，加之痰饮阻滞，心阳虚衰，皆可致瘀，痰瘀互结化热，外感触发，肺失宣肃导致呼吸衰竭。

呼吸衰竭严重时，病邪炽盛，闭阻神窍；或邪盛伤正，元气耗散，可出现闭脱危证，如风痰上扰，痰瘀闭窍；或湿热瘀滞，蒙蔽清阳；或心火亢盛，肺壅窍闭。常见于急性呼吸衰竭。如痰浊壅盛，阻塞气道，或肺虚不能吸清呼浊，清气不足而浊气有余，浊邪害清，痰蒙神窍，出现烦躁、嗜睡、昏迷等症，则多见于慢性呼吸衰竭患者，可因正气不支，阳气涣散出现脱证，而见气息微弱，四肢厥冷，大汗淋漓，呼吸迫促或不规则，脉微欲绝等症。

痰、瘀、热是慢性呼吸衰竭的主要病理因素，脾失健运，肺失输布，肾气不能温煦与气化而致水湿凝聚成痰，肺朝百脉，肺气升降失常，不能鼓动血脉则血行涩滞瘀塞，外感邪热或痰瘀郁而化热均成邪热内炽，痰、瘀、热生成之后，阻遏于内，进而胶结加重。慢性呼吸衰竭最初多为肺脏自病而生，久之则影响其他脏腑，其病虽在肺脏，但与心、肝、脾、肾密切相关，以肺、脾、肾虚损为本，以热毒、瘀血、痰浊为标，系本虚标实、虚实相兼的病症。由于久病损及多个脏腑，且正虚邪实，互为因果，相互影响，因而病情迁延危重，病情缠绵难愈。

四、明确辨证要点

呼吸衰竭辨证首先要辨虚实。实证发病多急骤，有明显的邪盛表现，如外感风寒、风热，痰热壅肺，瘀滞肺络，或有外伤病史，多见于急性呼吸衰竭。虚证发病较缓，多见于它病之后，或原有其他肺系慢性疾病，表现为肺肾气虚或心脾肾阳虚，亦可出现虚实兼杂。

偏于标实者，当辨外邪、痰浊、郁热和瘀血之侧重。有外感者，喘逆气急，伴形寒、身热、脉浮；痰浊内壅者，喘而咯吐黏痰或浊痰，不易咯出；兼有郁热者，身热烦躁，便结气壅，舌红苔黄；瘀滞较甚者，胸闷疼痛，面色晦暗，唇舌发青，手足青黑。

正虚应辨肺、肾、心、脾不同脏器之亏虚。肺虚者活动后呼吸困难加重；肾虚者静息时亦有气急喘促，动则尤甚；心虚者喘促持续不已；脾虚者兼有乏力、纳差等消化系统症状。

五、确立治疗方略

急性呼吸衰竭多以清热、化痰、通下、补虚为治疗大法，根据患者不同病情和不同的证型分别使用；慢性呼吸衰竭多属本虚标实，虚实错杂。由于病情阶段和体质的不同，患者虚实夹杂的情况各不相同，应当根据临床表现和舌脉情况进行辨证，判别证型分类、正气的强弱、邪气的程度而辨证施治。慢性呼吸衰竭应当急则治其标，缓则固其本，虚实夹杂，当以标本兼治为原则，总以补虚固本为主。

六、辨证论治

（一）急性呼吸衰竭的治疗

1. 痰热壅肺

（1）抓主症：喘促气急，喉间痰鸣，痰稠且黄，发热口渴，咳嗽。

（2）察次症：烦躁不安，时有抽搐，口干。

（3）审舌脉：舌质红，苔黄，脉滑数。

（4）择治法：清热化痰，宣肺平喘。

（5）选方用药思路：本证为痰壅热蒸，肺失清肃，气逆上冲，方用千金苇茎汤合麻杏石甘汤。药物为：苇茎15g，薏苡仁20g，冬瓜仁20g，麻黄10g，杏仁10g，石膏30g（先煎），甘草5g，连翘15g，黄芩15g，桔梗10g，鱼腥草20g，每日1剂，水煎服。方中苇茎清肺邪热；石膏清泄肺热；薏苡仁清利湿热；冬瓜仁、鱼腥草、桔梗清肺胃之热，又化痰排脓；杏仁苦温佐麻黄以止咳平喘，连翘、黄芩协助苇茎、石膏加强清肺邪热之功。

（6）据兼症化裁：热甚者，加黄连5g、栀子10g以加强清肺泄热祛湿之功；喘甚者，加葶苈子15g以助泄肺平喘之力。夹瘀者，加桃仁10g以化痰通瘀，痰瘀去而喘促可平。

2. 热犯心包

（1）抓主症：喘促气急，高热夜甚，谵语神昏，心烦不寐。

（2）察次症：口不甚渴。

（3）审舌脉：舌质红绛，脉细数。

（4）择治法：清心开窍。

（5）选方用药思路：本证为阳热之气过盛，火热燔灼急迫，气血沸腾，火热闭扰心神，方用清营汤。药物：水牛角30g，黄连12g，生地黄24g，麦门冬12g，玄参12g，金银花15g，连翘15g，郁金9g，石菖蒲8g，每日1剂，水煎服。方中水牛角、生地黄性寒以清营凉血；玄参、麦门冬配生地黄以养阴清热；佐以金银花、连翘、黄连清热解毒；石菖蒲辛温芳香开窍、除痰，配丹参、郁金活血以消瘀热，共奏清心开窍之功。

（6）据兼症化裁：热毒甚者，加黄芩12g、栀子12g以加强清心营邪热之力；喘甚者，加瓜蒌15g，桑白皮15g以加强清热祛痰之力；昏迷者，加清开灵口服液2支、安宫牛黄丸1丸、至宝丹6g以加强清热除痰开窍之力；抽搐者，加钩藤12g、全蝎5g、蜈蚣5g以加强祛风、镇痉之功效。

3. 阳明腑实

（1）抓主症：发热不恶寒，喘促气憋，腹胀满痛，大便秘结。

（2）察次症：小便短赤。

（3）审舌脉：舌苔黄燥，脉洪数。

（4）择治法：宣肺泻下。

（5）选方用药思路：本证阳明经气旺于日晡气时，四肢禀气于阳明，肠腑实热弥漫，方用宣白承气汤，药物为：石膏30g（先煎），杏仁10g，全瓜蒌15g，大黄10g（后下），桑白皮15g，芒硝10g（溶入）。每日1剂，水煎服。方中大黄、芒硝清热解毒，逐瘀荡积，石膏大清肺卫气分之邪热；杏仁止咳定喘，润肠通便；瓜蒌润肺化痰又助大黄泻热通便；桑白皮泻肺平喘。

（6）据兼症化裁：喘甚者，加葶苈子15g、枇杷叶15g以加强下气除痰、泄肺平喘之功；腹胀者，加厚朴15g、枳实10g以行气消胀；热邪炽盛者，加知母10g、黄芩10g助大黄、石膏清解三焦邪热之力。

4. 气阴两竭

（1）抓主症：呼吸微弱，间续不断，或叹气样呼吸，汗出如油。

（2）察次症：时有抽搐，神志昏沉，精神萎靡。

（3）审舌脉：舌红无苔，脉虚细数。

（4）择治法：益气养阴固脱。

（5）选方用药思路：本证为肺气外脱，阴液欲绝，阴不制阳，阳热逼迫欲绝之阳津外泄，方用生脉散合炙甘草汤，药物为：西洋参9g，麦门冬12g，阿胶10g（烊化），五味子8g，黄芪20g，山药15g，牡蛎20g，炙甘草10g。每日1剂，水煎服。方中西洋参甘平补肺，大扶元气，与黄芪、山药同用，增强补气健脾作用，生地黄、麦门冬养阴生津，阿胶滋阴润肺，五味子酸收敛肺止汗，牡蛎固涩止汗，炙甘草补气缓急调和阴阳，共奏补气固脱之功。

（6）据兼症化裁：大汗淋漓，汗出如洗者加龙骨30g、牡蛎25g以加强益气固脱之力；阳脱者，加熟附子6g、肉桂3g以加强回阳救脱之力；暴喘下脱，肢厥滑泻者，加黑锡丹10g以止泄固脱平喘。

（二）慢性呼吸衰竭的治疗

呼吸功能不全

1. 肺气虚弱，痰瘀互结

（1）抓主症：呼吸不畅，喘促短气，喉间痰鸣如锯，咳声低微，口唇青紫。

（2）察次症：语言无力，自汗畏风，或感咽喉不利，口干面红。

（3）审舌脉：舌质淡胖，苔白腻，脉细滑。

（4）择治法：补益肺气，涤痰祛瘀。

（5）选方用药思路：本证为久病肺虚，气失所主，气不化津，津聚成痰，血行瘀滞，方用生脉散合三子养亲汤，药物：人参6g，黄芪15g，麦门冬12g，五味子6g，白芥子6g，苏子10g，莱菔子10g，紫菀15g，款冬花12g，桔梗12g，川贝母10g，川芎12g，甘草6g。每日1剂，水煎服。方中人参大补元气，补肺益气生津为要；黄芪补中健脾，益气，佐人参培补元气；麦门冬养阴生津；五味子酸收敛肺止汗；白芥子温肺利气，畅膈利痰；苏子降气行痰，止咳平喘；莱菔子行气祛痰；紫菀、款冬花、川贝母润肺化痰降气；川芎行痰祛瘀；甘草调和诸药，共奏补益肺气、涤痰祛瘀之功。

（6）据兼症化裁：阴虚者，加沙参 12g、玉竹 15g 以润肺生津；脾虚有寒，吐痰清稀，形寒肢冷者，加干姜 9g、吴茱萸 6g 协同人参、黄芪温中回阳，益气救逆。

2. 肺脾阳虚，痰瘀内阻

（1）抓主症：喘促气急，咳嗽痰多，脘腹胀闷，口唇青紫。

（2）察次症：肢体困重，口淡不渴，纳呆便溏。

（3）审舌脉：舌淡胖，苔白腻，脉濡弱。

（4）择治法：温脾渗湿，化痰行瘀。

（5）选方用药思路：本证为肺气虚损，宣降失职，子病及母，脾运失职，血行瘀滞，方用苓桂术甘汤，药物：党参 15g，茯苓 12g，白术 9g，炙甘草 6g，法半夏 9g，陈皮 12g，桂枝 9g，干姜 9g，赤芍 12g，桃仁 12g。每日 1 剂，水煎服。方中茯苓健脾渗湿、祛痰化饮，桂枝、干姜温阳化饮、化气行水，陈皮、法半夏、白术健脾渗湿，党参健脾益气，赤芍、桃仁活血祛瘀，炙甘草益气和中，共奏温脾渗湿、化痰行瘀之功。

（6）据兼症化裁：气虚甚者，加黄芪 15g、玉竹 15g 补益中气、养肺润燥；咳嗽痰多者，加薏苡仁 20g、紫菀 15g 加强化痰止咳之力；喘甚者，加苏子 12g、白芥子 6g 加强肃肺平喘之力。

3. 肺肾阴虚，痰郁化热

（1）抓主症：呼吸浅促急迫，动则喘甚，痰多色黄，耳鸣，腰酸。

（2）察次症：口唇指甲发绀，口干，心烦，手足心热，尿黄。

（3）审舌脉：舌质红，脉细数。

（4）择治法：滋肾纳气，清热化痰行瘀。

（5）选方用药思路：本证为肺阴亏损，失于滋养，虚火扰动，肺失清肃，肾元亏虚，肾失摄纳，气不归原，方用七味都气丸，药物：熟地黄 15g，山药 15g，山茱萸 12g，瓜蒌皮 15g，浙贝母 15g，川芎 10g，丹参 20g，牡丹皮 9g，五味子 6g，枸杞子 10g，胡桃肉 9g。方中熟地黄滋肾填精为主药，辅以山茱萸养肝肾而涩精，山药补益脾阴而固精，佐以胡桃肉补肾纳气平喘，五味子、枸杞子益肺肾之阴精，敛耗散之肺气，以瓜蒌皮、浙贝母清化痰浊，用川芎、丹参、牡丹皮祛瘀，共奏滋肾纳气、清热化痰行瘀之功。

（6）据兼症化裁：喘促较甚者，合用参蛤散 6g，以加强益气平喘之力；虚火明显者，加知母 12g、黄柏 12g 以加强滋阴降火之力；兼肺阴虚者，合用生脉散以加强润肺养阴之力。

4. 肾阳虚衰，痰瘀泛滥

（1）抓主症：喘促日久，呼多吸少，心悸气短，动则喘促更甚，汗出肢冷。

（2）察次症：面青唇黯，精神疲惫，时有下肢或颜面水肿。

（3）审舌脉：舌质淡胖，苔白腻，脉沉弱无力。

（4）择治法：温肾纳气，祛瘀利水。

（5）选方用药思路：本证为久病肺虚，气失所主，肾元亏虚，气失摄纳，气不归原，气逆入肺，方用金匮肾气丸合真武汤。药物：熟地黄 15g，山药 15g，山茱萸 15g，茯苓 15g，泽泻 10g，牡丹皮 10g，熟附子 15g（先煎），肉桂 5g，白芍 15g，白术 15g，丹参 15g。每日 1 剂，水煎服。方用熟地黄滋阴补肾为主，辅以山茱萸、山药补益肝脾精血，并以熟附子、肉桂温阳暖肾，以鼓舞肾气，壮元阳，益火之源以消阴翳，佐以茯苓、泽泻疏理气机，以温肾平喘，丹参、牡丹皮、白芍柔肝行痰瘀，共收温肾纳气、祛瘀利水之功。

（6）据兼症化裁：肺气虚者，加党参 15g、黄芪 15g 以加强温阳益气之力；稍动则喘者，加沉香 5g、枳壳 10g 以加强下气平喘之力；痰多者，加白芥子 10g、苏子 15g 以加强肃降平喘之力；舌质青紫，增赤芍 15g 加强活血消瘀之力。

肺性脑病

1. 痰迷心窍

（1）抓主症：嗜睡，朦胧，甚至昏迷，气促痰鸣。

（2）察次症：痰涎清稀。

（3）审舌脉：舌紫暗，苔白腻，脉细滑。

（4）择治法：涤痰开窍。

（5）选方用药思路：本证为痰浊上蒙心神，神明失司，方用导痰汤。药物：法半夏 12g，陈皮 12g，茯苓 12g，枳实 12g，竹茹 9g，制南星 9g，郁金 15g，甘草 6g。水煎服。方中制南星、半夏燥湿化痰，陈皮、茯苓理气燥湿化痰，枳实行痰下气，竹茹化痰清热，石菖蒲、郁金化浊开窍，甘草调和诸药，共奏涤痰开窍之功。

（6）据兼症化裁：湿盛者，加苍术 10g、薏苡仁 15g 以加强燥湿祛痰利湿之力；痰多者，加桔梗 12g、川贝母 15g 以加强祛痰化痰之力；浮肿尿少者，加沉香 6g、琥珀 2g 以加强益肾利水、温中降气之力。

2. 痰火扰心

（1）抓主症：神昏谵语，躁动不安，痰黄而稠。

（2）察次症：呼吸气粗，大便秘结。

（3）审舌脉：舌苔黄厚而腻，脉滑数有力。

（4）择治法：清热涤痰。

（5）选方用药思路：本证为火热痰浊交结，扰闭心神，方用礞石滚痰丸。药物：礞石 15g，茯苓 12g，大黄 12g，黄芩 15g，黄连 12g，栀子 12g，制南星 15g，石菖蒲 9g，郁金 15g。水煎服。方中礞石攻逐陈匿之老痰；大黄苦寒，清热泻火，荡涤实热，开痰火下行之路；黄芩、黄连、栀子以清热；制南星、茯苓燥湿化痰；石菖蒲、郁金化浊开窍，共奏清热涤痰之功。

（6）据兼症化裁：痰多者，加桔梗 12g、川贝母 15g 以加强祛痰化瘀之力；痰郁而化热，热象重者，加连翘 12g、鱼腥草 30g 以加强清除邪热之力；痰火扰心，夜烦不寐者，加生地黄 15g、夜交藤 12g 以加强滋阴降火、除烦静心之力。

3. 肝风内动

（1）抓主症：肌肉颤动，手足抽搐，甚至癫痫样发作。

（2）察次症：气粗痰黄，手颤动。

（3）审舌脉：苔黄腻，脉弦数。

（4）择治法：平肝熄风，清热涤痰。

（5）选方用药思路：本证为风动筋脉挛急，阴亏肌肉失养，方用止痉散合清气化痰丸。药物：全蝎 6g，蜈蚣 2 条，僵蚕 10g，陈皮 10g，杏仁 9g，枳实 9g，黄芩 12g，白芍 15g，瓜蒌仁 12g，制南星 12g，法半夏 12g。水煎服。方中全蝎、白芍、蜈蚣、僵蚕祛风止痉；制南星清热化痰；黄芩、瓜蒌仁降火、化痰热；枳实、陈皮下气开痞、消痰散结；杏仁宣利肺气；半夏燥湿化痰涤痰。共奏平肝熄风、清热涤痰之功。

（6）据兼症化裁：痰热甚者，加竹沥 15g、黛蛤粉 3g 以加强清热化痰之力；神昏谵语者，加石菖蒲 12g、郁金 12g 祛痰开窍、醒神；大便秘结者，加大黄 10g、火麻仁 15g 通腑邪热。

4. 元阳欲脱

（1）抓主症：神志昏迷，汗出如油，四肢厥冷。

（2）察次症：面唇青黯，气息微弱。

（3）审舌脉：舌质淡胖，脉微欲绝。

（4）择治法：回阳救逆。

（5）选方用药思路：本证为阳气极度衰微而欲脱，失却温煦、固摄、推动之能，方用人参四逆汤。药物：人参20g，熟附子15g（先煎），干姜10g，肉桂5g，甘草10g。每日1剂，水煎服。方中附子驱寒救逆、壮肾阳、补命火；干姜助附子而温中，守而不走；桂枝温壮元阳，驱寒破阴；人参大补元气，补益肺脾之中气，又益气生津；甘草调和诸药，共奏回阳救逆之功。

（6）据兼症化裁：气虚甚者，加黄芪20g、玉竹10g以加强益气回阳之力；汗出多者，加龙骨30g、牡蛎25g（先煎）固涩止汗；发绀明显者，加丹参20g、川芎15g以加强行气活血祛瘀之力。

七、中成药选用

（1）安宫牛黄丸：功效：清热解毒，镇惊开窍。主治：喘证病属痰蒙神窍。适用于痰蒙神窍所致的痰厥昏迷。用法：每次1丸，每日1次，鼻饲。

（2）复方鲜竹沥液：功效：清热化痰止咳。主治：喘证病属痰热壅肺。适用于痰热咳嗽，痰黄黏稠之呼吸衰竭。用法：每次20ml，每日2～3次，口服。

（3）蛇胆川贝液：功效：祛风止咳，除痰散结。主治：喘证病属痰热壅肺。适用于风热咳嗽，痰多，气喘。用法：每次1支，每日2次，口服。

（4）祛痰止咳颗粒：功效：健脾燥湿，祛痰止咳。主治：喘证病属肺脾肾虚，痰浊阻肺。适用于痰多，咳嗽，喘息等症。用法：每次12g，每日2次，口服。

（5）痰热清注射液：功效：清热、化痰、解毒。主治：感染性呼吸道疾病属痰热壅肺。适用于呼吸衰竭属痰黄量多者。用法：一般1次20ml，重症患者1次可用40ml，加入5%葡萄糖注射液或9%氯化钠注射液250～500ml静脉滴注，控制滴数每分钟不超过60滴，每日1次。

（6）参麦注射液：功效：益气固脱，养阴生津，生脉。主治：喘证病属气阴两虚。适用于气阴两虚所致喘咳者。用法：每次20～100ml，用5%葡萄糖注射液250～500ml稀释后静脉滴注，每日1次。

（7）参附注射液：功效：回阳救逆，益气固脱。主治：喘证病属元阳欲脱。适用于阳气暴脱或阳虚所致的喘咳者。用法：每次20～100ml，用5%～10%葡萄糖注射液250～500ml稀释后静脉滴注，每日1次，或者每次5～20ml，用5%～10%葡萄糖注射液20ml稀释后静脉注射，每日1次。

（8）黑锡丹：功效：温壮下元，镇纳浮阳。主治：真元亏惫，上盛下虚，痰壅气喘，胸腹冷痛。适用于肾阳虚衰患者。用法：每次1.5g，每日1～2次用姜汤或淡盐汤送服。

（9）消咳喘糖浆：功效：止咳，祛痰，平喘。主治：寒痰咳嗽。适用于喘促、呼吸困难为主要表现者。用法：每次10ml，每日3次，口服。

（10）补肾防喘片：功效：温阳补肾。主治：喘促，胸闷。用法：每次4～6片，每日3

次，口服。

（11）六神丸：功效：清热解毒，消肿止痛。主治：急性喘促、痰多。用法：每次 20 粒，每日 3 次，口服。

（12）苏合香丸：功效：芳香开窍，行气止痛。主治：痰迷心窍所致的痰厥昏迷、中风偏瘫、肢体不利，以及中暑、心胃气痛。用法：1～3 丸水调鼻饲，每 4～6 小时 1 次，对晚期呼吸衰竭亦有一定作用。

（13）生脉散：功效：益气生津，敛阴止汗。主治：久咳伤肺，气阴两虚证。用法：浓煎 100ml，频服。

（14）通关散：功效：通关开窍。主治：痰浊阻窍所致的气闭昏厥，牙关紧闭，不省人事。用法：每用少许，吹鼻取嚏。

八、单方验方

某些单方验方对呼吸衰竭的治疗有一定的辅助作用。要注意呼吸衰竭急性发作期属临床急危重症，应中西医结合，用多种治疗方法进行综合治疗。慢性呼吸衰竭患者常有一定的代偿能力，应用单方验方常有很好的效果。

（1）胡桃仁 1～2 个，生姜 1～2 片，一起细细嚼吃，每日早晚各 1 次。治肺肾两虚之咳痰喘。

（2）胎盘 1 个，胡桃肉 120g，洗净后入罐中煨熟，然后加入冰糖 120g，黄酒 60g，文火煨化，分数次食。治肾虚久咳。

（3）胡桃肉 60g，补骨脂 12g，砂仁 3g，水煎服。治肺肾两虚久咳。

（4）人参 15g 煎水鼻饲（党参加倍），有改善呼吸衰竭患者通气作用，治肺脾气虚之呼吸衰竭。

九、中医特色技术

（一）针灸

1. 体针

（1）痰热壅肺

取穴：列缺、尺泽、肺俞、定喘、丰隆。

操作方法：定喘穴刺络拔罐，余穴针用泻法，留针时间 30 分钟，每日 1 次。

（2）阳明腑实

取穴：足三里、上巨虚、丰隆、曲池。

操作方法：平补泻法，留针时间 30 分钟，每日 2 次，疗程为使用机械通气期间。

（3）肺脾肾虚

取穴：肺俞、气海、定喘、足三里、太渊。

操作方法：定喘穴刺络拔罐，余穴针用补法，留针时间 30 分钟，每日 1 次。

2. 耳针

取穴：耳穴的脑、交感、肺、皮质下、肾等。

操作方法：先用毫针捻转数分钟，待病情缓解后再行单耳或双耳埋针 24～48 小时，隔日更换。

（二）穴位注射

（1）醒脑静穴位注射

适应证：呼吸衰竭属热犯心包、痰火扰心者。

方法：醒脑静注射液 1～2ml 注射双侧足三里穴位，每日 1 次，疗程为 1 周。

（2）喘可治穴位贴敷

适应证：呼吸衰竭辨证以肾气虚或脾气虚者。

方法：喘可治注射液各 1ml 注射双侧足三里穴位，每日 1 次，疗程 1 周。

（三）穴位贴敷

（1）白芥子穴位贴敷

适应证：呼吸衰竭之咳痰喘者。

方法：主要采用《张氏医通》白芥子涂法治疗咳喘病的经验。即用白芥子（炒）、甘遂、延胡索、细辛等药研面，用生姜汁调涂背部肺俞、心俞、膈俞穴位上，头伏当日贴 1 次，二、三伏各贴 1 次，每次贴 4～6 小时。

（2）坎离砂穴位贴敷

适应证：呼吸衰竭属肾气虚或阳虚者。

方法：坎离砂贴敷双涌泉穴，每次 20 分钟，每日 1 次，疗程 1 周。

（四）温补肾阳法脐疗

适应证：呼吸衰竭属阳气虚衰者。

方法：脐疗方（附子 3g，肉桂 1g 研末混匀）蛋清调和后敷神阙穴，每次 30 分钟，每日 2 次，疗程 1 周。

（五）搐鼻法

适应证：呼吸抑制者。

方法：用搐鼻散（细辛、皂角、法半夏）和通关散（牙皂、细辛、薄荷、麝香）吹入患者鼻中，使之打喷嚏，以达到兴奋呼吸的目的。

十、预防调护

（一）预防

本病多由慢性呼吸道疾病长期发作，缠绵起伏，逐渐加重，渐渐演变而来。患者初期为久病体弱，易感外邪，常以表证为急，当先治其表证，常用清热解毒、止咳化痰的药物投之，解表驱邪，防止表邪入里入脏。若病情进一步发展，病邪已经入里，邪气实而脏气已虚，则脏腑功能失调，痰浊蕴结成瘀化热，应当积极治疗，防止疾病进一步发展，应当在扶正基础上加以祛邪，以防疾病发展成为痰、热、瘀内结，脏腑功能严重失常的"喘脱"之证。积极治疗疾病初起，尤其是表证初起是预防呼吸衰竭的关键。

（二）调护

导致呼吸衰竭的因素：肺部感染、吸烟、气候异常、有害气体、致敏物质、呼吸肌疲劳、脱水、休克、酸中毒、麻醉剂、镇静剂等，因而要注意致病因素对人体的侵袭，重视饮食调理，增强身体抗病能力，避免发病，为此应注意以下几点：

1. 生活调护

急性发作时，应取半卧位，嘱患者头偏向一侧；痰多难咯者，应予以翻身拍背以利痰涎排出；冬天要注意保暖，防止患者伤风感冒，加重病情；对于昏迷重患，要注意口腔和皮肤的护理。对于治疗后病情稳定的患者，可嘱咐患者进行适当的体育锻炼，提高机体抵御外邪的能力，尤其是呼吸功能的锻炼；避免接触过敏原，积极戒烟等。

2. 饮食调理

忌食生冷、油腻、黏滞食物；夹痰者忌食甘甜，以免助湿生痰；饮食以清淡滋补为宜，柔软易消化食物为好；戒除烟酒嗜好。呼吸衰竭患者还可选用下列食疗方服用。

（1）当归生姜羊肉汤：精羊肉 100～200g，生姜 60g，葱白 10g，当归 15g。功能温中暖肾，补气养血；用于脾肾阳虚之喘证。

（2）杏仁粥：杏仁 15g，白米 50g。功能镇咳平喘；用于痰浊阻肺之喘证。

（3）竹沥粥：取鲜竹截段长约 65cm，劈开，两端去节，以火烤中间，流出汁液，即竹沥。用粳米 100g 入竹沥 100～150ml，煮粥，每日服 2～3 次。

（4）人参粥：人参末 6g（党参末 30g），生姜 5 片，粳米 100g，煮稀粥，每日服 2～3 次。

（5）雪梨膏：鸭梨 20 个去核，榨取汁兑炼蜜，收膏，每服 2ml，每日 2 次。

（6）猪肺汤：猪肺 1 具，洗净，加水适量，煮七成熟，放入适量生姜、葱、食盐，文火煨熬至熟。可经常食用。

3. 精神调理

暴喘患者病程较长且易反复发作，患者思想负担较重，因此精神调理十分重要。要耐心劝说患者树立信心，克服发作时的紧张情绪，平素保持精神舒畅，尽量避免精神刺激，及时解决患者的疑虑，认真倾听患者诉说，从而使患者能够良好配合医护进行治疗，早日康复。

十一、各家发挥

（一）刘伟胜主张治疗重症呼吸衰竭，注意通里攻下

急性加重期呼吸衰竭，往往伴有腹胀、纳呆、大便不通等严重肠道功能异常，甚至出现肠梗阻，这是由于肺与大肠相表里的缘故。《内经》云："肺手太阴之脉起于中焦下络大肠，还循胃口，上膈，属肺"，"大肠手阳明之脉……下入缺盆，络肺，下膈，属大肠"。《理瀹骈文》又曰："风寒入肺皆令人咳，肺既络大肠，又与大肠相表里，肺咳不已，往往大肠受之。"《证因脉治·卷三》指出："肺气不清，下遗大肠，则腹乃胀。"呼吸衰竭多为肺源性心脏病的晚期表现，正气衰惫，一般多以扶正固本为法，此时属本虚标实之证，解除腹胀、便秘以成当务之急，必须以通下之法使邪有外出之机，与其他治疗方法一起联合使用方可安全度过呼吸衰竭这一危候，因为腑气不通，胃肠胀气，使膈肌升高，使呼吸做功增加，呼吸困难加重，因而加重缺氧和二氧化碳潴留，此时应及时使用通里攻下，增加胃肠蠕动功能，促进排便、

排气，有效降低腹压，降低呼吸时膈肌的阻力，使气体交换和二氧化碳排出顺利进行，从而改善呼吸功能，达到治疗呼吸衰竭的目的。当然中药的治疗作用，远非机械刺激作用能解释，加大黄除泻下外，还有抑菌、活血化瘀、清热解毒的作用。

因此肺肠同治在呼吸衰竭中有广泛应用，呼吸衰竭尤其是痰热的患者，常见腑气不通，肺气壅塞，表现为胸闷、腹胀、大便秘结，此为肺病影响大肠，大肠传导受阻，腑气不通，上逆可为咳嗽，形成相关脏腑共病。治疗时应肺肠同治，清肺肃肺，通腑泻下，使肺气得宣，腑气得通。

1. 治肺

治肺不外乎宣肺、肃肺、清肺、补肺，为下病上取之法，主要体现在肺气虚弱，推动无力，失于宣肃则大便传导无力，或热移于大肠，以致肠腑燥热内结，临证应注意宣发，清轻宣扬，以轻祛实，勿过辛散，以免伤津耗气，致肠腑不利；补肺宜平补甘润，勿过用滋腻使气机壅滞。常用黄芩、桑白皮、川贝母、栀子、杏仁、枇杷叶等以清热化痰、宣肺平喘；陈皮、法半夏、茯苓、紫苏子、白芥子等燥湿化痰、降气平喘；麦门冬、五味子、百合等润肺平喘。

2. 通腑

急性呼吸衰竭辨证为邪热内生，常会因邪热下注大肠，致腑气不通，而出现腹胀、便秘等大肠实热证。治疗在宣肺清热的同时，宜加入大黄、枳壳、厚朴等通腑泻热之品，可起到肃降肺气、釜底抽薪的作用，邪热得泄，其病自除。慢性呼吸衰竭患者久病肺虚，病性多属本虚标实，若一味通腑攻下易出现"泻下无度"和"下多伤阴"之虞，则需攻补兼施以调肠理肺。给机械通气患者预防性使用吴茱萸敷脐，电针双足三里、上巨虚、丰隆、曲池穴以调胃和中、健脾化痰。若腑实之象明显者，加用承气汤类灌肠以泄肺平喘、行气通腑。如中焦实热，燥结于阳明者，治宜大承气汤以苦寒通下；湿热毒邪内蕴，积滞胶结于肠者，治宜桃核承气汤以导滞通下；热入下焦，瘀热互结，或热毒入血而热血壅滞者，治宜桃仁承气汤以逐瘀通下；腑实兼有气血阴伤，邪正合治者用新加黄龙汤；腑实兼有阴虚，增水行舟者用增液承气汤；腑实兼有肺失宣降，脏腑合治者用宣白承气汤；腑实兼有小便淋漓而痛，二肠合治者用导赤承气汤；腑实兼有热闭心包，开窍通腑合用者用牛黄承气汤。此法宜遵循"衰其大半"、"中病即止"的原则，如服药后能排便 2～3 次，则腑气得泄，气机通畅，呼吸可平顺，其他症状亦很快得到改善，注意不宜通下过猛，恐伤正气。

（二）周仲瑛主张呼吸衰竭从瘀论治

温邪上受，热毒闭肺，热壅血瘀，肺失治节，喘息气促，面青唇紫。则热毒痰瘀阻肺，心脑受邪，当肺心同治。当在清热宣肺的基础上，酌配赤芍、牡丹皮、丹参、桃仁、绿茶叶等活血通脉；若热毒内陷，逆传心包，或肺热腑结，腑热上冲，出现神昏谵语变证者，则当在辨证分治的同时，配合清心开窍之品，加用安宫牛黄丸。内伤久病，咳喘反复发作，积渐加重，猝然突变者，多为痰浊（饮）潴留，肺失治节，心血营运不畅，而致肺病及心，瘀血阻碍肺气，瘀滞心脉，喘而气逆痰涌，面黯，唇甲青紫，舌紫，心慌动悸者，应肺心同治，涤痰泄浊、活血化瘀，用六安煎、加味旋覆花汤。药如苏子、白芥子、葶苈子、半夏、旋覆花、降香、桃仁、红花；若痰瘀蒙蔽神窍，浊邪害清，烦躁昏昧，则当涤痰醒神、化痰开窍，酌配远志、天竺黄、胆南星，或石菖蒲、郁金、丹参。区别痰热、痰浊之异分别加用凉开或温开之品。瘀阻水停身肿，可配苏木、泽兰、路路通、天仙藤、木防己、茯苓、万年青根，同时辨证选用温阳或益气之剂。如心肺阳虚，气不主血，还可骤然出现喘脱危症，喘急气涌，咯吐粉红色泡沫血痰，治应温阳化饮、益气通脉、救逆固脱，用四逆加人参汤、真武汤加减。

（三）洪广祥主张呼吸衰竭以"痰、瘀、热"为重心

痰、瘀、热是慢性呼吸衰竭的主要病理因素。热毒犯肺，肺气壅塞，肃降失常，是急性呼吸衰竭的重要因素。故清热泄肺是其主要治法。选药如黄芩、栀子、知母、黄柏、黄连、石膏、桑白皮、葶苈子等。《普济方·喘》曰："肺实肺热，必有壅塞胸满，火气上炎之状，法当清利，如桑白皮、葶苈子类是也。"此法不仅可清泄肺热，畅利肺气，还有助于泻热清心，以防热扰心神。

痰瘀互结是呼吸衰竭的重要病理基础。温热毒邪熏灼于肺，炼液成痰，痰阻气道，肺气上逆而喘促。故宜清热化痰，畅利肺气，以防变证四起。选药用金银花、连翘、黄芩、石膏、鱼腥草、鸭跖草、瓜蒌、桑白皮、芦根、葶苈子、杏仁、浙贝母、野荞麦根、筋骨草等，以达清热肃肺、化痰泻壅之目的。肺内血液循环，特别是微循环的障碍，常是呼吸衰竭难以缓解的重要原因。因此，祛痰行瘀法有利于消除血脉瘀滞和气道阻塞。选药如桃仁、红花、川芎、赤芍、大黄、丹参、紫参、葶苈子、牡荆子、法半夏、小牙皂、青皮、陈皮等。此法常与其他治法有机配合运用，患者服药后缺氧症状明显改善，呼吸困难和发绀症状亦随之减轻。

（四）刘金民主张呼吸衰竭重视祛瘀治痰

刘金民认为呼吸衰竭以肺虚为主，病位在肺，继则影响脾、肾，晚期累及于心，痰瘀内阻为其主要病因病机。呼吸衰竭多因久罹肺病，肺气受损，呼吸不利，宗气生成不足，从而影响到血。肺脏受阻，无论肺气虚，还是肺气郁阻，皆可致血行不利，发生瘀血。此外，肺气失宣，通调失职，痰浊由生，痰凝血脉，痰瘀互结，闭阻肺脉，更可加重病情，致使该病病深至痼。临床上除咳嗽、咳痰、气短、喘息之外，尚见面色晦暗，唇甲紫绀，舌质及舌下脉络紫暗等，发作期更为明显，甚则胸中憋闷或疼痛，颈侧青筋暴露。

呼吸衰竭存在肺病及脾、肾，进而殃及心的病理转归，病初肺气郁滞，脾失健运，津液不化而生痰，久则肺气虚而不能通调水道，脾虚不能转输水津，肾虚不能蒸化水液，痰浊滞留，喘咳持续难已。呼吸衰竭症见咳嗽、咳痰，胸闷气短，动则加剧，面色晦暗，唇甲紫绀，舌质及舌下络脉紫暗，脉弦涩，治以活血化瘀、化痰止咳。以血府逐瘀汤加减，药用桃仁、红花、当归、川芎、柴胡、桔梗、甘草、半夏、瓜蒌、杏仁、陈皮等。咳痰清稀呈泡沫样，酌加干姜、细辛以温肺化痰；咳痰黄稠或呈脓性，酌加鱼腥草、金荞麦根、薏苡仁、冬瓜子以清化痰热；痰热伤津而见少痰，黏稠难咯，或痰中带血，音嘶口干，手足心热，酌加沙参、麦门冬、天花粉、川贝母、桑白皮、地骨皮等以养阴清肺化痰。呼吸衰竭急性期见咳嗽、咳痰、气短、喘息加重，并见面色晦暗，唇甲紫绀，胸中憋闷或疼痛，颈侧青筋暴露，舌质及舌下络脉紫暗等，在止咳化痰平喘的同时，重用水蛭，酌加桃仁、红花、当归、川芎、丹参等活血化瘀之品，使营卫运行通畅，自可洒陈于脏腑，脏腑气旺，正气得复，祛邪有力，故能改善通气，缓解症状。必要时给予吸痰、氧疗及辅助呼吸等治疗手段以挽救生命。

（五）董建华主张呼吸衰竭重视肃降肺气

1. 肃降肺气，清热化痰

肺居上焦，以清肃下降为顺，壅阻为逆。若湿痰郁久化热或肺热素盛，痰受热蒸或素体

痰湿内蕴，复感外邪化热，皆可导致痰热阻肺、肺失清肃、上逆而为喘息。又肺与大肠相表里，肺气不能肃降下行，易致肠腑传导失司，大便秘而难行。腑气不通，又可使肺气不利，喘息更甚，故应注重肃肺通腑。本法适应于痰热阻滞肺胃、肠腑传导失司所致喘急面红、胸闷炽热、痰黄而稠、大便干燥、舌苔黄腻、脉象滑数。药用桑白皮、杏仁、瓜蒌、枳实、莱菔子、冬瓜子、生薏苡仁、川贝母、黄芩等。痰多黏稠加生蛤壳、海浮石；口渴咽干加芦根、天花粉；腹胀腹满加枳壳、苏梗。

2. 肃降肺气，解痉活络

外邪袭肺，经用宣散之法，则邪去喘平。若病邪逐步深入，肺金失于肃降，肺气郁闭而发为喘咳之症。肺失肃降，必定引起相关脏腑气机失调，也可导致痰湿瘀血等病理产物内生。本法适用于肺气上逆，瘀血阻络所致喘憋气促、胸闷不舒、呼吸困难、面色唇甲青紫、舌质紫暗、脉弦细者，常用苏子、杏仁、全蝎、川芎、地龙、枇杷叶、枳壳等。全蝎、川芎、地龙具有解痉活络平喘之功。若气滞痰生加陈皮、清半夏、莱菔子；气郁化热加黄芩、桑白皮；伤及肺络，咳血咯血加白及、藕节、仙鹤草。

3. 肃降肺气，燥湿化痰

肺失肃降，不能通调水道，引起水液运行障碍，内聚而成痰湿，或素体痰湿偏盛，日渐积累，痰浊壅肺，肺气失降而见喘逆咳嗽，胸满窒闷，痰多色白而黏，咯吐不爽，舌苔白腻，脉滑。对于痰湿阻肺之喘，用燥湿化痰、降气平喘之法。药用陈皮、清半夏、茯苓、苏子、白芥子、瓜蒌、杏仁等。痰湿盛，胸闷纳呆明显者加苍术、厚朴；喘急不能平卧者加葶苈子、白果；脾气虚弱者加党参、白术。

4. 肃降肺气，补肾化痰

肺与肾是金水之脏，久病肺虚及肾，肺之气亏耗，不能下济于肾，肺肾俱虚，耗气精伤，气失摄纳，上出于肺，逆气上奔而为喘。此喘特点为喘促日久，动则喘甚，呼多纳少，气不得续。本证为久病年老体弱，反复频繁发作，常因痰浊壅阻肺气，而致"上盛下虚"之候，是虚实夹杂并见的症候，病机表现有三：①正虚痰盛：肺肾两虚，肺虚则气不化津而为痰，肾虚则水泛为痰，或脾肾阳气虚衰，而致痰饮（痰浊、寒痰）而生，亦可因肺肾阴虚灼津为痰，上逆于肺。②寒热错杂：如肾阳虚于下，痰热阻于上，或肾阴虚于下，痰饮壅于上。③正虚感邪：因正虚卫弱，故极易受邪，引起急性发作或加重，以致盛者愈盛，虚者愈虚，表现为本虚标实之候。治当化痰降逆，宣泄其上；补肾纳气，培益其下。可用平喘固本汤（验方：党参、冬虫夏草、五味子、胡桃肉、坎脐、沉香、磁石、苏子、款冬、半夏、橘红）为基本方。

（六）周雄根主张呼吸衰竭喘脱期扶正固脱

邪毒壅肺，宗气大衰，发为呼吸衰竭。肺系病日久，终致气阳虚衰，肺气欲竭，心肾阳衰。气虚欲脱是其证型基础，在此基础上常合并肾阳欲脱、肝肾阴虚、血虚，甚至阴阳两虚等。喘咳日久，肺、脾、肾虚，阳衰阴盛，水气不化，气化上逆，射肺凌心，为慢性呼吸衰竭的重要原因。故温阳利水有助于呼吸困难的减轻和病情的改善。选药如制附子、桂枝、黄芪、茯苓、白术、生姜、泽漆、泽泻等。此法与祛痰行瘀法配合应用，有利于提高疗效。

温热之邪，热灼津液，耗竭肾阴，阴虚气伤，所谓"壮水食火"，气阴两竭。故治以益气救阴，治喘防脱。临床经验证明，救阴必须先益气，气宜急固，益气才能救将绝之化源，所以益气而能生津，津回阴生而喘平。选药如人参、麦门冬、五味子、山萸肉、生地黄、白芍、龙骨、牡蛎、磁石等。

病至后期，肺、肾、心俱衰，亦即呼吸、循环同时衰竭，抢救不力，多死于此。选药如人参、附子、干姜、龙骨、牡蛎等。或配合黑锡丹回阳救脱。药后若神定气续，阳回喘平，可随证施治，慎防助热伤阴之弊。

（七）中医药治疗联合机械通气

慢性呼吸衰竭急性发作属于中医的暴喘范畴，是指起病急骤而程度严重的喘证，或在久患喘证的基础上突然加重的一类病症。暴喘者多为虚实夹杂，本虚标实，以痰浊、痰火或痰瘀为标，肺、脾、肾三脏虚损，或气阴两虚、气阳两虚为本；暴喘重症出现神志障碍及各种变证，多为喘、逆、厥、脱、神昏重证，是一种病死率较高的严重疾病，需要中西医结合用各种方法进行综合治疗。要在西医学救治呼吸衰竭指南的基础上，根据中医辨证论治的原则，应用中药及中成药，如清开灵注射液、醒脑静注射液、川芎嗪注射液、参麦注射液、参附注射液和各种历来行之有效的中药汤剂，它们分别有清热解毒、化痰平喘、涤痰开窍、活血化瘀、益气养阴、回阳救逆等功效，有强心升压、改善血液高凝状态等作用。尤其是参麦注射液、人参注射液、黄芪注射液等，能增强机体对缺氧的耐受性，促进巨噬细胞的吞噬功能，增强免疫功能和提高内源性糖皮质激素水平，在重度感染的情况下起到缓冲应激的作用，有利于炎症吸收，缩短病程。抗菌药物对感染控制的效果与机体的防御功能有关，临床上使用抗菌药物必须注意增强患者的免疫功能，增强免疫力和增强患者的体质，从而取得较好的效果。

机械通气已成为临床治疗呼吸衰竭的常规治疗手段，随着无创通气技术在基层医院的普及，使用日益广泛。围机械通气治疗期大概可以分为三个阶段进行辨证论治，包括机械通气早期、中期及后期。具体如下：

1. 机械通气早期

患者大部分以痰热壅肺为主要病机，可兼有瘀血阻络、痰蒙神窍、腑气不通、水湿内蕴等中医证候。此期西医学的病机特点为严重的气道炎症。证候要点：发热口渴，咳嗽，气粗而喘，或有哮鸣，痰色黄黏，鼻煽息灼，胸闷，舌红，苔黄，脉滑数。治以清热化痰，宣肺平喘，予千金苇茎汤合麻杏石甘汤加减。

2. 机械通气中期

患者以肺脾肾虚、痰浊阻肺证多见，可兼有瘀血阻络、腑气不通、水湿内盛等中医证候，考虑标实仍盛，其病机以痰浊阻肺为核心，治疗上仍以实则泻之为主。此期西医学的病机特点为气道炎症迁延。证候要点：神疲乏力，咳嗽气喘，动则喘甚，痰白质稀，纳差，舌黯，苔白滑腻，脉滑。治以行气健脾、化痰平喘，予二陈汤合三子养亲汤加减。

3. 机械通气后期

患者虚实夹杂，但以肺脾肾虚、气阴两虚、阳气亏虚等虚证为主，兼有痰浊、瘀血等标实情况。此期西医学的病机特点为气道炎症控制，临床停用机械通气前后多见，部分患者此期以呼吸肌疲劳为主要特点。①肺脾肾虚证候要点：神疲乏力，咳痰无力，痰白稀，量少，气促，动则尤甚，汗出，纳呆，舌淡，苔薄白，脉虚无力。治以补肾健脾益肺为主，兼以化痰祛瘀，予参苓白术散加减。②气阴两虚证候要点：神疲乏力，咳痰无力，痰少质黏，汗出气短，纳呆，口干咽痛，尿少便结，舌淡黯，苔少，脉细无力。治以益气养阴为主，兼以化痰祛瘀，予生脉散加减。③阳气虚衰证候要点：神疲乏力，咳痰无力，痰白质稀，畏寒肢冷，汗出气短，纳呆便溏，舌淡黯，苔薄白或白滑，脉细弱无力。治以益气温阳为主，兼以化痰祛瘀，予金匮肾气丸加减。

（高风丽）

第三节　咯　　血

咯血是指喉及喉部以下的呼吸道或肺出血，血液经咳嗽由口腔咯出的一种症状。根据单位时间内咯血量的不同，可将咯血分为痰中带血、少量咯血（24 小时内出血量<100ml）、中量咯血（24 小时内出血量 100～500ml）和大量咯血（24 小时内出血量＞500ml，或一次咯血在 300ml 以上）。大咯血的死亡率较高，是内科常见的急症之一。应特别指出的是，不论咯血量的多少，均可能引起窒息。咯血不是具体的疾病，而是常见的临床症状，多种疾病都可以表现为咯血。常见原因为支气管-肺感染或肿瘤、心血管疾病、血液病、急性传染病等。尽管导致咯血的原因很多，但最常见的仍是支气管和肺部疾病。

咯血属于中医"血证"范畴，又可称为"咳血"、"嗽血"。

一、临床诊断要点与鉴别诊断

（一）诊断标准

患者在咯血前常有喉部痒感，咳嗽，胸闷等症状。咯出之血血色多鲜红，混有气泡或痰液，血呈弱碱性。

（1）咯（咳）鲜红血，常为泡沫状或与痰液混杂。

（2）多数患者有反复咯（咳）血史。

（3）胸部 X 线片可无特异性改变，病变明显时可见蜂窝状或卷发样阴影。

（4）必要时作支气管碘油造影或支气管镜检查，可见柱状、囊状或混合型的扩张。

（二）鉴别诊断

1. 咯血与呕血的鉴别

（1）咯血：原发病多见于肺结核、支气管扩张、肺癌等，前驱症状为咳嗽、胸闷、喉部痒感等，出血方式为咯出，血液性状为鲜红色、泡沫状，伴痰液，胸部 X 线常有异常，pH 为碱性，血痰可持续数日，少见黑便。

（2）呕血：原发病多见于消化性溃疡、肝硬化、食管静脉曲张等，前驱症状为上腹部不适、恶心、呕吐等，出血方式为呕出，可为喷射状，血液性状为暗红或褐色、凝块状，伴食物残渣、胃液，胸部 X 线多无异常，pH 为酸性，无持续痰血，常有黑便。

2. 上呼吸道咯血与下呼吸道咯血的鉴别

（1）上呼吸道咯血是指来源于口腔、鼻、咽喉部出血，临床表现：①多因气候干燥、饮水少、上呼吸道感染或有小出血灶、局灶性创面所致。②多出现在早晨起床后第1～2 口痰中带血或刷牙后有血，以后不再出现。多呈淡红或鲜红色，不与痰液混合。③先吸气后咯出血痰或血性分泌物，多来源于后鼻道。④做有关专科检查多能发现出血灶或病变。

（2）下呼吸道咯血是指来源于喉部以下气管、支气管或肺实质的咯血。临床表现：①来自支气管动脉咯血，血液呈鲜红色。来自肺动脉者为暗红色。②少量咯血或痰中带血者，咯血前多无感觉，多为血丝、血块或小血点与痰混合，呈鲜红或暗红色。中量咯血者，咯血前可有异物感而咳嗽咯血数口至十数口，初多呈鲜红色，停止后可有 1～2 日痰中带血。③中量以上咯血者，咯血前多有胸闷、发热、异物感或有呼吸不畅而咳嗽咯血，多呈鲜红色泡沫状血液，可在数小时或 1～2 日内反复再咳，停止后继续有数天暗红色血块或痰中带血。③胸部检查可有湿啰音、呼吸音减低等体征，胸部 X 线检查多能发现病变。

3. 西医疾病鉴别

（1）支气管扩张：是引起咯血最常见的原因之一。幼年常有百日咳、支气管肺炎或麻疹史。多有反复咳嗽、咳痰或间断咯血症状；以咳嗽和咳大量脓性痰液为主，每日可达数百毫升，病程中可有少量咯血或血痰，此型称为"湿性支气管扩张"；以反复间断性大咯血为主，每次可达数百毫升，此型称为"干性支气管扩张"；体检多在两肺下野能听到湿啰音。当病变局限在某一部位，可出现"三定"性湿啰音，即湿啰音的部位恒定，时间恒定，性质恒定。广泛的支气管扩张，尤其是湿性支气管扩张可以出现杵状指（趾）；胸部 X 线所见：可无异常表现，也可表现为单侧或双侧肺纹理增粗和（或）伴有蜂窝样或卷发样改变。后者虽然提示了支气管扩张可能存在，但是仍需要做支气管造影以进一步明确诊断。

（2）支气管肺癌：患者出现咯血症状者可达 50%～70%，成为咯血的最常见的病因之一。发病多为 40 岁以上的男性，多有长期吸烟史；早期症状可以表现为刺激性咳嗽或（和）持续性痰中带血或小量咯血。老年男性约 20%以血痰为首发症状，大咯血者少见；胸部 X 线所见：肺门附近或肺野出现团块状或圆形阴影呈分叶状或毛刺，部分患者呈阻塞性肺不张或阻塞性肺炎表现，支气管断层多可显示支气管狭窄或阻塞征象；痰或纤维支气管镜检查，癌细胞阳性或肺活检病理证实。

（3）肺结核：是常见的咯血病因，约 1/3 患者在疾病过程中有不同程度的咯血，发病多始于青年，常伴有结核病的中毒症状。浸润型肺结核多是小量咯血或痰中带血，持续时间较长。主要是病变部位毛细血管壁通透性增加，血性渗出或小血管破裂所致。空洞型肺结核：极易引起大咯血，尤其是慢性纤维空洞型肺结核；胸部 X 线所见：病变多位于肺的上叶，呈浸润阴影或空洞形成。病变周围多伴有散在病灶。发病年龄参差不齐，病灶呈多形态是肺结核的特征；咯血量与血管的损伤程度有关，而与病灶大小和多少不成比例；痰结核菌阳性，是确定诊断的可靠依据，也是处于活动期肺结核诊断的佐证。

（4）肺炎：急性肺炎：急性肺炎除起病急骤，伴有发热、咳嗽外，可有短暂的小量咯血或血痰。不同性质的血痰对肺炎的病原诊断有一定的意义，例如，铁锈色痰，见于肺炎球菌性肺炎，砖红色痰（或砖红色胶冻样痰）见于肺炎杆菌性肺炎。支原体肺炎患者中约有 1/4 出现血痰。胸部 X 线所见：不同的病原体表现不同形态的炎性浸润阴影。肺炎球菌肺炎呈大叶性或节段性致密的浸润阴影；金黄色葡萄球菌肺炎呈浸润性阴影，常伴有多发性小脓肿形成；支原体肺炎多呈淡薄的局限性浸润阴影。痰培养：培养出来的致病菌，提示肺炎的性质，利于治疗药物的选择。

（5）肺脓肿：肺脓肿患者约 50%有咯血症状。起病急骤、高热、寒战、胸痛、气短是常有的症状；大量脓性痰伴有臭味或脓血性痰液（脓血相混），罕有大咯血者；胸部 X 线所见：病变部位呈大片浓密的阴影伴有液面的空洞。

（6）风湿性心脏病、二尖瓣狭窄：二尖瓣狭窄是引起大咯血的主要病因之一。充血性咯血或小量咯血：二尖瓣狭窄可以引起左房压力增高，导致肺充血或肺水肿。临床表现为呼吸困难伴有大量粉红色泡沫痰；如肺毛细血管或支气管内膜微血管破裂也可引起小量咯血。大量咯血：主要因支气管黏膜下曲张的静脉破裂所致；有心脏病病史、心脏增大，尤其是心尖部有病理性舒张期雷鸣样杂音，对诊断有意义。

（7）肺栓塞和肺梗塞：多发生于长期卧床或手术后患者下肢静脉血栓脱落或心脏病伴有心房纤颤者，由右心房附壁血栓脱落引起；起病急促、突发性胸痛、呼吸困难和咯血是主要症状。心电图：可出现 S1，QIII，TIII图形；肺扫描显示放射性物质缺损区图形，对诊断有一定帮助。

二、中医辨病诊断

（一）诊断依据

（1）多宿有咳嗽、痰喘、肺痨等肺系病证。

（2）所咯之血由肺而来，一咯即出，或随咳嗽而出，咯血前常有胸闷、喉痒等症状，咯血为鲜红色，或痰中带血，或痰血相兼。

（二）类证鉴别

（1）吐血：是血由胃来，经食管从口而出，在吐血前，多伴有脘腹胀满，口苦胁痛等症状。血随呕吐而出，血中夹有食物残渣，血量较多，血色紫暗。吐血患者，大多伴有黑便症状，且往往有胃痛、胁痛、鼓胀、黄疸等旧病。

（2）肺痈：虽亦见咯血，但多脓血相间。肺痈初期，亦可见风热袭于卫表症状，但肺痈演变至咳吐脓血时，多伴有壮热、烦渴、胸痛、咳嗽、脉滑数、舌质红、苔黄腻等症，吐痰量多，气味腥臭，脓血相兼。

（3）肺痨：是以咳嗽、咯血、潮热盗汗、身体进行性消瘦等一组症状为临床表现，是具有传染性的慢性虚损性疾病。咯血，仅仅是肺痨进程中的一个临床症状。

（4）口腔出血：咽喉、齿根及口腔其他部位出血，一般无咳嗽，血往往是纯血或随唾液而出，出血量较少且可见口腔病变的症状。

三、审析病因病机

咯血由肺络受损所致。肺为娇脏，又为脏腑之华盖，当内外之邪干扰于肺，肺气上逆则为咳，损伤肺络则导致咯血。外感主要包括风、热、燥邪，内伤则有情志、劳倦、病后或体虚等的不同。

（一）外感与内伤

外邪袭肺：肺主气，司呼吸，开窍于鼻，外合皮毛，故易受外邪侵袭。风、热、燥邪经口鼻内袭于肺，或从皮毛内合于肺，使肺失宣降而上逆为咳，损伤肺络，血溢气道则引起咳血。正如《临证指南医案·吐血》所云："若夫外因起见，阳邪为多，盖犯是证者，阴分先虚，易受天之风热燥火也。至阴邪为患，不过其中之一二耳。"

情志过及：多由肺气素虚，复因情志不遂，肺气郁结，气郁化火，气火上逆犯肺，损伤肺络而咳血。或因暴怒气逆，致使肝气横逆，气有余便是火，血随气动，肝火上逆犯肺而咳血。

劳倦太过：多由耗伤精气。气伤而致气不摄血，血无所主，血不循经而错行，从肺络溢出成为咳血。阴精耗伤易导致阴虚火旺，虚火扰动血脉，火灼肺金而致咳血。

病后或体虚：由于瘵虫侵蚀肺体，动热伤阴，损伤肺络可致咳血。病久之后，肺肾两伤。此外，肺肾之间存在金水相生的关系，因此，或先病肺阴亏虚，日久病及于肾；或先病肾水不足，以致肺失滋养，形成肺肾阴虚，水亏火旺，虚火灼伤肺津而致咳血。

久病入络，瘀血阻滞肺气壅闭日久，引起血行瘀滞，脉络瘀滞，也可因肺气不足无力推动血行，或火热伤津，津亏日久不能载血运行，血不循经，导致血溢于肺络之外而致咯血，且反复难愈。

（二）虚实与寒热

病性有虚、实及虚实夹杂，以实证、热证多见，虚证次之。

分析本病病性有虚、实及虚实夹杂，以实证、热证多见，虚证次之，实者以肺热、肝火、痰瘀阻络为主，虚者以阴虚火旺、气虚不摄为主。发病外感或肝火犯肺所致咯血，多起病急骤，病程较短。热伤肺阴或久病体虚所致者，起病多缓慢，病程较长。

病位在肺，与心、肝、脾、肾均有关。肺为娇脏，又为脏腑之华盖，当内外之邪扰袭于肺，肺气上逆则为咳，损伤肺络则导致咯血；因肺朝百脉，主治节，而心主血脉，心肺协同维持血在脉中运行，若心有病，势必影响肺主治节功能，引起咯血；肺肾金水相生，且肾脉贯于肺，是故水亏火旺，常灼伤肺络而成咯血；或久病伤脾，气化乏源，气不摄血，皆可引发咯血。此外，饮食不当，嗜烟好酒，熏灼肺胃，也易引起咯血。

在病机转化上，咯血初期一般以热壅于肺的实证、热证多见。至中后期，则可因热邪久羁，伤阴耗气而致阴虚肺热、气虚不摄之虚证出现。同时，由于出血不止，离经之血经久不去，热灼津亏，气虚无力行血而致瘀血阻络，血溢络外之证。火热灼津为痰，痰与瘀血阻于肺络，又加重病情。至疾病晚期，又可出现阴损及阳，甚至气随血脱之危候。

四、明确辨证要点

（一）辨外感内伤

从引起咯血的原因来看，咯血可分为外感咯血和内伤咯血两类，两者在起病、临床表现、预后及治疗等方面各不相同，应予以鉴别。一般来说，外感咯血病程短，起病较急，初起均有恶寒、发热等表证，如《症因脉治·嗽血论》说："外感嗽血之症，身发寒热，喘促气逆，咳嗽不止，嗽痰带血。"内伤咯血则病程长，起病缓慢，一般均有脏腑、阴阳、气血虚衰或偏盛的表现，如肺肾阴虚、正气亏虚等。

（二）辨属火属虚

咯血虽可分为外感和内伤两类，但其病机主要为火与虚，故应辨明火之有无及属虚属实。咯血由火热熏灼肺络引起者为多，但火有虚实之分，外感之火及肝郁之火属实火，阴虚之火则为虚火。属虚者均由内伤所致，常见为阴虚及气虚，阴虚则虚火灼络，气虚则不能摄血而导致咯血。

（三）辨病位

同为一种血证，由不同病变脏腑引起，其病位也不同。临床上因情志失调，急躁易怒之人，每发生肝火犯肺之咯血，盖怒为肝志，怒则气上，气有余便是火，火气凌逆，上乘犯肺，肺失清肃，阳络受损，血液离经而成。因此，急性咯血当责之肺、肝，病位在肺、肝，慢性咯血，由于久咳伤肺、忧悲太过、房劳不节等，致肺阴亏损，肺病及肾，金不生水，母病及子，日久累及肾阴而出现肺肾二脏阴津不足，水亏火旺，肺络受损而出现咯血之证。故慢性咯血责之肺、肾，病位在肺、肾。

（四）辨出血量

血为气之母，如出血过多，可导致气随血脱，甚至出现亡阳症状，危及生命。因而辨别出血量的多少对疾病预后、制订治疗方案具有重要意义。咯血量决定救治的紧急程度和治疗手段。分清轻重缓急，治疗分门别类。如大咯血常因窒息、休克、失血、病灶播散及一侧肺不张等给患者造成严重威胁，特别是窒息可直接导致死亡。

五、确立治疗方略

咯血的治疗基本原则是清热肃肺，凉血止血。针对病位及病因的不同，结合证候的虚实及病情轻重，其治疗具体可归纳为治火、治气、治血三个原则。如《景岳全书·血证》所说："凡治血证，须知其要。而血动之由，惟火惟气耳。故察火者但察其有火无火。察气者但察其气虚气实，知此四者而得其所以，则治血之法无余义矣。"

六、辨证论治

（一）风热伤肺

（1）抓主症：咳嗽痰黄，痰中夹血。
（2）察次症：恶寒发热，血色鲜红，头痛，咽干口渴。
（3）审舌脉：舌淡红，苔薄黄，脉浮数。
（4）择治法：清宣肺热，凉血止血。
（5）选方用药思路：风热犯肺，肺失清肃，肺气上逆，故咳嗽咳痰；热伤肺络，血溢于肺，故痰中夹血；血色鲜红，风热外袭，卫表不和，故恶寒发热；风热上壅，故头痛、咽干口渴，舌淡红，苔薄黄，脉浮数为风热在表之症，故选清心凉膈散加减。方中桑叶轻宣润燥；连翘清热解毒，透散上焦无形之热；竹叶清上焦之热；黄芩、山栀清郁热；薄荷清头目、利咽喉；杏仁宣肺润肺止咳；牡丹皮、侧柏叶、茜根草、藕节凉血止血；白及收敛止血。
（6）据兼症化裁：痰热壅肺，咳嗽、咳痰，痰色黄质稠难咯，身热，苔黄腻，脉滑数，可酌加鱼腥草、贝母。热盛伤津，见口干或干咳无痰，或痰少而黏，舌红少津者，可加麦门冬、天门冬、玄参、天花粉。

（二）燥热犯肺

（1）抓主症：咳痰不爽，痰中带血。

（2）察次症：发热喉痒，口鼻干燥，或干咳痰少，或身热恶风，头痛，咽痛。

（3）审舌脉：舌质红，少津，苔薄黄，脉数或浮数。

（4）择治法：清热润肺，宁络止血。

（5）选方用药思路：肺为娇脏，喜润恶燥，燥邪犯肺，肺失清肃，则发热喉痒、咳嗽；肺络受损则咳血；燥伤津液则咳痰不爽或痰中带血，口鼻干燥，舌质红，少津，苔薄黄，脉数或浮数为燥热伤肺之征，故选桑杏汤加减。方中桑叶轻宣润燥；杏仁、象贝母宣肺润肺止咳；栀子、淡豆豉轻宣肺热；沙参、梨皮养阴润肺。

（6）据兼症化裁：燥热明显，可临证酌加藕节、仙鹤草、白茅根等凉血止血。出血量多而不止者，可再加用云南白药或三七粉吞服。若兼见发热、头痛、咳嗽、喉痒、咽痛等风热犯肺者，可加金银花、连翘、牛蒡子以辛凉解表、清热利咽。燥伤津液较甚，症见口干鼻燥，干咳无痰，或咳痰不爽，舌质红，少津，苔干者，可加麦门冬、天门冬、石斛、玄参、玉竹等生津润燥。痰热壅盛，热迫血行，症见咳血，咳嗽发热，面红，咳痰黄稠，舌质红，苔黄腻，脉滑数者，可用清金化痰汤加大小蓟、侧柏炭、茜草根等以清肺化痰、凉血止血。热甚咳血较多者，可重用白茅根、连翘、黄芩、知母、栀子、海蛤壳、枇杷叶等清热宁络。

（7）据变证转方：燥热已退而咳嗽不已，痰中带血，治疗当滋阴润肺，宁络之血，故用沙参麦冬汤加凉血止血汤。

（三）肝火犯肺

（1）抓主症：咳嗽阵作，痰中带血，胸胁牵痛。

（2）察次症：烦躁易怒，目赤口苦，便秘溲赤，或眠少多梦。

（3）审舌脉：舌质红，苔薄黄，脉弦数。

（4）择治法：清肝泻肺，凉血止血。

（5）选方用药思路：肝火亢盛，木火刑金，肺失清肃，肺络受损，故咳嗽阵作且痰中带血；肝经布胸胁，肝火犯肺，故胸胁牵引作痛；肝在志为怒，肝火旺则烦躁易怒；肝火盛则目赤口苦，便秘溲赤；肝火扰心则眠少多梦。舌质红，苔薄黄，脉数等肝火偏亢之证，故用黛蛤散合泻白散加减。两方合用后，青黛清肝泻火；桑白皮、地骨皮清泻肺热；海蛤壳、甘草化痰止咳。临证可酌加大小蓟、白茅根、茜草根、侧柏叶以凉血止血。

（6）据兼症化裁：肝火较甚，烦躁易怒，目赤口苦者可加牡丹皮、栀子、黄芩、龙胆草等加强清泻肝火；若咳血较多，血色鲜红，可加用犀角地黄汤（方中犀角用水牛角代）冲服云南白药或三七粉冲服以清热泻火、凉血止血；便秘者，可加大黄、芒硝通腑泻热。

（四）阴虚肺热

（1）抓主症：咳嗽少痰，痰中带血，经久不愈。

（2）察次症：血色鲜红，口干咽燥，两颧红赤，潮热盗汗。

（3）审舌脉：舌质红，苔少，脉细数。

（4）择治法：滋阴润肺，降火止血。

（5）选方用药思路：肺阴不足，肺失清润，阴虚火旺，损伤肺络则咳嗽少痰，痰中带血；

肺阴亏虚，难以速愈，故反复咳血，经久不愈；肺阴不足津液亏少，故口干咽燥；阴虚火旺则潮热盗汗，两颧红赤，舌质红，苔少，脉细数均为阴虚火旺之证，代表方选用百合固金汤加减。方中百合、麦门冬、生地黄、熟地黄、玄参养阴清热凉血、润肺生津；当归、白芍柔润补血；贝母、甘草肃肺化痰止咳，可酌加白及、白茅根、侧柏叶等凉血止血。

（6）据兼症化裁：反复咯血及咯血不止者，宜加阿胶、三七养血止血；潮热颧红者可加青蒿、银柴胡、胡黄连、地骨皮、鳖甲、白薇等清退虚热；盗汗宜加五味子、煅龙骨、煅牡蛎、浮小麦、稽豆衣、糯稻根等以收涩敛汗。

（7）据变证转方：症见咳嗽，咯血，血为痰中带血，头晕、目眩、耳鸣、腰膝酸软，脉沉细，此为肺肾气阴亏虚，治宜补肾益气、养阴润肺，方用大补元煎补肾益气。加百合、麦门冬、玉竹养阴润肺，加仙鹤草、墨旱莲宁络止血，若肾阴亏虚、虚火内动，可再加黄柏、知母坚阴清火。

（五）气不摄血

（1）抓主症：咳嗽短促无力，痰中带血。
（2）察次症：血色暗淡，经久反复，面色不华，体倦乏力，纳谷减少。
（3）审舌脉：舌质淡，苔薄白，脉细弱。
（4）择治法：益气摄血。
（5）选方用药思路：肺脾气虚，气不摄血，血溢于肺络之外，故见反复久咳，痰中带血，血色暗淡；气血亏虚，不能上荣于面，故面色不华；气虚肢体失于濡养，故体倦乏力；脾虚运化失司，故纳谷减少；舌淡，脉细弱，皆为气血不足之象，代表方选用归脾汤加减。方中人参、黄芪、白术、甘草大队甘温之品益气健脾，使气旺而血生，气足则能摄血，血自归经；当归补血养心；茯苓、远志、酸枣仁宁心安神，使血足则神有所舍，血旺则气有所依；木香理气醒脾，使补而不滞；藕节、棕榈炭收敛止血。

（6）据兼症化裁：为加强止血效果，在益气摄血的同时，可加仙鹤草、白及、三七粉等以收敛止血、养血止血。

七、中成药选用

（1）十灰散丸：功效：凉血止血，清热润肺。主治：燥热犯肺型。适用痰中带血、发热喉痒、口鼻干燥者。用法：每次9粒，每日2~3次，口服。

（2）白及颗粒：功效：收敛止血，滋阴补肺。主治：气不摄血型。适用久咳肺虚，经久不愈者。用法：每次1袋，每日3次，口服。

（3）云南白药胶囊：功效：化瘀止血，活血止痛，解毒消肿。主治：各种原因引起的咯血。用法：每次1~2袋，每日3次，口服。

（4）断血流胶囊：功效：凉血止血。主治：肝火犯肺型。适用于咳嗽阵作，痰中带血，目赤口苦者。用法：每次3~6粒，每日3次，口服。

（5）抗痨丸：功效：活血止血，散瘀生新，祛痰止咳。主治：阴虚肺热型。适用于浸润型肺结核痰中带血、潮热盗汗者。用法：每次1丸，每日3次，口服。

（6）治红丸：功效：清热，凉血，止血。主治：风热伤肺型。适用于咳嗽痰黄、痰中带血、咽干口渴者。用法：每次1丸，每日2次，口服。

（7）荷叶丸：功效：清热凉血，兼能化瘀。主治：燥热犯肺型。适用于痰中带血、咳痰不爽者。用法：每次1丸，每日2～3次，口服。

（8）维血宁冲剂：功效：补血活血，凉血清热。主治：阴虚肺热型。适用于痰中带血、经久不愈、口干咽燥者。用法：每次25～30ml，每日3次，口服。

（9）清开灵注射液：功效：清热凉血。主治：燥热犯肺型。适用于热盛所致的咯血。用法：每次20～40ml加入5%葡萄糖注射液200ml或生理盐水注射液100ml静脉滴注，每日1次。

（10）大黄注射液：功效：凉血止血。主治：风热犯肺型。适用于实证热证之咯血。用法：每次100ml加10%葡萄糖注射液100ml静脉滴注。

（11）生脉注射液：功效：益气摄血。主治：气不摄血型。适用于咳嗽短促无力、面色无华、体倦乏力者。用法：每次30～50ml加10%葡萄糖注射液100ml静脉滴注，每日1～2次。

八、单方验方

（1）云南白药：0.5～1g，每日2次，出血量大可增加服药次数，适用于大咯血。

（2）白茅根30g，水煎，用童便1盅冲服，适用于热证咯血。

（3）花蕊石粉：0.5～1.0g，每日3次，适用于各型咯血。

（4）新鲜仙鹤草半斤，捣汁，加入藕汁1盅，炖热后待凉服，适用于各型咯血。

（5）生萝卜捣汁，半盏，加少许食盐内服。

（6）青槐散：青黛30g，槐花30g，大黄15g，血余炭15g，共研细末，每次10g，用栀子、牡丹皮各10～15g煎汤服，每日2～3次，适用于较大量咯血。

（7）化血丹：三七粉5g，血余炭5g，花蕊石25g，共研细末，分4次服用，适用于长期小量咯血者。

（8）天门冬丸：天门冬30g，杏仁、贝母各20g，甘草、茯苓、阿胶各15g，共研细末炼蜜为丸，每次服10g，每日服3次，适用于燥热伤肺，肝火犯肺及阴虚燥肺的咳血。

（9）肺痨13味方：桑皮、二冬、生熟地黄、红花、杏仁、川贝、知母、白芍、白芷、甘草、阿胶，煎水煮鸡蛋2～3个，每日1剂，适用于肺结核咯血。

（10）止血散：三七、白及、花蕊石各等份，研细末，每次3～5g，每日2～3次，可用于大量、中等量咯血。

（11）加味秘红丹：大黄、肉桂、山药、白及、参三七、生代赭石。制成丸剂，每服5g，每日2～3次，用于大量咯血。

（12）仙鹤草、侧柏叶、大小蓟各15g，水煎服。清热凉血止血，适用于热证咯血。

（13）三七粉3g，口服，治疗各种原因所致的咯血。

（14）侧柏叶、生姜各90g，艾叶60g。加水1500ml，当煎至500ml时，用纱布过滤后加适量红糖，每4～6小时1次，每次40～60ml。治疗各种原因所致咯血。

（15）天地丸（《寿世保元》）：天门冬15g，熟地黄9g，水煎服，或加大剂量做成蜜丸分次服用。滋阴润肺，适用于阴虚火旺之咯血。

（16）白及、百部、白百合各60g，共研细末，炼蜜为丸，每次服用3g，止血止咳，适用于阴虚火旺之咯血。

九、中医特色技术

（一）穴位贴敷

（1）大蒜头去皮捣碎，分敷于双侧涌泉穴，约敷 20 分钟后去除，用于反复小量咯血。

（2）硫黄 20g，冰片 10g，肉桂 5g，大蒜头 1 个捣泥，诸药研末，与蒜泥同调，取适量敷于双侧涌泉，每次 20～30 分钟，每日 2 次。

（二）针灸

（1）燥热伤肺：常用穴为肺俞、列缺、少商、合谷，毫针浅刺，针用泻法。

（2）肝火犯肺：常用穴为肺俞、太渊、少商、合谷、曲池、丰隆，毫针浅刺，针用泻法。

（3）痰热壅肺：常用穴为肺俞、尺泽、太冲、合谷、曲池，毫针浅刺，针手太阴经穴用平补平泻；针足厥阴经穴用泻法。

（4）阴虚火旺：常用穴为肺俞、尺泽、肾俞、三阴交，毫针浅刺，针用补法。

（5）气虚血瘀：常用穴为肺俞、尺泽、脾俞、肝俞、足三里，毫针浅刺，针用补法。

（三）耳针

取下屏尖、脑及出血相应部位和器官等中等刺激。选支气管、肺、脾、肝、肾等穴，隔日 1 次。留针 1 小时，10 次为 1 个疗程，适用于内伤咯血。

注意：针灸治疗出血症有一定的疗效，但应明确出血原因，给予针对性治疗，出血严重者，及时采取综合疗法急救。

十、预防调护

（1）积极治疗可能发生咯血的肺部疾病是预防咯血的重要措施。外感咯血经过治疗之后，一般不会复发，内伤咯血则应在治疗之后根据病因病机进行长时间的巩固治疗。小量咯血，如痰中带血，无须特殊处理；大量咯血时，最好送医院抢救。平时注意营养，适当锻炼，避免感受外邪，保持心情愉快，避免劳逸过度，戒烟限酒亦是防止咯血的有效途径。饮食方面，尽量少食或不食辛辣炙煿及油腻助痰生热食物。保持大便通畅，便秘患者给予通便药物或灌肠。

（2）护理方面，咯血量少者，可适当的户内或室外活动，但应避免劳累，大量咯血者则应绝对卧床休息。已明确出血部位者，应取患侧卧位，已发生咯血窒息时，应迅速取健侧卧位，使血液及痰液易于清除，出血部位不明确者应取平卧位，大咯血患者严禁头高位、半卧位及坐位，以减少咯血窒息发生的风险。咯血患者大多情绪紧张、恐惧，尤其是初次咯血的患者，因精神过度紧张而咯血不止，故当出现咯血情况时，家属应配合语言安慰与药物镇静，解除患者的思想负担，配合治疗。告诉患者，当喉头发腥，有血涌出时，要吐出来，不要因怕出血而强忍不吐，否则血液被吸入气管会造成窒息。饮食方面应营养丰富，益于消化。咯血较多时宜半流饮食，待病情好转后改软食或普通饭食。饮食不宜过热，进食不宜过饱，宜少食多餐。被褥要冷暖适度，尤其不宜盖的太多太厚，但也要防止受寒。保持室内空气新鲜流通。此外，应常备三七粉等药品，以应急需。

十一、各家发挥

（一）从降火论治

咳血总为血溢脉外，其发病之一为脉络因素，血液运行异常，或瘀血阻络，或血热妄行。肺肾阴虚，易生劳热，热伤肺络，又肾精不足，心肝火甚，则咯血频作。火邪从外而入者有风热、燥热之殊，自内而生者有痰火、肝火之别，尚有阴虚火旺之虚火。火邪最易生风动血。肺本娇脏，络脉先伤，遇火邪犯肺，致血液妄行，血溢脉外，则为咯血。史锁芳师承国医大师周仲英教授，他认为咯血不论外感内伤，总为肺络为热所迫。治疗此类咯血，当以治火为先。治火之法，需辨火邪性质，分别治之。外感风热风燥初犯，多见为咯血初发，痰中带血，出血量少易愈，治以疏风润燥、清热润肺常能奏效，咯血反复发作，多致肺络受损，瘀伤络脉，形成痼疾；若外感风热侵袭，肺系痰热久蕴，内伤情志化火等熏灼受损之络，热极则阳络伤血外溢，其出血量多势急，容易导致患者精神紧张，治疗当清热泻火、凉血止血为急，佐以疏风热、化痰热、解肝郁。阴虚火旺者治当滋阴降火，责之于肝肾亏虚，相火妄动，肺阴亦受损，此时当从肺肝肾论治，多于前法之中复入知柏地黄丸、百合固金汤之味。

（二）从理气论治

咯血在气者，除与肝、火相关，尚与气密切相关。肺脏络损，逆气上冲，若逆气夹火夹痰更易动血而作咯血，气有余便是火，降气即是降火，逆其上升是动血之由。清代唐宗海在《血证论》中提出治血证"止血之法虽多，而总莫先于降气"，认为"血家最忌是动气"，故当忌用"升散动气"。王和伯善于运用缪希雍"治血三要法"治疗咯血，以降气为首务，重视气机的升降。缪希雍在《先醒斋医学广笔记·吐血》中强调了行血、补肝、降气在治疗吐血中的重要作用，提出了"宜行血不宜止血"、"宜补肝不宜伐肝"、"宜降气不宜降火"的治吐血三要法，这是对吐血治法的推陈出新，有效地指导了咯血的治疗。王和伯认为肝肺二脏气机的升降与咯血关系最为密切："要知天下无逆流之水，水之逆流者因乎风；人身无倒行之血，血之倒行者因乎气。"治咯血证多用降气之品，而摒弃升气之药如黄芪、升麻之类。

（三）从活血化瘀论治

呼吸有出入，气机有升降，气行则血行，气滞则血宁。血既离经，不能复还故道，遂成为瘀，瘀血不去，新血不生，而瘀血留于经络肺腑之间，往往易成劳损。王清任亦有"瘀化下行不作痨"之说。所以咯血之证，一旦血溢脉外即成瘀血。一方面，瘀血存在导致血运不畅，再加之肺络被气火所伤，容易引起反复出血。另一方面，所谓"瘀血不祛，新血不生"，故瘀血久滞影响新血形成，日久更可导致气虚，而气虚又能致瘀，如此恶性循环，使咯血止而又发。因此当血止瘀消之后，新血未能按其道而循环，有复萌妄行之可能，必要宁络之法，使血络得宁，而后血即循经入络，可除妄动之患。临床常用藕节、茜草根来宁络止血，三七、白及等止血不留瘀、化瘀不伤正之品来止血，同时应根据咯血色、量及病情缓急慎用桃仁、红花等破血化瘀之品。

（四）从补益论治

《内经》中论及咳曰："此皆聚于胃，关于肺。"肺经起于中焦，中焦乃脾胃所在，脾胃为气机升降枢纽，如若胃气壅滞又或通降无力，造成气机不利，上关于肺，则上逆作咳。脾主统血，血营运全身，全有赖于脾，如若脾气大虚统血不利，血不归经，亦可造成气不摄血等证。气为血之帅，气虚则不能摄血；血为气之母，气可因血去而损伤，气愈伤则血愈溢。如此，则血证缠绵难愈，稍劳即复也。刘建秋根据 40 多年的临床经验，发现因多年咯血，久之耗伤气血的患者亦有很多，临床表现常为面色萎黄，神疲乏力，兼见痰多，口干舌燥，舌质红，苔薄干，脉细。故应标本同治，止血的同时清热化痰、滋阴益气。临证时采用气阴双补、清热化痰法。临床常用党参、白术、黄芪等药补脾肺气，用半夏、南星、瓜蒌等药化痰湿，三七、白及等药使化瘀不伤正，百合、麦门冬等来滋阴益气。

（五）从祛痰湿论治

邵长荣认为，痰饮内伏常与气郁、血瘀互为因果，关系非常密切，因为宿痰伏肺，气机郁滞，升降失常可影响血液运行，出现痰液胶结不解，引起痰中带血或咯血，所以要软坚散结化瘀三法合用。邵长荣常以海浮石、海蛤壳来软坚散结化老痰，味咸平，入肺经，朱震亨曰："海石治老痰，咸能软坚也。"同时，邵长荣认为化老痰需要一个过程，用药宜渐消缓化，如果用竣猛之剂急攻，则容易痰未清而正气伤，所以必须权衡邪正虚实，缓急轻重，采用攻补兼施的方法。方中可加玄参、黄芪补益一身之气，使邪去而正不伤。邵长荣认为治痰治瘀以治气为主，气顺痰易消，气行血也活，从而达到痰瘀消散的目的。方中常加入郁金，此药性纯良，不良反应少，缪仲淳论云："郁金本入血分之药，其治诸血证者，正谓血之行皆属内热之类，此药能降气，行血之时，兼能化瘀。"

（高凤丽）

第七章 呼吸系统其他疾病

第一节 概 述

　　临床上除以上常见的呼吸系统疾病外，还存在着某些由于缺乏典型的相关症状，胸片检查无异常，临床医生在诊断上容易发生误区的呼吸系统疾病。常见的疾病有咳嗽变异型哮喘，嗜酸粒细胞性支气管炎，上气道咳嗽综合征等，这些疾病通常以慢性咳嗽为主要的临床表现，一些临床医生轻易地给患者戴上"支气管炎或慢性支气管炎"的帽子，给予止咳化痰药或反复使用多种抗生素治疗均无效果。另一方面，患者由于诊断不明确，长期得不到有效的治疗，反复进行胸部 X 线检查、胸部 CT 检查等各种无意义的检查，这些给患者的生活、工作乃至心理都带来了极大困扰，同时也导致医疗资源的严重浪费，增加了患者的经济负担。

　　虽然这些疾病的病因既非"支气管炎"那样简单，也不是毫无规律可循。只要掌握正确的诊断方法，按照相应的诊断程序，实际上大部分患者可以获得明确的临床诊断，从而根据临床诊断进行特异性治疗取得良好的疗效。

一、中医概念及命名原则

　　呼吸系统其他疾病的范围广泛，在中医传统著述中，没有与其完全相对应的病名记载。从疾病的发生、发展所表现出的临床证候特点分析，众医家大多将其分属于"咳嗽"、"咽源性咳嗽"等疾病范畴论治。《内经》中最早出现咳嗽这一病名，该书对咳嗽的成因、症状、证候分类、病理转归及治疗等问题进行了系统的论述。隋代巢元方《诸病源候论》中有十咳之称，除五脏咳外，尚有风咳、寒咳、胆咳、厥阴咳等，虽然体现了辨证思想，但名目繁多，临床难以掌握。

二、中医审因候机思路

（一）常见症状

1. 咳嗽

咳嗽是一种反射性的防御动作，通过咳嗽可以清除呼吸道分泌物及气道内异物。但咳嗽

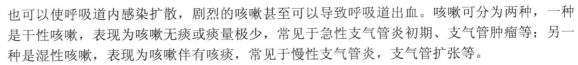

也可以使呼吸道内感染扩散，剧烈的咳嗽甚至可以导致呼吸道出血。咳嗽可分为两种，一种是干性咳嗽，表现为咳嗽无痰或痰量极少，常见于急性支气管炎初期、支气管肿瘤等；另一种是湿性咳嗽，表现为咳嗽伴有咳痰，常见于慢性支气管炎，支气管扩张等。

2. 咳痰

痰是气管、支气管的分泌物或肺泡内的渗出液，借助咳嗽将其排出。痰的性质可分为黏液性、浆液性、脓性和血性等。黏液性痰多见于急性支气管炎、咳嗽变异型哮喘及大叶性肺炎的初期。浆液性痰见于肺水肿。脓性痰见于化脓性细菌性下呼吸道感染。血性痰是由于呼吸道黏膜受侵害、损害毛细血管或血液渗入肺泡所致。

3. 呼吸困难

临床上常见肺源性呼吸困难，主要是呼吸系统疾病引起的通气、换气功能障碍导致缺氧和（或）二氧化碳潴留引起，常分为三种类型。吸气性呼吸困难主要特点为吸气显著费力，严重时可见"三凹征"，亦可伴有干咳或高调吸气性喉鸣，常见于喉部、大气管的狭窄与阻塞。呼气性呼吸困难主要特点表现为呼气费力，呼吸时间明显延长，常伴有呼气性哮鸣音，常见于慢性支气管炎、慢性阻塞性肺疾病等。混合性呼吸困难主要特点表现为吸气期及呼气期均感呼吸费力，可伴有呼吸音异常或病理性呼吸音，常见于重症肺炎、弥漫性肺间质性疾病等。

（二）病因病机

1. 外感与六淫相关，风为先导

呼吸系统其他疾病的形成大多以外邪侵袭肺系，则肺失宣肃，肺气上逆，气道挛急而成。张景岳曾倡"六气皆令人咳，风寒为主"之说，故常以风邪为先导，常夹寒邪、热邪、燥邪共同为患，但以寒邪居多。

2. 内伤与五脏相关，肺为主脏

禀赋不足，脏腑功能失调，情志不遂，饮食不调，或劳累过度，均可引起内邪干肺而致病。内伤多涉及肝脾，日久伤肾。如《素问·咳论》所说："五脏六腑皆令人咳，非独肺也。"脏腑功能失调，内邪干肺，可分为肺脏自病和他脏及肺两种。

肺脏自病者，多因肺系疾病经久不愈，耗气伤阴，肺主通气功能失常，失于肃降而致气逆为咳。如肺阴不足致虚火上炎，灼津为痰，引起咳嗽而痰少；肺气不足，清肃无权，引起咳嗽气短。

它脏有病及肺者，多因实致虚。痰湿犯肺者，多因湿阻中焦，不能输布水谷精微，聚生痰浊，上渍于肺，久延则脾肺气虚，气不化津，痰浊更易滋生，此即"脾为生痰之源，肺为贮痰之器"之谓。肝火犯肺者，多因情志抑郁，肝失条达，气机不畅，日久化火，火气循经上逆犯肺，肺气不清，肺失肃降致咳嗽。

3. 内有伏邪与痰瘀相关

痰瘀之所以产生，不但要责之于肺不能布散津液，而且还要责于脾不能运化水谷精微及肾不能蒸化水液，以致津液凝聚成痰，痰瘀互生，潜伏于肺，胶结不化，气机失畅，遂成为其发病的宿根。外邪侵袭、饮食不当、情志失调，可引动伏痰，痰阻气道，肺失宣降，气机升降不利，引动停积之痰，致使咳嗽咯痰，气息喘促，而致病。久治不愈，痰浊内伏，痰浊阻滞气机，气机不畅则血脉亦不畅，可致血滞成瘀；或痰浊郁而化热，煎熬血液亦可成瘀。气滞、血瘀、痰浊互为因果，此为疾病反复发作，缠绵难愈之原因所在。

三、中医辨证思路

（一）辨外感内伤

外感咳嗽，多为新病，起病急，病程短，常伴恶寒、发热、头痛等肺卫表证，一般属于邪实。内伤咳嗽，多为久病，常反复发作，病程长，可伴其他脏腑疾病，多涉及肝脾，日久伤肾。多为虚实夹杂，本虚标实。

（二）辨寒热虚实

外感咳嗽以风寒、风热为主者多属实证，而内伤咳嗽中痰湿、肝火多属邪实，日久伤肺，可与正虚并见。临床上恶寒，痰色白质清稀，多属寒；恶风，咳痰不爽，痰色黄质黏稠，多属热；病势急，病程短，咳声洪亮有力属实；病势缓，病程长，咳声低弱无力属虚。

（三）辨证论治

1. 症治分类

（1）风寒袭肺

1）抓主症：呼吸急促，咳嗽声重，咽痒，痰色白质稀薄。

2）察次症：恶寒发热，无汗，头痛，肢体酸楚，鼻塞，流涕。

3）审舌脉：舌苔薄白，脉浮紧。

4）治法：疏风散寒，宣肺止咳。

5）选方用药思路：本证为风寒袭肺，肺气失宣，应选用三拗汤合止嗽散加减。两方均能宣肺化痰止咳，但前方以宣肺散寒为主，用于风寒闭肺；后方以疏风润肺为主，用于咳嗽迁延不愈或愈而复发者。麻黄宣肺散寒；苦杏仁、桔梗、甘草、橘皮等宣降肺气，化痰止咳。

6）据兼症化裁：表寒未解，里有郁热，热为寒遏，俗称"寒包火"，咳嗽音哑，气急似喘，痰黏稠，口渴，心烦，或有身热，加生石膏、桑皮、黄芩以解表清里；胸闷、气急等肺气闭实之象不著，而外有表证者，可去麻黄之辛散，加荆芥、紫苏叶、生姜以疏风解表；咳嗽迁延不已，加紫菀、百部温润降逆，避免过于温燥辛散伤肺。

7）据变证转方：素体痰饮伏肺、外邪引发，见恶寒发热，咳喘痰多清稀如泡沫样，又当解表化饮、止咳平喘，方选小青龙汤加减；喉中痰鸣而无痰咳出者，多用射干麻黄汤；咳则气喘，肺气上逆较重者，可选用肃降肺气之方，如苏子降气汤、三子养亲汤、葶苈大枣泻肺汤，做到宣中有降或降中有宣。

（2）风热犯肺

1）抓主症：咳嗽频剧，气粗或咳声嘶哑，喉燥咽痛，咳痰不爽，痰黏稠或黄，咳时汗出。

2）察次症：恶风，身热，鼻流黄涕，口渴，头痛，身楚。

3）审舌脉：舌苔薄黄，脉浮数。

4）治法：疏风清热，宣肺止咳。

5）选方用药思路：本证为风热犯肺，肺失清肃，故选用桑菊饮加减。本方功能疏风清热，宣肺止咳，用于咳嗽痰黏，咽干，微有身热者。桑叶、菊花、薄荷、连翘疏风清热；前胡、牛蒡子、苦杏仁、桔梗清肃肺气，化痰止咳。

6）据兼症化裁：热邪上壅，咽痛，加射干、山豆根、赤芍清热利咽；肺热内盛，身热较著，恶风不显，口渴喜饮，加黄芩、知母清肺泄热；若内夹湿邪，症见咳嗽痰多，胸闷汗出，苔黄而腻，脉濡数者，加砂仁、佩兰理气化湿；若痰中带血丝，则加白茅根、藕节；风热较甚者，加金银花、连翘、荆芥疏风散热。

7）据变证转方：痰热素盛或痰湿之体，新感风热之邪发为咳嗽，咯吐较多黄色稠痰，兼见头痛恶风，鼻塞咽痛，舌红苔黄腻，脉浮滑，治当清热化痰，兼以疏散风热，常用桑杏汤合泻白散。

（3）风燥伤肺

1）抓主症：干咳，连声作呛，喉痒，咽喉干痛，无痰或痰少而黏，不易咯出，或痰中带有血丝，口干。

2）察次症：鼻塞，头痛，微寒，身热。

3）审舌脉：舌质红干而少津，苔薄白或薄黄，脉浮数或小数。

4）治法：疏风清肺，润燥止咳。

5）选方用药思路：本证为风燥伤肺，肺失清润，故选用桑杏汤加减。本方清宣凉润，用于风燥伤津，干咳少痰，外有表证。桑叶、薄荷、淡豆豉疏风解表；苦杏仁、前胡、牛蒡子肃肺止咳；南沙参、浙贝母、天花粉生津润燥。

6）据兼症化裁：若痰多难咯者加浙贝母、瓜蒌润肺化痰；咽痛明显者，加玄参、马勃清咽润喉；热重不恶寒，心烦口渴，加石膏、知母、栀子清肺泄热；津伤较甚，干咳，咳痰不多，舌干红少苔，加麦门冬、北沙参滋养肺阴；肺络受损、痰中夹血，加白茅根清热止血。

7）据变证转方：另有凉燥证，乃燥证与风寒并见，表现为干咳少痰或无痰，咽干鼻燥，兼有恶寒发热，头痛无汗，舌苔薄白而干等症。用药当以温而不燥，润而不凉为原则，方取杏苏散加减。药用苏叶、杏仁、前胡辛以宣散；紫菀、款冬花、百部、甘草温润止咳；若恶寒甚，无汗，加荆芥、防风以解表发汗。素体肺阴亏虚，复感燥热之邪，往往头痛身热干咳无痰，咽喉干燥，心烦口渴，症状较重，舌干无苔，脉虚大而数，选用清燥救肺汤。

（4）痰湿蕴肺

1）抓主症：咳嗽反复发作，咳声重浊，痰多，痰出咳平，痰色白质黏腻。

2）察次症：胸闷脘痞，呕恶食少，身体困倦，大便时溏。

3）审舌脉：舌苔白腻，脉濡滑。

4）治法：燥湿化痰，理气止咳。

5）选方用药思路：本证为脾湿生痰，上渍于肺，壅遏肺气，故选用二陈平胃散合三子养亲汤加减。二陈平胃散燥湿化痰，理气和中，用于咳嗽痰多，痰质黏稠，胸闷脘痞，苔腻者。三子养亲汤降气化痰，用于痰浊壅肺，咳逆痰涌，胸闷气急，苔浊腻者。两方同治痰湿，前者重点在胃，痰多脘痞者适用；后者重点在肺，痰涌气急者较宜。

6）据兼症化裁：咳逆气急，胸闷痰多，加白前、紫苏子、莱菔子化痰降气；寒痰较重，痰白质黏呈泡沫状，遇寒加重，加干姜、细辛、白芥子温肺化痰；久病脾虚，神疲乏力，加党参、白术、炙甘草。

7）据变证转方：症状平稳后可服六君子丸调理，或合杏苏二陈丸标本兼顾。若伴腹胀、嗳气、厌食、便溏等症，常用保和丸加桔梗、苦杏仁、厚朴、苍术、前胡等治疗。

（5）肝火犯肺

1）抓主症：咳逆阵作，咳时面赤，咽干口苦，痰黏难咳出。

2）察次症：烦躁易怒，胸胁胀痛，泛酸嘈杂，口苦，症状可随情绪的波动而变化。

3）审舌脉：舌红，苔薄黄少津，脉弦数。

4）治法：清肺泻肝，顺气降火。

5）选方用药思路：本证为肝郁化火，上逆犯肺，选用黛蛤散加减合泻白散加减。黛蛤散清肝化痰，加减泻白散顺气降火，清肺化痰，两者合用，使气火下降，肺气清肃，咳逆自平。桑白皮、地骨皮、黄芩清泻肺热；栀子、牡丹皮泻肝火；青黛、海蛤壳化痰热；粳米、甘草和胃气，使泻肺而不伤脾胃；紫苏子、竹茹、枇杷叶降逆气。

6）据兼症化裁：火热较甚者，咳嗽频作，痰黄者，加栀子、牡丹皮、浙贝母、枇杷叶以清肺化痰；胸痛，加郁金、丝瓜络理气和络；痰黏难咯，加海浮石、知母、浙贝母清热化痰；胸闷气逆，加瓜蒌、桔梗、枳壳、旋覆花降肺气；火郁伤津，咽干，咳嗽日久不减，加北沙参、麦冬、天花粉养阴生津敛肺。

（6）肺阴亏耗

1）抓主症：干咳，咳声短促，痰少黏白，或痰中带血丝。

2）察次症：口干不欲饮，唇鼻干燥，或午后潮热，盗汗。

3）审舌脉：舌质红少苔，脉细数。

4）治法：滋阴润肺，化痰止咳。

5）选方用药思路：本证为肺阴亏虚，虚热内灼，肺失润降，故用沙参麦冬汤加减。本方甘寒，有养阴润燥生津之功，可用于肺燥阴虚，干咳少痰者。麦门冬、天花粉、玉竹、百合滋肺养阴；甘草甘缓和中；川贝母、苦杏仁润肺化痰；桑白皮、地骨皮清肺泄热。

6）据兼症化裁：肺热灼津，咳吐黄痰，加海蛤粉、知母、黄芩清肺化痰；肺气宣散，咳逆气促，加五味子、诃子以敛肺止咳；阴虚潮热，加银柴胡、青蒿、鳖甲、胡黄连以清虚热；热伤血络，痰中带血，加牡丹皮、栀子、藕节清热止血；若手足心热，梦遗，加知母、黄柏、女贞子、墨旱莲、五味子滋肾敛肺。

（7）肺气亏虚

1）抓主症：咳声低弱无力，咳嗽气短，痰清稀色白量多。

2）察次症：神疲乏力，自汗，恶风，少气懒言。

3）审舌脉：舌质淡，苔薄白，脉细弱。

4）治法：补益肺气，固表止咳。

5）选方用药思路：本证为肺气虚弱，肺卫不固，失于宣降，故用玉屏风散加减。黄芪甘温健脾，固表止汗，白术健脾益气，防风祛风御邪，黄芪得防风，则固表而不留邪；防风得黄芪，则祛风而不伤正。

6）据兼症化裁：自汗较重者，可加浮小麦、煅牡蛎、麻黄根，以加强固表止汗之效；气虚甚，加党参健脾补肺；兼有阴虚，而见舌红，脉细数者，加麦门冬、五味子养阴敛汗。

2. 证治要点

呼吸系统其他疾病多为肺气宣降失常，实者由于邪阻于肺，肺失宣肃，升降不利；虚者由于肺脏气阴不足，肺不主气而升降无权。肺有通调水道的功能，与大肠相表里，可助心主治节，肝肺升降相因，脾为金之母，金水相生，故其为病可涉及心、脾、肝、肾、膀胱、大肠等脏腑，与其他多个相关病证有密切的关系，临证应予联系处理。

3. 四诊枢要

呼吸系统其他疾病望诊主要通过对患者的精神状态、局部形态和舌象变化的观察，了解患者的病情。精气充足则体健神旺，抗病力强，即使有病也多属轻病，预后较好；精气亏虚，则体弱神衰，抗病力弱，有病多重，预后较差。鼻为肺之窍，望鼻可以诊查肺的病变，如鼻流清涕者多属外感风寒；鼻流浊涕者多属外感风热；鼻腔出血，多因肺胃蕴热灼伤鼻络，或外感所致等。舌诊内容分为望舌苔和望舌质两部分，人体内部的变化，如脏腑的虚实、气血的盛衰、津液的盈亏、邪气的浅深及性质的寒热等，均可在舌象的变化上反映出来。闻诊包括听声音和嗅气味。听声音要听患者的语言、呼吸、呕吐、呃逆、痰鸣等。嗅气味包括患者身体散发的气味及二便等排出物的气味。问诊要询问患者最主要的痛苦，了解其发病日期、治疗经过和目前情况。主要从寒热、二便、口渴、饮食睡眠、头身、胸腹及流行病史等几个方面来问诊。切诊则以脉象为主，肺对脉的影响，首先体现在肺与心，以及气与血的功能联系上。由于气对血有运行、统藏、调摄等作用，所以肺的呼吸运动是协助脉动的重要因素，一般情况下，呼吸平缓则脉象徐和；呼吸加快，脉率亦随之急促；呼吸匀和深长，脉象流利盈实；呼吸急迫浅促，或肺气壅滞而呼吸困难，脉象多呈细涩；呼吸不已则脉动不止，呼吸停息则脉搏亦难以维持，即有"肺朝百脉"之谓。

（四）检查要点

呼吸系统其他疾病的诊断除了望闻问切四诊合参，还需结合患者的流行病学资料，要全面了解患者的病史，特别注意起病方式、特有的症状和体征。如了解与肺部传染性疾病患者的密切接触史及某些遗传疾病的家族史，对诊断十分重要。此外，还应注意导致肺部病变的某些药物，如血管紧张素转化酶抑制剂可引起顽固性咳嗽，β受体拮抗剂可引起支气管痉挛等。

（五）现代医学主要诊断方法

1. 血液检查

呼吸系统感染时，中性粒细胞增加，有时还伴有中毒颗粒；嗜酸性粒细胞增加提示过敏性因素、曲霉菌或寄生虫感染；其他血清学抗体试验，如荧光抗体、免疫电泳、吸附测定等，对于病毒、支原体和细菌感染的诊断均有一定价值。

2. 抗原皮肤试验

哮喘的变应原皮肤试验阳性有助于变应体质的确定和相应抗原的脱敏治疗。对结核和真菌呈阳性的皮肤反应仅说明已受感染，但并不能确定患病。

3. 痰液检查

痰涂片在每个低倍镜视野里上皮细胞<10个，白细胞＞25个或白细胞/上皮细胞＞2.5个为合格的痰标本。定量培养≥107cfu/ml可判定为致病菌。经环甲膜穿刺气管吸引或经纤维支气管镜防污染毛刷采样获得的痰标本得到的结果可信度更高。反复做痰脱落细胞学检查，有助于肺癌的诊断。

4. 影像学检查

胸部X线检查和胸部CT检查对于明确肺部病变部位、性质及有关气管、支气管通畅程度有重要价值。造影增强CT对淋巴结肿大、肺栓塞、肺内占位性病变均有重要的诊断和鉴别诊断意义。胸部超声检查可用于胸腔积液的诊断与穿刺定位及紧贴胸膜病变的引导穿刺等。

四、中医治疗大法

（一）内治法

《景岳全书》云："咳嗽之要，止惟二证。何为二证？一曰外感，一曰内伤而尽之矣。"中医认为患者脏虚为本，外邪致病为标。针对患者本虚标实的病机特征，其中医治则治法不外乎祛除外邪和调理脏腑二则。

1. 祛除外邪

（1）消风：盖风为百病之长，本病多以风为先导，其突发性、阵发性、反复性亦颇合风善行而数变的特点。外感失治，邪郁于肺络，肺气失宣，肺管不利，气道挛急所致，运用祛风解痉宣肺法，用药宜轻，即"治上焦如羽，非轻不举"，利上焦之风邪，透邪外出，舒缓气道，解痉止咳。

（2）祛痰：本病虽以咳嗽为主，但有痰邪内伏，引动伏痰，痰阻气道，肺失宣降，气机升降不利，而致病。故用宣肺豁痰法，祛除痰邪，气机宣肃有序，此病乃愈。

2. 调理脏腑

（1）理肺：肺为"华盖"，其功能特点为宣发肃降，在两者协调下，才能保证肺气出入通畅，呼吸均匀。反之，宣发失常则肺气不利，郁闭为咳；肺失肃降，肺气不降，上逆为咳。故治当宣肺肃降同用，一升一降，才能调畅肺气，肺气畅则咳自止。

（2）健脾：因脾喜温燥而为中运之脏，治当健脾益气，投药宜重甘温燥剂，得甘则补，温燥能升运脾湿，甘补温燥，能振奋中气以持燥土之性。

（3）补肾：治当补肾纳气，常纳阴柔养阴诸品于温热壮阳药物之中，藉以使阴生阳长，元阳振复，下施固摄之权，上以温助肺金。

（4）疏肝：若肝热素胜，或肝郁日久，皆可化火生风，肝经风火上逆，上扰犯肺，风痰交阻气道，则发为痉挛性阵咳。治以疏肝降火，使气火下降，肺气得以清肃，咳逆自平。

（二）外治法

中药外敷治疗以中医"春夏养阳"理论为本，于伏天使热药之力透入特定穴位以助阳，治疗某些冬季易发的寒性病，取得"冬病夏治"的效果。此法源于宋代王执《针灸资生经》中最早提到的"天灸"，即用墨旱莲外敷治疟，用药后皮肤局部起泡如灸疱，今称药物发疱灸。自宋以后，天灸法用药有毛茛、斑蝥、蒜泥、白芥子等，治疗疾病也不限于疟疾。清代张璐《张氏医通》采用白芥子、细辛、延胡索、甘遂共为末，入麝香，调敷肺俞、膏肓、百劳等穴治冷哮。此法在 20 世纪 80 年代，被发掘用于防治冬天易发作的呼吸系统疾病。

芥子敷贴法：白芥子、甘遂、延胡索、细辛等按比例研成细粉末，姜汁调成糊状。选肺俞、定喘、膏肓穴敷贴。肺俞乃肺之背俞穴，宣肺祛痰；定喘为平喘之效穴；膏肓为肺系疾病之要穴；白芥子能搜皮里膜外筋骨之间寒痰并散结通络止痛，其药理作用具有抗过敏之功效；细辛性温，味辛，入肺、心、肝、肾经，具有温经散寒、化饮、祛寒痰之效；甘遂性苦寒入十二经，具有降气平喘作用；延胡索性温，入肺、脾、肝经，为血中之气药，可以活血行气止痛，用于全身各部位气滞血瘀之痛；鲜生姜其性微温、味辛，功能温肺化痰降逆。诸药合用，共奏祛邪肃肺、化痰平喘之效，用以防治疾病的发生。

（高风丽）

第二节 慢 性 咳 嗽

慢性咳嗽是指以咳嗽为唯一或主要症状，病程＞8 周的咳嗽，病因复杂，根据胸部 X 线检查有无异常分为两类：一类为胸部 X 线有明确病变者，如肺炎、肺结核、支气管肺癌等；另一类为胸部 X 线无明显异常，以咳嗽为主要或唯一症状者，即通常所说的不明原因的慢性咳嗽，简称慢性咳嗽，为本章所讲内容。

慢性咳嗽属中医学"久咳"范畴，因病程较长，故病机也复杂。

一、临床诊断要点与鉴别诊断

（一）诊断标准

（1）病程：咳嗽时间＞8 周。

（2）病因：①咳嗽变异性哮喘（cough variant asthma，CVA）；②上气道咳嗽综合征（upper airway cough syndrome，UACS，又称 PNDS）；③嗜酸细胞性支气管炎（acidophil bronchitis，EB）；④胃食管反流性咳嗽（gastro esophageal refluxcough，GERC）。

（3）症状：咳嗽，有痰或无痰。有时呈刺激性干咳，可伴有咽痒，对异味、冷空气、油烟等敏感；或胸骨后烧灼感或反酸、嗳气；或鼻塞、鼻后滴流感。

（4）辅助检查或体征：胸部 X 线检查无明显改变，肺通气功能大致正常。①CVA：患者支气管激发试验阳性或 PEF 变异率≥20%。②UACS：变应性鼻炎的鼻黏膜主要表现为苍白或水肿，鼻道及鼻腔底可见清涕或黏涕。非变应性鼻炎的鼻黏膜多表现为黏膜肥厚或充血样改变，部分患者口咽部黏膜可呈鹅卵石样改变或咽后壁附有黏脓性分泌物。变应性咽炎表现为咽部黏膜苍白或水肿，非变应性咽炎表现为咽部黏膜充血和（或）淋巴滤泡增生。③EB：痰细胞学检查嗜酸细胞比例≥2.5%，排除其他嗜酸细胞增多性疾病。④GERC：食管 24 小时 pH 监测 Demeester 积分≥12.70，和（或）SAP≥75%。

（5）排除其他原因引起的慢性咳嗽。

（二）鉴别诊断

1. 咳嗽变异型哮喘

咳嗽变异性哮喘以干咳为主，双肺无哮鸣音。常持续或反复发作＞1 个月，夜间和（或）清晨发作。上呼吸道感染、季节性过敏、运动等可使咳嗽加重。峰流量和 FEV$_1$ 可正常。气管反应性明显增高。抗生素和止咳药物治疗无效。支气管扩张剂或糖皮质激素有效。

2. 上气道咳嗽综合征

上气道咳嗽综合征引起的慢性咳嗽在临床上较为常见。患者喉部常有异物滴流感。常表现为咽喉发痒、疼痛、咳嗽，咳黏液脓性痰。部分患者喉部有分泌物流动感。慢性过敏性、非过敏性和血管运动性鼻炎、鼻咽部的急性炎症、副鼻窦炎等均可引起。咽后壁可见结节状淋巴滤泡。CT 扫描可见鼻窦黏膜增厚且腔内见气液平面。

3. 嗜酸粒细胞性支气管炎

1989 年 Gibson 等将一组痰含嗜酸粒细胞增多，对糖皮质激素敏感，但肺功能正常，无气管高反应征象，最大呼气流量变异率正常的非哮喘慢性咳嗽，定义为嗜酸粒细胞性支气管炎。诊断标准：慢性咳嗽，无可逆性气管阻塞症状，肺通气功能正常，最大呼气流量变异率正常，引起 FEV_1 下降 20% 的醋甲胆碱激发浓度 $>8g/L$，痰嗜酸粒细胞 $>3\%$ 非鳞状上皮细胞。

4. 胃食管反流性咳嗽

胃食管反流性咳嗽多与消化不良有关，常发生在餐后、弯腰或仰卧时。慢性咳嗽可以是胃食管反流的唯一临床表现。食管远端黏膜有咳嗽反射感受器，当受到胃反流物刺激时，即可引起咳嗽。24 小时食管 pH 测定是诊断胃食管反流最有价值的方法。

5. 支原体肺炎

本病咳嗽可长达 6 周左右，诊断根据临床症状如头痛、乏力、肌痛、鼻咽部病变、咳嗽、胸痛、脓痰和血痰，胸部 X 线表现和化验室检查如冷凝集试验等，红霉素治疗有效。

6. 慢性支气管炎

慢性支气管炎常在寒冷季节发病，出现咳嗽、咯痰，尤以晨起为著，痰呈白色黏液泡沫状，黏稠不易咳出。在急性呼吸道感染时症状迅速加剧，痰量增多，黏稠度增加或为黄色脓痰，偶见痰中带血。早期多无体征，有时在肺底部可听到干、湿啰音。胸部 X 线征象：单纯型慢性支气管炎胸部 X 线检查阴性，或仅见两肺下部纹理增粗，或呈条索状。诊断主要依靠病史和症状。在排除其他心肺疾患后，临床上凡有慢性或反复的咳嗽、咯痰或伴喘息，每年发病至少持续 3 个月，并连续 2 年或以上者，诊断即可成立。

7. 支气管扩张

典型的症状为慢性咳嗽，咳大量脓痰和反复咯血。诊断除依靠病史和临床表现外，胸部 X 线检查有重要意义，支气管造影术可确诊。

8. 肺结核

对反复发作或迁延不愈的咳嗽、咳痰，经抗炎 3～4 周仍无改善，同时出现疲乏、食欲不振、体重减轻、心率增快和心悸等全身中毒症状者应高度警惕肺结核的可能。应做胸部 X 线检查、痰结核菌检查及结核菌素试验，有条件者可做纤维支气管镜检查。

9. 肺部肿瘤

肺癌患者可表现为刺激性干咳，系肿瘤浸润支气管内膜和（或）肿瘤压迫支气管所致。若患者呈慢性持续性干咳，胸部 X 线检查未见异常，则需做胸部 CT 和纤维支气管镜检查，以进一步明确是否患有肺部肿瘤。

10. 矽肺

矽肺常见症状为慢性咳嗽、气短和胸痛。咳嗽早期可不严重，常是干咳或带黏稠痰，晚期咳嗽严重，痰多。根据职业史（接触粉尘的性质、成分、浓度和年龄）、胸部 X 线征、临床表现等确定诊断。

11. 精神性咳嗽

精神性咳嗽多见于儿童和青少年，其特点为：干性咳嗽，声音特别响亮，睡眠时消失，止咳治疗无效。成人精神性咳嗽则在睡眠时发生，咳嗽持续时间更长。凡经各种检查排除各种器质性疾病，可确定诊断。

二、中医辨病诊断

（一）诊断依据

（1）症状：咳嗽，咯痰或无痰。

（2）病程＞8周。

（3）由外感反复发作或脏腑功能失调引起，可伴有其他脏腑功能失调的症状。

（二）类证鉴别

1. 外感咳嗽与感冒的鉴别

外感咳嗽与感冒都为外感六淫之邪所致，外感咳嗽虽有风寒、风热、风燥之别，但总以咳嗽为主证，风寒、风热之感冒则以发热、恶寒、身痛等表证为主证，咳嗽只是一兼见症状。

2. 咳嗽与咳喘的鉴别

咳嗽以咳嗽为主要症状，不伴喘促；咳喘，咳而伴喘，常因咳嗽反复发作，因咳致喘，以咳喘为特点。哮证、喘证两者均兼有咳嗽，但各以哮、喘为其主要临床表现。哮病喉中哮鸣有声，呼吸气粗困难，甚则喘促不能平卧，发作与缓解均迅速。喘病以气息言，以呼吸困难，甚至张口抬肩，鼻翼煽动，不能平卧；哮以声响言，以发作时喉中哮鸣有声为主要临床特征；哮为一种反复发作的独例。

3. 咳嗽与肺癌的鉴别

肺癌是由于正气内虚、邪毒外侵引起的恶性疾病，基本病机为痰浊内聚，气滞血瘀，蕴结于肺，以致肺失宣发与肃降。常以咳嗽、咳血、胸痛、发热、气急为主要症状，多发于40岁以上的吸烟男性，咳嗽多为刺激性呛咳，病情发展迅速。

4. 咳嗽与肺痈的鉴别

肺痈与咳嗽之风热犯肺、痰热郁肺证类似，均可出现咳嗽、黄痰，但肺痈以咳吐大量腥臭脓血痰为特征，多伴咳嗽、胸痛、发热等症状。病机为热壅血瘀、蕴毒化脓而成壅。根据病变病理演变过程，可分为初期、成痈期、溃脓期、恢复期。

5. 咳嗽与肺痨的鉴别

肺痨以干咳，或咳中带血，或咳血痰为特征，常伴有潮热、盗汗、身体逐渐消瘦等症状，是由于体质虚弱，气血不足，痨虫侵肺致人体五脏阴阳气血亏损，阴虚火旺而发病，是具有传染性的慢性虚损疾患。

三、审析病因病机

（一）外感六淫

外感咳嗽属邪实，为六淫外邪犯肺，肺气壅遏不畅所致。外邪侵袭主要为风、寒、暑、湿、燥、火六淫之邪，从口鼻而入或从皮毛而入，侵袭肺系，或吸入烟尘异味气体，使肺失宣降，气机上逆引起咳嗽。

（二）内邪干肺

内邪干肺可分为肺腑自病和其他脏腑有病，累及肺脏。肺脏自病：由于肺系多种疾病迁延日久，或长期吸烟，耗伤肺气肺阴，影响肺之宣降功能，肺气上逆。他脏及肺：由饮食不节，嗜食生冷，饮酒过度，或过食辛辣肥甘，损伤脾胃，脾失健运，痰湿内生，上渍于肺；或情志不调，肝失疏泄，气瘀化火，木火刑金；或年老体弱，肾精亏损，气失摄纳。

由于四时主气不同，因而人体所感受的致病外邪亦有所区别。风为六淫之首，外感咳嗽常以风为先导，夹寒、热、燥等外邪入侵，表现为风寒、风热、燥邪咳嗽。因于风寒者，肺失宣降，津液凝滞；因于风燥者，灼津生痰，肺失润降，发为咳嗽。其中又以风邪夹寒者居多，即张介宾所谓的"六邪皆令人咳，风寒为主"。内伤咳嗽的病理因素主要为"痰"与"火"。然痰有寒热之别，火有虚实之分。痰火互为因果，痰可郁而化火，或能炼液灼津为痰。内伤咳嗽常反复发作，迁延日久，脏器多虚，故病理性质属邪实与正虚并见。他脏有病而及肺者，多因实致虚，如肝火犯肺，气火炼液为痰，灼伤肺津；脾运失司，痰湿犯肺，上干于肺，久则肺脾气虚，气不化津，痰浊更易滋生。咳嗽日久，耗伤肺气、肺阴，甚则及肾，肾阴亏损，气失摄纳，由咳致喘。肺脏自病之咳嗽，多因虚致咳，若脏腑自病，肺阴不足，阴虚火炎，灼津为痰；或肺气亏虚，气不化津，津聚成痰，甚则寒化为饮。

四、明确辨证要点

（一）辨外感与内伤

咳有六淫为患，也有内伤之异，可分为外感咳嗽与内伤咳嗽。外感咳嗽以风寒、风热、风燥为主，多是新起之病，发病急，病程短，多兼有寒热、头痛、鼻塞等肺卫症状，属于邪实。内伤咳嗽，是宿疾，常反复发作，迁延不已，兼见他脏腑病症，多属于虚实夹杂，本虚标实，虚实之间尚有先后主次的不同，它脏有病而及肺者，多因实致虚，肺脏自病者，多因虚致实。详言之，痰湿、痰热、肝火多为邪实正虚；肺阴亏耗则属正虚，或虚中夹实。

（二）辨脏腑

咳病位主要为肺，涉及心、肝、脾、肾，即所谓"五脏六腑皆令人咳，非独肺也"。肺咳是因外邪犯肺，或痰浊内蕴，气阴亏虚等使肺失清肃而肺气上逆，表现以咳嗽为突出症状，可伴有自汗畏风，少气乏力；心咳是一种常见且难以根治的咳嗽综合征，是以肺病及心，心病兼咳为特征的一种内伤咳嗽，可伴有心悸、胸痛等症状；肝咳多由肝病及肺，或肺病及肝所致，临床表现为呛咳、顿咳、喉痒而咳、痉挛性咳嗽，并兼见胸闷善叹息，胁肋撑胀满痛，痛甚不得转侧，病情变化常与情志变化有关；脾咳多由脾虚土不生金，或脾胃湿热逆熏于肺所致，临床上表现为咳嗽伴两胁疼痛，尤以右侧为重，隐隐牵引肩背胀痛，活动时咳嗽加剧。兼见胸脘痞闷、纳差、食欲不振、嗳气等症状；肾咳是由肺咳及肾经，或肾经病变，水气上泛，影响于肺所致。临床常见咳喘、胸闷动辄加重，兼见气短神疲、头晕目眩、腰膝酸软、小便不利等症状。

（三）辨咳嗽

咳嗽时作，白天多于夜间，咳嗽较剧，咽痒或咽痛，病势急而病程短者，多为外感风寒或风热；早晨咳嗽阵发加剧，连声重浊，痰出咳减者，多为痰湿或痰热咳嗽；病势缓而病程长者多为阴虚或气虚；午后、黄昏咳嗽加重，咳嗽轻微短促者，多属肺燥阴虚；夜卧咳嗽较剧，持续不已，咳嗽清稀痰涎，或伴气喘者，为肺气虚寒，寒饮阻肺。

（四）辨痰

咳而少痰者可为燥热、气火、阴虚；痰多者有湿痰、痰热、虚寒；痰白、稀薄者属风、属寒；痰黄而稠属热；痰白质黏属阴虚、燥热；痰白清稀、呈泡沫状属虚、属寒；咯吐血痰可为肺热、阴虚；脓血相间为痰热郁结成痈；咳嗽，咯吐粉红色泡沫样痰，咳而气喘，呼吸困难为心肺阳虚，气不主血；咯痰有热腥味，或腥臭气属痰热；味甜属痰湿；味咸属肾虚。

五、确立治疗方略

外感咳嗽为新病，属邪实，治以宣肺散邪为主，根据感邪性质不同而分别论治，风寒袭肺，治宜疏风散寒，宣肺止咳；风热犯肺，肺失清肃，治宜疏风清热，宣肺止咳；燥邪犯肺者，宜疏风清肺，润燥止咳。内伤咳嗽多为宿疾，常反复发作，迁延不已，常兼他脏病症，多属邪实正虚，标实为主者，治当祛邪止咳；正虚为主者，治当补虚养正。还有咳嗽除治肺外，还应该从整体出发，注意治脾、治肝、治肾等。

一般说来，外感咳嗽病位尚浅易治，但若兼夹燥、湿二邪，则较缠绵难愈易演变为内伤，治疗应加强润燥、化湿、祛湿之法。内伤咳嗽宜先祛邪为主，待邪祛后以药丸慢慢调治。

治上——治肺：治肺为直接针对咳嗽之主脏施治。肺主宣降，调节一身之气，其气以清肃下降为顺。肺为娇脏，喜润恶燥，易感邪致病发而为咳。然详辨其咳之久者，虽皆咳而难愈，诸证表现却有所不同。究其病因与症状之迥异，或因病邪久郁于肺，化火灼津，肺失清肃，发为咳嗽、咽痒；或因肺阴耗伤，失于清润致顽咳、干咳无痰或痰少而黏；或因肺气虚弱，气无所主，清肃之令不行，而久咳缠绵。故临床治法亦有不同，可有"清"、"宣"、"降"、"润"、"补"五大治疗原则，并以"清"为主导，贯穿始终。

治中——治脾：脾为中脏，后天之本，化生万物，脾土能生肺金。脾运胃纳之水谷，上布精微于肺，肺"朝百脉"而输精于周身。故肺得脾之精微所养，脾之水谷精微得肺气而运营全身，两者相互为用。同时，脾为生痰之源，肺为贮痰之器。若脾胃虚弱，水液失运，成痰化饮，内储于肺或循经犯肺，肺气宣降失司则久咳难愈。故在慢性咳嗽治疗过程中，重视治脾是治疗慢性咳嗽的关键。

治下——治肾：肾为先天之本，一身阴阳之根。肺属金，主气；肾属水，主水。肺肾两脏，金水相生。由肾致咳者，或因肾精耗伤，肾水不足，肺失清润，或因命门火衰，水泛为痰，上渍于肺；或因肾之阴阳两虚致肺之气阴不足或两虚。而久咳不愈亦耗伤肺之气阴，损伤肾阴肾阳。故临床上肺肾阴虚常同时并见，故凡治肺阴虚，必当滋养肾阴，补养肾阳。肾阴充足，则水能润金，并使肺之气阴不受其损；肾阳得运则阴液蒸化以润养肺脏。治肾为治疗慢性咳嗽的根本。

六、辨证论治

（一）外感咳嗽

1. 风寒袭肺证

（1）抓主症：咳嗽声重，气急或咽痒，痰稀薄色白。

（2）察次症：鼻塞流清涕，肺窍不利，头痛，肢体酸楚，恶寒发热无汗。

（3）审舌脉：苔薄白，脉浮或浮紧。

（4）择治法：疏风散寒，宣肺止咳。

（5）选方用药思路：本证为风寒袭肺，肺气失宣，故选用三拗汤合止嗽散。方用麻黄宣肺止咳，杏仁利肺降气，桔梗、荆芥、陈皮疏风宣肺、化痰利咽，紫菀、百部温润止咳，白前降气祛痰，甘草调和诸药。

（6）据兼症化裁：咳嗽较甚者加矮地茶、金沸草祛痰止咳；表邪较甚者加防风、羌活；咽痒甚者牛蒡子、蝉蜕解毒利咽；鼻塞声重者加辛夷花、苍耳子豁痰开窍；夹痰湿（痰黏、胸闷、苔腻）者加半夏、厚朴、茯苓以燥湿化痰；寒饮伏肺，风寒束表用小青龙汤疏风散寒、温化寒痰。

（7）变证转方：表寒未解，里郁化热（咳嗽音嘎，气急似喘咳痰黏稠，口渴心烦，或有身热）者加生石膏、桑白皮、黄芩以解表清里，或用麻杏石甘汤。

2. 风热犯肺证

（1）抓主症：咳嗽频剧气粗，或咳声嘎哑，喉燥咽痛，咯痰不爽，痰黏稠或稠黄。

（2）察次症：鼻流黄涕，口渴，头痛，肢楚，恶风身热。

（3）审舌脉：舌淡红，苔薄黄，脉浮数或浮滑。

（4）择治法：疏风清热，宣肺止咳。

（5）选方用药思路：本证为风热犯肺，肺失清肃，故选桑菊饮。方用桑叶、菊花、薄荷、连翘疏风清热；桔梗、杏仁、甘草宣肺止咳；芦根清热生津。

（6）据兼症化裁：咳嗽甚者加前胡、贝母、枇杷叶以止咳化痰；咽痛者加射干、山豆根、金灯笼、土牛膝、赤芍以清热利咽；表热较甚者加金银花、荆芥、防风疏散风热；痰黄稠者加黄芩、知母、瓜蒌、山栀子清热化痰；风热伤络，鼻衄、痰中带血者加白茅根、生地黄以凉血止血；热伤肺津，口燥咽干者加沙参、麦门冬以清热生津；夹暑可加合六一散、荷叶。

3. 风燥伤肺证

（1）抓主症：干咳，连声作呛，无痰或痰少而粘连成丝，或痰中带血丝，不宜咳出。

（2）察次症：咽喉干痛，唇鼻干燥，口干，鼻塞、头痛、微寒、身热。

（3）审舌脉：舌红而干，苔薄黄，脉浮数或小数。

（4）择治法：疏风清肺，润燥止咳。

（5）选方用药思路：本证为风燥伤肺，肺失清润，故选用桑杏汤。本方清宣凉润，用于外感风热燥邪伤津，干咳，痰少而黏，口渴，身热头痛。方用桑叶、豆豉以疏风解表，清宣燥热；杏仁、象贝母以化痰止咳；山栀、沙参、梨皮以润肺生津。

（6）据兼症化裁：表证较重者加薄荷、连翘、蝉蜕、荆芥；津伤较甚加麦门冬、玉竹；咽痛明显加玄参、马勃解毒利咽；鼻衄加生地黄、白茅根清热凉血。

4. 凉燥伤肺证

（1）抓主症：咳嗽，痰少或无痰，喉痒。

（2）察次症：咽干唇燥，头痛，恶寒，发热，无汗。

（3）审舌脉：舌淡，苔薄白而干，脉浮紧。

（4）择治法：疏风散寒，润肺止咳。

（5）选方用药思路：方用杏苏散加减：苏叶、杏仁、前胡辛以宣散；紫菀、冬花、百部、甘草以温润止咳；恶寒甚，无汗，配荆芥、防风以散寒解表。

（6）据兼症化裁：凡咳而痰不出者，肺燥胜而痰涩，燥则润，涩则疏，润肺利气是制方之本。若不知燥痰润肺，反用宣法，越宣越燥，势必干咳不止；若不知痰涩当疏，则痰黏难愈。

（二）内伤咳嗽

1. 痰湿蕴肺证

（1）抓主症：咳嗽反复发作，咳声重浊，痰黏腻，或稠厚成块，痰多易咳，早晨或食后咳甚痰多，进甘甜油腻物加重，胸闷脘痞。

（2）察次症：呕恶，食少，体倦，大便时溏。

（3）审舌脉：舌苔白腻，脉濡滑。

（4）择治法：健脾燥湿，化痰止咳。

（5）选方用药思路：本证为脾湿生痰，上渍于肺，壅遏肺气，故选用二陈平胃散合三子养亲汤。前方燥湿化痰，理气和胃，用于咳而痰多，痰质稠厚，胸闷脘痞，苔腻者。后方降气化痰，用于痰浊壅肺，咳逆痰涌，胸满气急，苔浊腻者。方中半夏、茯苓、苍术、厚朴燥湿化痰，陈皮、甘草理气和中，白芥子温肺祛痰，苏子降气行痰，使气降则痰不逆，莱菔子消食化痰，使气行则痰行。

（6）据兼症化裁：咳嗽痰多稠厚，胸闷脘痞，加苍术、厚朴以增强燥湿化痰之力；寒痰较重（痰黏白如泡沫，怯寒背冷）加细辛、干姜；脾虚加党参、白术；兼有表寒者加紫苏、荆芥、防风。病情稳定后服香砂六君子汤以资调理。

（7）变证转方：痰湿咳嗽，常易伤及肺脾之气，应配合补脾益肺之品，以免久延导致肺气虚寒，寒饮伏肺的咳喘。又每因新感而致痰湿化热。若反复病久，肺脾两伤，可出现三方面的转归：痰湿转从寒化，气不布津，停而为饮，寒饮伏肺，本虚标实；肺脾气虚，阳气渐衰，甚至及肾，肺气虚寒，虚证咳嗽；痰湿郁而化热，痰热郁肺。

2. 痰热郁肺证

（1）抓主症：咳嗽气息粗促，或喉中有痰声，痰多，质黏稠色黄，或有腥味，难咯，咯吐血痰，胸胁胀满，咳时引痛。

（2）察次症：身热，口干欲饮。

（3）审舌脉：舌红，苔黄腻，脉滑数。

（4）择治法：清热肃肺，豁痰止咳。

（5）选方用药思路：本证为痰热壅肺，肺失肃降。故选用清金化痰汤。方中桑白皮、黄芩、山栀清泄肺热，贝母、瓜蒌、桔梗清热化痰止咳，甘草、橘红、茯苓健脾理气化痰，麦门冬、知母养阴化痰。

（6）据兼症化裁：痰黄如脓，或腥臭加鱼腥草、金荞麦根、薏苡仁、瓜蒌仁；胸满、咳逆、痰壅、便秘加葶苈子、风化硝、大黄；痰热伤津（口干咽干，舌红少津）加天门冬、天花粉；

痰中带血加白茅根、藕节。要注意观察痰色和量的变化，判断痰、热比重，给予针对性治疗。

3. 肝火犯肺证

（1）抓主症：上气咳逆阵作，痰少质黏，或如絮条，咯之难出，咳时面赤，口苦咽干。

（2）察次症：胸胁胀痛，咳时引痛，症状可随情绪波动而增加。

（3）审舌脉：舌红或舌边红，苔薄黄而少津，脉弦数。

（4）择治法：清肝泻肺，化痰止咳。

（5）选方用药思路：本证为肝郁化火，上逆侮肺，故选加减泻白散合青黛散。前方顺气降火，清肺化痰，后方清肝泻火化痰。合之使气火下降，肺气得以清肃，咳逆自平。方中青黛、海蛤壳清肝化痰，青皮、陈皮疏肝理气和胃，黄芩、桑白皮、地骨皮清泻肺热，知母、粳米、甘草补中养胃生津。

（6）据兼症化裁：肝火旺加山栀、牡丹皮、赤芍；咳甚加海蛤壳、瓜蒌仁；胸闷胁痛加枳壳、郁金、丝瓜络；津伤口渴加沙参、麦门冬、生地黄、天花粉；咯血加大黄、牡丹皮、地榆；咳嗽日久加百合、诃子、五味子以敛阴生津止咳；肝火咳嗽易于耗伤肺阴肺津，应适当配合清养肺阴之品。

4. 肺阴亏耗证

（1）抓主症：干咳、咳声短促，痰少黏白，或痰中带血，口干咽燥，或声音逐渐嘶哑。

（2）察次症：手足心热，午后潮热，颧红，形瘦神疲。

（3）审舌脉：舌红少苔，脉细数。

（4）择治法：滋阴润肺，化痰止咳。

（5）选方用药思路：本证为肺阴亏虚，虚热内灼，肺失润降，故选用沙参麦冬汤加减。方中沙参、麦门冬、玉竹、天花粉滋阴润燥，银柴胡、青蒿、鳖甲清虚热，山药、茯苓、扁豆、甘草和养胃气，川贝、知母、杏仁、桑叶清宣肺热。

（6）据兼症化裁：咳嗽较甚加紫菀、款冬花、百部；痰黏难咯加海蛤粉、海浮石、瓜蒌、黄芩；痰中带血加牡丹皮、山栀、藕节、白茅根；潮热骨蒸加地骨皮。

5. 肺肾阳虚证

（1）抓主症：咳嗽反复发作，痰涎清稀，头眩，心悸。

（2）察次症：畏寒、肢体沉重、或小便不利。

（3）审舌脉：舌质淡，苔白润、脉沉滑。

（4）择治法：温阳散寒，行气化水。

（5）选方用药思路：本证为肺肾阳虚，水泛为患，上泛于肺，故选真武汤加减。方中附子温肾祛寒，茯苓、白术健脾行水，生姜温散水气。咳甚者，可加细辛、五味子散寒化饮，敛肺止咳。

七、中成药选用

（1）橘红痰咳液：功效：理气化痰，润肺止咳。主治：素有痰饮，而又复感风寒的外寒内饮的慢性咳嗽。用法：口服，每次10~20ml，每日3次。

（2）小青龙冲剂：功效：解表蠲饮，温肺止咳。主治：素有痰饮，而又复感风寒的外寒内饮的慢性咳嗽。用法：开水冲服，每次13克，每日3次。

（3）百合固金丸：功效：养阴润肺，化痰止咳。主治：久病咳嗽之阴虚肺燥、肺失滋降之阴虚型咳嗽。用法：水蜜丸每次 6g，每日 3 次；大蜜丸每次 9 克，每日 2 次。

（4）固本咳喘片：功效：养肺、健脾、益肾。主治：老年人咳嗽日久，肺、脾、肾俱虚之慢性咳嗽。用法：口服，每次 3 片，每日 3 次。

（5）肺力咳胶囊：功效：止咳平喘，清热解毒，顺气祛痰。主治：咳喘痰多的急慢性支气管炎患者所致的慢性咳嗽。用法：口服，每次 3～4 片，每日 3 次。

（6）养阴清肺丸：功效：养阴润燥，清肺利咽。主治：阴虚肺燥，咽喉干痛，干咳少痰或痰中带血的慢性咳嗽。用法：口服，每次 1 丸，每日 2 次。

（7）人参保肺丸：功效：益气补肺，止嗽定喘。主治：肺气虚弱，津液亏损引起的虚劳久咳。用法：口服，每次 2 丸，每日 2～3 次。

（8）润肺止嗽丸：功效：润肺定喘，止嗽化痰。主治：肺气虚弱引起的咳嗽喘促，痰涎壅盛，久嗽声哑。用法：口服，每次 1 袋，每日 2 次。

（9）二母宁嗽丸：功效：清肺润燥，化痰止咳。主治：燥热蕴肺所致的咳嗽，痰黄黏滞不易咯，胸闷气促，久咳不止等慢性咳嗽症状。用法：口服，每次 1 丸，每日 2 次。

（10）橘红丸：功效：清肺、化痰、止咳。主治：痰热咳嗽，痰多，色黄黏稠的慢性咳嗽。用法：口服、水蜜丸每次 7.2g，每日 2 次；小蜜丸每次 12g，每日 2 次；大蜜丸每次 2 丸，每日 2 次。

（11）桂龙咳喘宁胶囊：功效：止咳化痰、降气平喘。主治：外感风寒、痰湿阻肺引起的咳嗽、气喘、痰涎壅盛等症，显效于急慢性支气管炎引起的慢性咳嗽症状。用法：口服，每次 3 粒，每日 3 次。

八、单方验方

（1）宁嗽散：桑白皮、紫苏各 15g，细辛 5g，五味子、橘皮、半夏各 10g，茯苓、苦杏仁、枳壳、桔梗、甘草各 10g，为"诸嗽通用之方"。

（2）久咳痰嗽方：莱菔子、炒苦杏仁各等份，蒸饼丸如麻子大，每服三、五丸，时时咽津。适用于痰壅气逆之咳嗽。

（3）百部煎：百部、生地黄、生姜、百合、麦门冬各 10～15g。适用于阴虚久咳之证。

（4）珍珠层粉 60g，青黛少许，麻油调服，分 8 次服，每日 2 次，用于咳嗽气急。

（5）金沸草散：前胡、荆芥、姜半夏、赤芍、细辛、炙甘草、旋覆花各 6g，加姜枣水煎服。用治外感风寒之咳嗽痰多气急。

（6）黄芩、瓜蒌壳、鱼腥草各 10g。水煎服，每日 3 次。适用于痰热咳嗽。

（7）枇杷叶煎：枇杷叶（包）、紫苏各 9g，苦杏仁 12g，大蒜头 3g。先将苦杏仁、大蒜头共捣烂；再将枇杷叶、紫苏煎汁 150ml 左右，过滤后冲于苦杏仁、大蒜泥中浸液。每日 1 剂，分 2 次服。适用于外感咳嗽。

（8）辛润宁肺汤：麻黄 3g，杏仁、旋覆花、枇杷叶、僵蚕、桔梗、橘红各 10g，当归 15g，甘草 6g。凉燥咳嗽收效盛著，温燥咳嗽在此基础上加减：桔梗、麦门冬、黄芩、马兜铃、杏仁、僵蚕、当归、紫菀各 10g，炙麻黄 5g，甘草 6g。此方常用于肺燥久咳，治以润肺宁肺。

（9）桑杏苏桔汤：鱼腥草 20g，桑白皮、百合、桔梗、炙枇杷叶各 15g，炙杏仁 12g，苏叶 10g，此方显效于痰热郁肺型慢性咳嗽，治以清热肃肺、豁痰止咳。

（10）蝉麻镇咳汤：蝉蜕、炙麻黄、僵蚕、川贝母、葶苈子、桔梗、百部、地龙各 10g，沙参 20g，蜈蚣（炙）1 条，白蚤休 18g 组成，用于治疗持续、反复、阵咳、呛咳 1 个月以上的顽固性咳嗽，临床无感染征象，或经较长时间用抗生素无效者。

（11）祛风利咽含剂：炙麻黄 300g，杏仁 260g，炙僵蚕 260g，蝉衣 200g，大贝母 260g，炙枇杷叶 260g，百部 260g，玄参 200g，木蝴蝶 200g，桔梗 180g，生甘草 100g，罗汉果 260g。用水煎好浓缩加入蜂蜜做成丸剂，每丸含生药 0.5g，每小时含两粒，每日 24 粒，每 2 周为 1 个疗程。此含剂对喉源性咳嗽有显著疗效，能有效改善咽痒、咳嗽、咯痰等临床症状。

（12）健脾止咳汤：党参 12g，白术、茯苓、冬桑叶、杏仁、川杜仲各 10g，炙甘草、法半夏、陈皮、款冬花各 5g，补骨脂、木蝴蝶各 3g。主治咳嗽经久不愈，健脾化痰、润肺止咳、补肾纳气。

九、中医特色技术

（一）中药外敷

（1）冯跃认为喉源性咳嗽的病位在咽喉部，系外邪侵袭，肺阴受损所致。治用敷贴疗法，取麻黄、细辛、牙皂，按 2∶1∶1 比例，以水煮醇沉法制成浓度为 25%药液。用棉球浸透药液，置于天突穴上，四周用胶布固定，贴敷 4～6 小时，每日 1 次，7 日为 1 个疗程。

（2）冬病夏治穴位贴敷：附片、肉桂、干姜各 20g，山柰 10g，共研末，装瓶，先用拇指在双侧肺俞穴用力按摩半分钟左右，使局部潮红，再将药粉一小撮放在穴位上，再用 3cm×3cm 医用胶布固定，隔日换药 1 次。若为久咳者，先用生姜及葱白捣汁擦拭肺俞穴及脊柱两侧。对急慢性咳嗽均有效，尤适用于小儿咳嗽。

（二）针灸

（1）主穴：肺俞、合谷。配穴：痰多配丰隆；咽痒而咳刺天突；胸膺憋闷刺内关、膻中；久咳体弱者，温灸肺俞、肾俞、脾俞。外感咳嗽宜浅刺，用泻法；内伤咳嗽用平补平泻，并可配合艾灸。

（2）皮内针：穴位选择：印堂、双侧尺泽、双侧列缺、双侧合谷、双侧太冲。规格为 0.2mm×1.5mm 的图钉型皮内针埋于指定穴位，治疗持续 4 周，共 10 次，前两周每周 3 次，后两周每周 2 次，每次针具需在患者身上持续 24 小时。用于肝火犯肺型久咳，疏肝理肺。

（3）三九穴位注射：以核酪注射液注射在双侧肺俞、脾俞、肾俞进行穴位注射治疗。操作：选取双侧肺俞、脾俞、肾俞穴，将所选穴位皮肤常规消毒后，用无菌注射器抽取核酪注射液，快速针刺入穴内皮下组织，"得气"后回抽，如无回血，即将药物缓慢推入，每穴注射 1ml，从"一九"开始，"一九"从农历冬至这一天算起，往后顺数，第十日为"二九"天，第十九日为"三九"天，至"三九"结束。隔日 1 次，3 年为 1 个疗程。

（4）三九灸："一九"、"二九"、"三九"各灸 1 次。选取双侧肺俞、脾俞、肾俞穴进行隔姜灸，每穴 3 次至穴位皮肤潮红为度，3 年为 1 个疗程。

（三）拔罐

采用背腧穴拔罐治疗，穴位选择：肺俞、风门、大椎、脾俞，患者取俯卧位，充分暴露背部，应用直径为 5cm 的大号玻璃罐，乙醇闪火法快速将罐吸附于穴位上，每次置罐 3～5

个，15 分钟后起罐，以皮肤不起水疱为度，每日治疗 1 次，第 2 日可稍偏离前日拔罐位置，连续治疗 2 周。

十、预防调护

（一）预防

（1）提高机体卫外功能，增强皮毛腠理适应气候变化的能力；注意气候变化，防寒保暖，积极预防上呼吸道感染，防止病原体的进一步蔓延。体虚易感冒者常服玉屏风散。

（2）改善环境卫生，消除烟尘和有害气体的危害，加强劳动保护。吸烟者戒烟。锻炼身体，增强体质，提高抗病能力。

（3）注意起居有节，劳逸结合，保持室内空气清新。

（4）忌食辛辣、香燥、肥甘厚味及寒凉之品。保持心情舒畅，避免性情急躁、郁怒化火伤肺。发病后注意休息，清淡饮食。多饮水，以利排痰。

（5）内伤咳嗽，缓解期作长疗程的持续治疗，重点补益脾肾，取"缓则治其本"之义，补虚固本，以图根治。

（二）转归

（1）外感咳嗽多为新病，属实证，其病在肺，易于表散清肃，治疗较易，预后较好。但若发热不退，形衰神疲者，多预后不好。

（2）内伤咳嗽多为病久多虚，常迁延不愈，一般肺病轻而肾病重，脾居其中。若能及早治疗，多能痊愈；若失治误治，病久及肾，发为肺胀，则治疗困难，预后差。

十一、各家发挥

（一）从风论治慢性咳嗽

风咳首见于《礼记》曰："季夏行春令……国多风咳。"《诸病源候论》中亦有："十种咳嗽，风咳为首……一曰风咳，欲语因咳，言不得竟是也。"肺为娇脏，外合皮毛，以鼻咽于外界相通，邪气侵袭，不从皮毛而客，便从口鼻而入；风善行数变、风盛则动，风性轻扬，善侵于上，正虚卫外不固或是风邪盛于外，风邪内袭，肺失宣降而咳。乙癸同源，肝木赖肾水养之，肾水亏，肝木失于涵养，升发太过，木叩金鸣。内风外风均可导致，症见咳嗽、咽痒、痒而咳嗽，异味或温度骤降使之加重，具有风证特点，晁恩祥在此基础上提出了从"风"论治咳嗽这一新的思路，认为慢性咳嗽的病机为"风邪犯肺，肺气失宣，气道挛急"，提出"有是证用是药"，治以"疏风宣肺、缓急利咽止咳"，其主方有疏风宣肺之炙麻黄、苏叶、地龙、蝉蜕等，同时其结合现代药理学研究，取白芍、山萸肉、白果、乌梅等，以缓解气道痉挛之风势，也有宣肺止咳之紫菀、杏仁、炙枇杷叶、百部、桔梗。并且在长期反复临床试验后，研制出国家一类新药——苏黄止咳胶囊，该药已正式上市。

（二）从瘀论治慢性咳嗽

《内经》云"百脉朝肺"，古训"久病必瘀"。咳嗽之证虽病本在肺，然心肺同居上焦，血气相互影响，气机不畅，则气滞血瘀；痰能郁而化火，而火能炼液成痰，痰阻脉络，则血行不畅而成瘀。另有久咳、顽咳，易耗气伤津，气耗则血行无力，津伤则血枯而运行缓慢成瘀。于久病久咳最为明显。魏品康根据叶天士的"久病入络"理论及《仁斋直指方·血滞》中"人之一身不离乎气血，凡病经多日治疗不瘥，须当为之调血"的理论，在辨证施治的基础上，参以活血化瘀之品，如喉源性咳嗽加地龙、全蝎、红花、川芎等祛风活血；胃食管反流性咳嗽加桃仁、枳壳、僵蚕、五灵脂等理气活血；感染后咳嗽加郁金、丹参、桃仁等活血化瘀。常常应手而愈。

（三）从阴虚论治慢性咳嗽

慢性咳嗽患者常见肺肾阴虚。秋凉至，不慎感邪，发为肺燥咳嗽，外感咳嗽失治误治，则易耗伤肺阴，而致肺阴不足。肺本属金，清虚之脏，喜润而恶燥，不耐燥热之邪，燥邪伤肺，肺阴亏虚则生内热，金被火刑则宣发与肃降失司，可见咳嗽不止，咽喉发痒，痒则引咳，甚则胸中作痒，早晚间咳剧，日久不愈，咳嗽少痰或无痰，口干，舌红，少苔，脉细。曹世宏治疗当以润燥宁肺止咳为法，以自拟方辛润宁肺汤加减，每获疗效。前者是以燥邪伤阴为主的阴虚之证；阴虚者为津液不足，而肾为水脏，五脏之阴精皆藏于肾，肺金之虚，亦由肾水之涸，盖少阴肾脉从肾上贯肝膈，入肺中，循喉咙，挟舌本，正以子令母虚也。故慢性咳嗽患者常见肺肾阴虚。而其治法当以金水相生，滋阴降火。方用沙参麦冬汤加生地黄、五味子、知母等随证化裁。

（四）从痰论治慢性咳嗽

古语云"无痰不作咳"，痰作为一个致病因素，同时也是一个病理产物，痰为阴邪，其性黏腻，故致病难愈，肺病久咳不愈，子病及母，脾失健运，则痰浊内生；肺病及脾，脾之升清功能失职，水谷精微不能上输于肺，则肺气更虚，引起肺脾气虚，气虚则不化津液，亦可使痰浊内生，痰湿壅肺，肺失宣降则咳嗽。武维屏根据经验总结了因痰致咳者，咳嗽伴咯痰，根据痰的色质量味，将痰分为寒痰、热痰、燥痰、湿痰、顽痰。痰稀、色白、量多，伴形寒肢冷者为寒痰；痰稠色黄，痰成块状，咳嗽高亢，口干者，为热痰；痰少而黏，难以咯出，咳声嘶哑，伴口干、鼻腔干涩者，为燥痰；痰稠色白，滑而易出，伴纳呆脘痞，为湿痰；咳嗽日久，咳痰或不咳，伴头晕，或肢体麻木，舌苔腻，为顽痰。其治疗关键分别是温化寒痰、清热化痰、燥湿化痰、润燥化痰、下气坠痰。温化寒痰方以苓甘五味姜辛汤加减化裁；燥湿化痰以二陈汤；清热化痰以小陷胸汤；润燥化痰以贝母瓜蒌散；下气坠痰以仿滚痰丸。

（五）从郁论治慢性咳嗽

气是构成万事万物的最基本，最精微的物质，在人体内存在升降出入四种形式，一旦升降出入失常，气不能周流，则发为郁病。而咳嗽与气机变化密切相关，如《医源》：咳嗽之因，大要有三；一由气之滞而不宣；一由气之逆而不顺，一由气之虚而不固。张芬兰由此认为，情志抑郁不畅，精神刺激，或病郁因病久不愈而致，或肝于他脏影响而成病，均可导致肝失疏泄，气机不畅，形成肝郁气滞之候，肝郁气滞则横逆犯肺，肺失宣肃则发为咳嗽。症见咳嗽，无痰或少量白黏痰，胸胁胀满窜痛，善太息，随情绪波动而加剧，舌苔薄白，脉弦。治郁即是治气，治气即是治咳，不用止咳药，而咳嗽亦可止。气郁之实，必责之于肝，"左肝右肺"升降相因，肝为刚脏，其气以升为顺，为气之枢，调畅全身气血津液运行；肺为娇脏，其气以肃降为常，为气之主。肝肺升降正常，则气机调畅，使气血平和而呼吸平稳。在治疗时必须先以解肝郁为主，兼以理肺之法，方以柴朴止咳汤，处方用药：柴胡、川贝母、厚朴、杏仁、枳实、郁金、炙甘草。临证时可随症加减化裁而治疗。

（高凤丽）